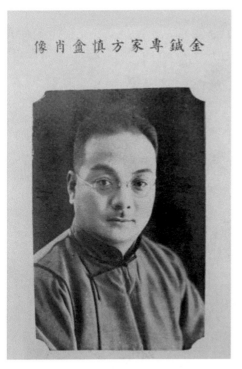

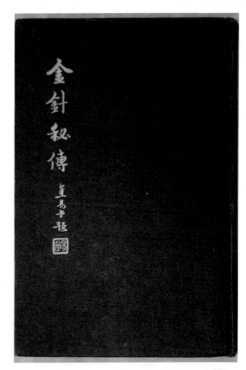

近代海派针灸名家方慎盦先生　　　　方慎盦著《金针秘传》书影

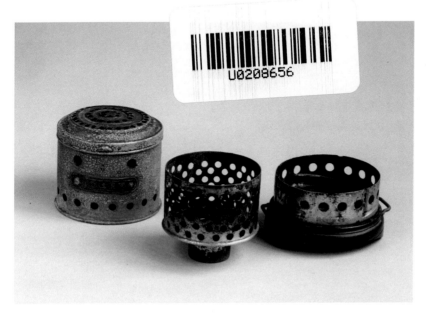

方慎盦研制的灸具

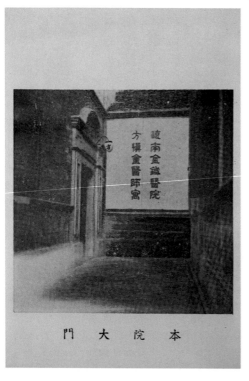

方慎盦开设的馥南金针医院

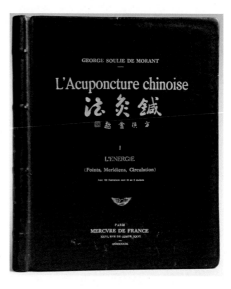

法国针灸学会主席苏利耶·德莫朗
所著《针灸法》书影，由方慎盦审
订并题签

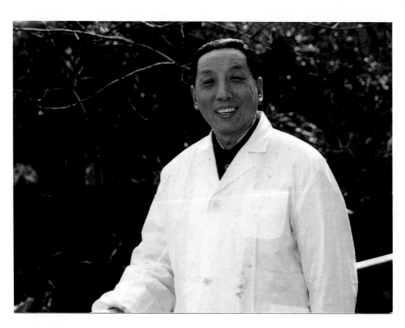

方氏针灸第二代传人—方幼安教授

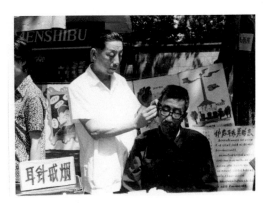

方幼安教授用耳针法戒烟

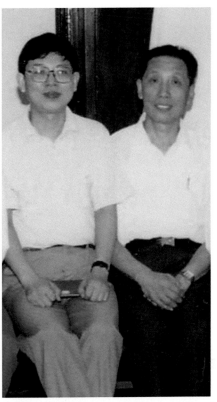

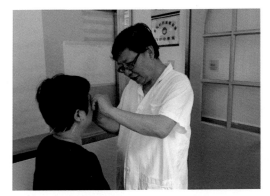

张仁主任医师针刺治疗眼病

方幼安教授和方氏针灸第三代传人
张仁主任医师

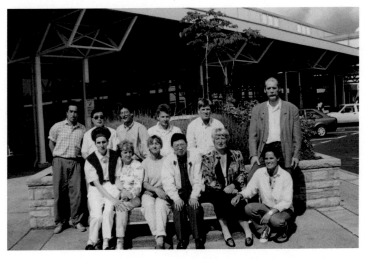

张仁主任医师在荷兰讲授针灸与学生合影

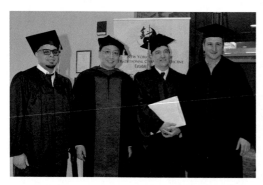

陈业孟院长与纽约中医学院毕业生合影

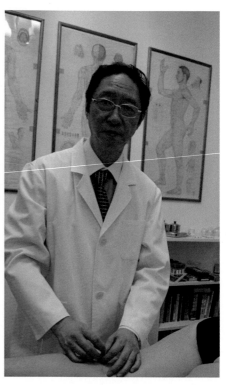

方氏针灸第三代传人方兴
在阿根廷为患者针灸

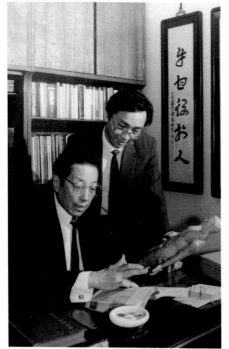

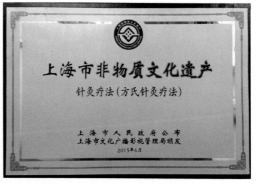

2015年"方氏针灸疗法"被列为上海
市市级非物质文化遗产名录

方幼安教授与方氏第三代
传人陈业孟医师

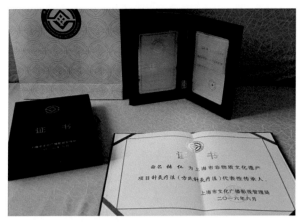

张仁主任医师被确认为"方氏针灸疗法"代表性传承人

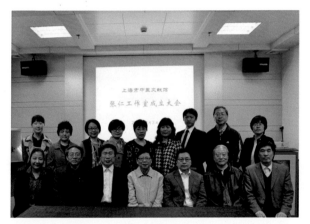

张仁主任医师与方氏针灸第四代传人和有关领导、
专家合影

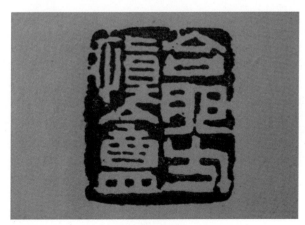

方慎盦章

纪念方劲安教授延辰九十周年

中华医学源远

流长，方氏针灸

名扬海外！

殷恒民

二〇一四·三·十五

中国驻阿根廷大使殷恒民题词

海派中医学术流派系列图书

方氏针灸

百年集萃

张 仁 王海丽 主编

科学出版社

北 京

内 容 简 介

捧在读者手上的这本书是关于具有海派中医文化特色之一的方氏针灸流派的一部专著。它系统阐述了百余年来方氏针灸流派从起源、形成、发展乃至海外传播的整个过程；全面介绍了从黄石屏、方慎盦、方幼安直至张仁、陈业孟等不同时代的多位针灸名家的独特的学术思想和独到的临床经验。全书内容翔实，别具一格。不仅对广大针灸工作者有重要的借鉴价值，而且可供中医、中西医结合工作者和医学史工作者参考。

图书在版编目(CIP)数据

方氏针灸百年集萃 / 张仁，王海丽主编. —北京：科学出版社，2017.4
（海派中医学术流派系列图书）
ISBN 978-7-03-052016-6

Ⅰ. ①方… Ⅱ. ①张… ②王… Ⅲ. ①针灸疗法 Ⅳ. ①R245

中国版本图书馆 CIP 数据核字(2017)第 047636 号

责任编辑：陆纯燕
责任印制：谭宏宇 / 封面设计：殷 靓

科学出版社 出版
北京东黄城根北街 16 号
邮政编码：100717
http://www.sciencep.com

南京展望文化发展有限公司排版
广东虎彩云印刷有限公司印刷
科学出版社发行 各地新华书店经销

*

2017 年 4 月第 一 版 开本：B5(720×1000)
2021 年 2 月第六次印刷 印张：18 3/4 插页：3
字数：321 000
定价：**60.00 元**
（如有印装质量问题，我社负责调换）

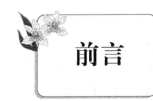

前言

　　清道光二年(1822年)，刚刚当上皇帝不久的爱新觉罗·旻宁不知出于何种想法，下了一道匪夷所思的诏书："针灸一法，由来已久。然以针刺火灸，究非奉君之所宜，太医院针灸一科，着永远停止。"从此，这一由中国人原创浸透着华夏文明的医疗文化，从不为官方承认而走向民间。然而令人欣慰的是，在之后的一百多年中，它并未因此而衰落消亡，而是又一次从涅槃中崛起，获得新生。其中最值得一提的是深受海派文化熏陶的长三角地区(上海市、江苏省、浙江省)，传统的针灸学在与西方文化特别是西方医学的碰撞与融合中，引领了我国近现代针灸学相当一个阶段的发展与创新。其中，活跃在以上海地区为主的方氏针灸是具有海派特色的针灸学术流派之一。2015年，它被列入上海市市级非物质文化遗产优秀代表作名录。

　　展现在读者眼前的这本书，就是关于方氏针灸流派从源到流的传承发展的整个过程的一个展示。可概括为以下几个特点：

　　一是完整，全书从源出黄石屏金针派、方慎盦开创、方幼安传承、张仁发扬、陈业孟传播等五个方面系统介绍了方氏针灸的发展之路。谱系完整，脉络清晰。

　　二是全面，本书不仅对方氏针灸从源到流的发展过程及其整体学术价值、海派特色进行介绍，而且对每一代代表性人物的经历、学术观点、临床经验更有详细叙述。内容全面、资料翔实。

　　三是实用，这是本书最主要特色。约占全书4/5的内容为数代方氏针灸学者所积累的学术经验，其中既载有黄石屏治疗袁世凯顽固性头痛及方慎盦针愈达官贵人的验案，也有方幼安治疗中风、小儿脑病及张仁总结难治性眼病的效方；既有方慎盦、张仁相隔大半个世纪对针灸医学现代化和国际化的不同思考，也有方幼安对针灸临床治疗的真知灼见。

可以相信，在读者掩卷之时，除了获得很多较为独特的成熟的可供借鉴的临床经验，更多的是会带来深层次的思考。这也是我们所希望的。

当然，鉴于本书篇幅有限，尚难以容纳方氏针灸百年传承发扬的丰富内涵，譬如黄石屏先生唯一遗著《针灸诠述》、方慎盦先生的其他多种医著；譬如方幼安教授海外学术活动、仍活跃在临床一线的张仁主任医师的新收获、陈业孟院长在美国针灸教学的贡献、方兴医师在阿根廷的行医经验，特别是多位正处于学术成熟期的方氏第四代传人的临床积累等，将陆续介绍给广大读者。

编　者

2016.12.25

我所认识的方幼安先生

    1985 年秋日的一天,当时我在上海市中医文献馆刚刚工作一年多,王翘楚馆长叫我去馆长办公室。他告诉我,为了进一步做好中医的继承工作,经上海市卫生局批准,中医文献馆将在全市率先成立中医专家门诊部,邀请全市各科知名中医来坐诊。馆里决定,为每位专家配备一名助手,一方面协助专家处理诊务,另一方面总结其学术思想和传承其临床经验。我被指派跟随复旦大学附属华山医院的针灸科主任方幼安教授。尽管我与方教授从未谋面,但知道他是一位学养深厚、经验丰富的针灸专家。因此欣然从命。

    针灸诊室首次开诊安排在一个下午。我早早开门做好一切准备工作。大概比预定时间提早 10 分钟,方教授步履轻健地走了进来。他刚过花甲之年,面容清癯,个子中等而略偏瘦,头戴一顶鸭舌帽,穿一袭淡咖啡色的半长风衣,足蹬一双光可鉴人的蛋黄色皮鞋,挟一个深褐色皮包。一副上海人所谓的“老克勒”的样子。他脱下风衣,露出雪白的衬衣,系一根蓝色条纹领带,从皮包中取出一件熨烫得笔挺的白色工作服。这副派头,在二十世纪八十年代还不多见,更使回沪不久的我开了眼界。

    因为门诊部刚开张,加上专家门诊在上海出现不久,对于已习惯公费医疗的患者来说还需经过一段适应过程。因此,患者很少。于是,我与方教授就有了难得的交流机会。方教授的谦逊随和与我在兵团农场养成的率直秉性,使得我们一见如故。我讲了我的学医行医经历,方教授讲了毕业于上海光华大学文学院的他改文从医,传承父亲衣钵的大致过程。他的父亲方慎盦先生是我国近代上海的著名针灸家,师从有“魔针”之称的黄石屏大家,曾使袁世凯久治不愈的疾病一针根除,以此闻名天下。方慎盦先生,不仅仅是临床名家,而且其所撰之《金针秘传》一书也享誉国内和东南亚。因为我曾经读过此书,其中所记的一个病例,使我记忆十分深刻。这是一个姓区的老太,肚皮中间(相当中脘穴区),突起一包,饥饿时就疼痛异常,但吃些不易消化的东西后可以缓解。此病得了 7 年,久治无效,人也瘦得皮包骨。方慎盦先生诊断为“蛊病”,给她扎了几针。谁知第二天,区老太气呼呼的找上门来,说是不治还可以,治了之后,连多吃食物也疼得难以抵挡。方慎盦先生知晓后则在老太的中脘穴上又扎一针,且用手按摸肚皮约10分钟,区老太觉疼直叫,并试图自己用手去拔针,方慎盦先生赶紧阻拦,谁知说时迟那时快,老太一张口竟喷出一股恶臭的液体,随着飞下一条"蛇形物",掉在地上,还在扭曲蠕动。吓得周围的就诊者,带针而逃,诊室秩序大乱。区老太也一时昏厥在地,即刻苏醒之后,七年之病,竟霍然而愈,一针解除。我总觉得,此事有点不可思议。于是我就向方教授请教。方教授淡淡一笑,说:"这件事不是虚构的,真有。那个"蛇形物",我的父亲一直保存在一个大直筒玻璃罐内用甲醛(福尔马林)浸泡,放在诊室之中,供人观看。在前些年'文革'时期,被砸掉了。"他略一停顿,解释说:"其实那所谓的'蛇形物'只是一条大型的蛔虫而已。从口中排出,临床上也是常见的。"这一下午,与方教授的交流使我获得了很多教益。

方教授第二次来诊室时,由于中医文献馆特地设一宣传橱窗,对每位专家的特长作了介绍,所以不到开诊时间,就有患者坐在门外候诊。有位患者是一个50来岁的男子,身材偏胖,表情沉郁。据其妻子介绍,半年前,因脑梗死引起右侧肢体偏瘫,不能说话。经过多方中西医及针灸治疗,效果不太理想。手不能抬,外出需人搀扶,说的话仍听不清楚。方教授十分仔细的作了检查,发现他的右手只达到2级肌力(正常为5级),只能靠肩膀的运动来带动整个上肢,更为严重的是,还出现了因肌张力增强引起肌肉痉挛,他的右侧上臂和前臂只能保持成直角的姿势,而右手始终紧握拳头,要用力才能将手指扳开。右下肢的肌力好一些,但也不到4级,走几步可以,走长时间的路程需人扶着。我治过大量的中风患者,而且积累了一些经验。对早期以软瘫为主的患者,我还是有相当把握的,但对这样已经出现肌肉明显痉挛性症状的患者,疗效一直不理想。因此我很想知道,方教授有何奇法。

只见方教授先从皮包里取出一架小型"海鸥牌"照相机,让患者先做一个尽力将右上肢向上抬的姿势,拍摄照片1张。然后,他在患者之右侧颈项部的天柱穴和天鼎穴进行反复按压。我深感奇怪。因为从我所涉及的文献,还从未见到过取用这两个穴位治疗本病的。他说这是他的经验,目的是寻找压痛结节,上肢偏瘫特别是出现活动时肩部疼痛者,一般都可在这两个穴位触摸到压痛明显的结节。他让我试一下,果然,在右侧天柱穴略上摸到一块状结节,在右侧天鼎穴偏内侧摸到一条索状结节。按压后,患者觉酸痛异常,出现躲避动作。接着,他用0.35 mm×25 mm毫针,直刺结节,得气后,他边捻转,边嘱患者反复作向上抬高的运动。患者用含糊的声音说:特别当针刺天鼎穴时,有一股酸胀感从颈部直达手指。留针20分钟,在留针期间,方教授不断运针。取针后,方教授让患者试着上抬右上肢,令人惊奇的是,竟比原来一下抬高了 10 cm。我终于看到患者嘴角露出一丝笑容。接着,他又在因肌肉痉挛致拳头紧握的右上肢三间穴,取 0.35 mm×40 mm 毫针深刺至 1.3 寸,他用力一捻转(泻法),只见原来连用手扳开都有些困难的五个手指立马张开。这又是一个经验! 最后,他在上肢取肩髃、曲池、手三里、四渎;下肢取阳陵泉和足三里,分别通以电针。首次针完,患者感到右半身异常轻松。之后,他每周来治疗 2 次;5 次后,可以不必让人扶行,上肢功能明显改善;15 次后,上肢可以高举过头,除了拇指,其余四指可基本伸直;30 次后,上肢可向上伸 180°,拇指能向上翘起,整个肌力达到 4 级以上;下肢行走自如,肌力恢复至正常的 5 级。这位患者,生活态度立马积极起来,配合治疗,主动锻炼。不久之后,竟奇迹般地重返工作岗位。由于方教授独特的治疗效果,不久之后,患者增多,不得不另换诊室,增加助手。

另外,我还要提一下方教授的针灸戒烟效果。针灸戒烟,可追溯到二十世纪五十年代,是国外医生首先提出的。但广泛开展是则是在二十世纪七十年代,包括日本、美国、法国等。我国从二十世纪八十年代初才有临床报道。方教授是最早从事针灸戒烟研究的针灸工作者之一。他总结的耳穴针刺具有十分明显的效果,他还同上海第一医学院(现复旦大学上海医学院)生理系的研究人员,进行了较深入的机理研究。有一次,来了一位偏头痛患者,一个三十来岁的男子,据他诉说疼痛一发作,痛得只想往墙上乱撞。而每次疼痛发作都与过量吸烟或喝酒有关。戒了几次,酒是基本不喝了,烟却戒不掉,每天两包,一根也不能少。这时,方教授拉我到一边,轻轻说:"这位患者我准备止痛戒烟一起上,你观察一下效果。"他先针他总结的"后太阳"穴,该穴与丝竹空穴平,在前发际处取穴,刺入后,向率角方向平透 1.4 寸;再取风池穴,以 40 mm 毫针向双眼平视时同侧瞳孔方向刺入 1.2 寸左右,用捻转法,使针感向半侧头部放散;最后针对侧合谷穴,患者立时觉得头已不痛。此时,方教授又取了 4 根 0.35 mm×13 mm 的短毫针,在其右侧耳穴的口、肺(上肺和下肺)、神门三穴共 4 个穴点,用针尖找到触痛点后,各下一针,患者觉胀痛异常。在留针 20 分钟之后,方教授让我先取掉体针,暂保留耳针。然后,他对男子说,"你先吸根烟,看还痛不痛"。患者熟练的点了支烟,惬意的长长吸了口,从鼻孔喷出了一个个银白色烟圈。可当他吸到第三口时,他皱了皱眉头,自言自语说:"怪了,这烟怎么味道变了,一股青草气。"勉强又吸了一口,他发觉实在抽不下去,竟把烟捻灭了。

这件事对我留下极为深刻的印象。1989 年春夏之交,在我到荷兰应诊时,就用这三个穴位为主,配用甜美穴(又称甜味穴,为国外学者发现,位于列缺与阳溪穴之间,距桡骨茎突边缘一拇指,压痛明显之凹陷处),曾为两百余人戒烟,成功率在 95％ 以上。记得有一位烟瘾很大的年轻姑娘,是电影院售票的,她开玩笑说:"你们收费这么贵,一根针顶一盒骆驼牌烟。"那时,戒烟诊疗费一次为 25 荷兰盾*,而一盒骆驼牌烟为 5 荷兰盾。但两次治疗后,她竟基本不抽,觉得经济上划算极了。第三次来时还专门赠我一张电影票,表示感谢。

　　和方教授相处了一段时期后,我建议他总结经验、撰写专著。恰好,他的一位在出版社工作的老友也有这个想法,一拍即合。这时,方教授问我从哪方面着手? 我说就从针灸防治中风着手,在总结古代有关医籍和现代报道的基础上,重点突出他的数十年经验。他深表赞同。于是由我负责古今针灸防治中风的文献收集整理,由他亲自动手总结长达数十年的临床经验。不到 3 个月,他就完稿了,还提供了不少珍藏的图片。最后,由我整理清晰后,送到出版社。大约半年之后,记得我们正要结束门诊,护士台的电话忽然响起来,王护士喊"方医生,电话!"方教授接过电话先是满面笑容的点头,之后却一下变得严肃起来,他说:"这是不可以的,我们两人的名字必须排在一起上封面。"挂了电话后,他告诉我,刚是出版社来的电话,告知本书预订数已达到二万,作者的校样准备寄出。出版社意见,将我列为协编。"这不是我方某人的做派和为人。"他有些气愤地说,"更何况你所做的工作并不比我少。"这是我第一次看到他生气的样子。书出版之后,他坚持要给我一半稿费。不久,我们又合作了第二本书《针灸防治小儿脑病》,这本书又增加了一名合作者,上海儿科医院针灸科医师施炳培医生,施医生当时还是住院医师。但方教授坚持我们三个名字排在一起上封面。

　　1991 年,方教授退休之后不久,应友人的邀请和黄羡明教授一起赴美国传授针灸医学。从此我们失却联系。后来又听说他辗转到阿根廷首都布宜诺斯艾利斯,在他儿子所在的城市终于定居下来。但始终没有空闲,一方面为当地培养针灸人才,另一方面以他的精湛的技术为广大市民提供服务。同时,他还成为我国驻阿根廷共和国大使馆特聘的医学专家,为经常出访该国的我国高层领导人进行中医保健。

　　事隔 12 年后的 2003 年初夏。一天上午,我正在馆长室处理杂务,门卫打了个电话给我,说是有位姓方的先生想见我。我一时想不起是谁,就请他上楼。开门一看,竟是方教授,依然是当年西装笔挺、风度翩翩的模样。只是精心梳理过的头发稀疏了一点,清癯的脸上多了一些老年斑。因为来得突然,我竟不知从何说起。他简要地告诉我:刚回国不久,不准备再回阿根廷了。他想来文献馆的名医门诊部再次坐诊。我当然欢迎,立即叫来门诊部黄主任为他安排诊室、配备

---

* 1 荷兰盾≈3.93 元人民币,2002 年被欧元全面取代。

方氏针灸百年集萃

助手。我送他出大门时，见他步履仍然稳健，腰板挺得笔直，很为他年近耄耋却如此健康而高兴。然而，未及来门诊，传来了他心脏病复发住院的消息。尽管不久之后，病愈出院，但他告诉我出门诊的时间可能要推迟了。后来此病一直时发时好。十月的一天，黄羡明教授从美国回来。我找了辆车，带着方教授和他的夫人与黄羡明教授一起去聚会。因为老朋友相见，大家都很开心，拍了很多照片。黄羡明教授专门在小区的一家饭店招待大家，我们整整待了1天。在回来的路上，方夫人告诉我，这是近几个月来，方教授精神最好的一天。然而，大概过于劳累，第二天他又被送进医院，一直到去世。他留下的遗嘱是，将遗体捐献给复旦大学上海医学院，供医学研究。

　　2014年国庆节我和妻子曾去阿根廷旅行，接待我们的当地导游是位中年女性，她自来中国宝岛台湾地区。途中我曾向她提起方教授，她一脸崇敬之情："方大医师，人好，技术好，救了不少人。"她还为自己曾经教过方教授的孙女国语而骄傲。

　　2015年，通过上海市中医文献馆的申报，以方慎盒、方幼安为主要代表的"方氏针灸疗法"已被列入上海市第四批非物质文化遗产名录。我则于2016年被评为项目的代表性传承人。可以深信，方氏针灸将得以在传承中不断发扬。

张　仁

2016年金秋，记于上海市中医文献馆

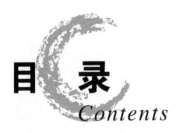

目 录
Contents

前言

我所认识的方幼安先生

上卷　方氏针灸传承发展

下卷　方氏针灸医学心悟

海派

上卷　方氏针灸传承发展

第一章　溯源——黄石屏

第一节　立武术金针

黄石屏(1850—1917年),名黄灿,号石屏,祖籍清江(今江西省樟树市)大桥乡程坊村。

黄石屏出生于武术世家,他的父亲黄良楷是清道光元年(1821年)武举人,武艺高强。黄良楷在山东做官三十余年,因为在与捻军作战中有功,被升迁泰武临道。清端王默特曾携御医聂厚生南下山东,为黄良楷庆功。聂厚生的儿子聂亮,是南北运河解饷镖师。聂亮久闻黄良楷精通武术,就拜其为师。而御医聂厚生精于针灸,遇有疑难病症,常常一针奏效。黄良楷深为敬佩,又请求聂厚生授徒。聂厚生则从黄良楷的14个子侄中,选中最小的一个作为自己的徒弟,这就是黄石屏。黄、聂两家因之过从甚密,成为莫逆之交。

黄良楷晚年中风偏瘫,群医束手。忽然来了一位年逾古稀、步履矫健的老僧,自称能治风瘫。遂请他用针灸治疗。不到10天,黄良楷竟然能起床步行。该僧法名圆觉,不但精于针灸,且对拳击、气功均有研究,功夫很深。黄石屏当时又拜他为师,受到他的精心指点。

黄石屏成人后,蒙先人余荫,曾在淮阳任盐务官10年。任职期间,他常用金针救治百姓疾苦,后因厌倦官场生活,遂弃官而去,专操金针之术,在上海、扬州、南通一带以"江右金针黄石屏"挂牌行医。

黄石屏针灸的特点,首先是以武术为基础。据黄石屏的侄孙黄岁松撰的《黄氏家传针灸》手稿记载,黄石屏的师父教练时,先"劳其筋骨",将其牵于烈日或月亮之下,脱去衣服,倒提两脚乱抖,轰松全身骨节,然后摩擦周身皮肉,并用药水洗澡,以健肤体。稍长,教以内外少林气功,继而授以十八般武器,直至"擎千斤以一指,捻砖石而成泥",最后才学习针灸之术,六年之后,尽得其技。继而,黄石屏又习郭大刀等人的绝技,采各家之长而融会贯通,自成一格。武功和针术都日渐纯熟,具有较深的造诣。其次是应用金针针具,其对于针具之材质、灸材之选取、医家之修养、进针之方式,均有特殊要求。其中尤其以应用金质针灸针为特色。"金针"曾是古代针具的统称,这是因为针具属金属一类,故以"金针"命之。而在我国针灸史上确也有以黄金打造的真正金针针具,现存最早的为 1968 年西汉刘胜墓(葬于公元前 113 年)出土的 4 枚金针,近现代则数以应用金质针具见长的黄石屏和北京名医王乐亭。对于针具的材质,黄石屏认为,铁之本质太粗,而针以炼精金为贵,因金针"性纯而入肉无毒""质软而中窍无苦""体韧而经年无折"。对于医家之修养,他认为,施金针者要求有内功基础,所谓"制金针易,用金针贵有精力以运之";施药灸者,要求熟谙经典,博采众长,须"融会于《灵枢》《素问》之中,变通于长桑丹阳之外"。

尤其值得一提的是黄石屏的金针手法别具一格,古往今来,未闻有第二家,其法"将金针围绕在食指尖上,用大拇指缓缓地向皮肤里面推进,深的打进去五六寸,浅的也有二三寸"。《黄氏家传针灸》介绍,石屏针法特点有:其一,必须精少林拳术和内外气功,才能将全身精、气、神三宝运于二指之上,施于患者患处,而有不可思议之妙。其二,纯用金针,因金光滑而不生锈;其性软,不伤筋骨;其味甜,能祛风败毒,补赢填虚,调和气血,疏通经络,较之铁石,截然不同。其三,取穴配穴,略有不同。黄氏用针,软细而长,最长的达一尺三寸,最短的也有四寸,非用阴劲不能入穴。深浅、补泻、随迎、缓急、主客、上下、左右、腹背、脏腑、经络、辨脉等,凡下针前必慎重。可针不可针,可灸不可灸,则应反复审察。黄岁松回忆黄石屏治病时的情景说:"必先临证切脉,沉吟良久,立眉目,生杀气,将左右两手握拳运力,只闻手指骨喇喇作响。然后操针在手,擦磨数次,将针缠于手指上,复将伸直者数次,衔于口内,手如握虎,势如擒龙,聚精会神,先以左手大指在患者身上按穴,右手持针在按定穴位处点数处,将针慢慢以阴劲送入肌肉内,病者有觉痛苦,直达病所,而疾霍然。"可见黄石屏先生的医疗态度是何等严肃认真。另外,黄石屏也重视灸法。他提倡药灸,认为药灸有三大益处,"培元可助兴奋力""宣滞可助疏通力""攻坚可助排泄力"。

由于黄氏精通武术的缘故,在民国武侠小说和传奇故事里,有不少关于他的生动描述。其中尤以民国小说家兼武术家平江不肖生(原名向恺然)的著作中记载最多,仅《近代侠义英雄传》一书就有 4 个章回,都以黄石屏为主线展开叙述,分别为:第六十五回:班诺威假设欢迎筵,黄石屏初试金针术;第六十六回:蓬莱僧报德收徒弟,医院长求学访名师;第六十七回:奇病症求治遇良医,恶挑夫欺人遭毒手;第六十八回:谭曼伯卖友报私嫌,黄石屏劫牢救志士。

第二节　扬针灸国粹

黄石屏弘扬针灸学术，具有深深的家国情怀。他在《针灸诠述》一书中说："针灸一科，不绝如缕，……西医以剖割诩，东医以注射诩，各挟手术以傲中医，针灸为国粹所关，不提倡保存之，将见中医受东西医淘汰……是针灸疗个人之疾苦者，责尚轻；而系全国之光荣，比任弥重。"他将针灸治病，同保存振兴祖国医学联系在一起。

黄石屏因其内家功夫深厚，针术精湛，治病常获奇效。对风劳、臌膈、耳聋、霍乱、痹证、癫证、调经、定胎、无嗣或绝育等当时常见的急、难病症的治疗均积累了相当丰富的经验。因此江苏、上海一带求医者络绎不绝，有口皆碑。江苏学者刘梅先在其所著《扬州杂咏》中有一首名为《黄石屏》的诗作："就医车马日盈门，争识扬州黄石屏。海市悬壶有期日，都云一指是神针。"诗后注解："石屏习医家针灸法，每半月至上海应诊，住天津路开泰栈，就医唯恐后时。"由此可以想象当时他影响之大和诊务之忙。

黄石屏的针灸疗效之神奇，散见于目前保存的一些病案和有关资料中。清末状元、我国著名的近代南通实业家张謇曾患腿疾，久治无效，经他一针一灸，竟霍然而愈，从此两人结下深厚情谊。南通还有一位张涩老，中年阳痿，一直没有子嗣。听说黄石屏的大名，专门通过关系请他。当时黄石屏还在富安场盐大使任上，因为情不可却，特地为他治疗，当针刺肾俞、关元、气海、中极数穴之后，当天就出现效果。之后，每感到疲劳时，必一定请他前往医治。黄石屏辞官之后，由于张涩老的邀请，常年生活于南通。有一次方慎盦随黄石屏前去为张涩老治病，发现他仅针刺关元一穴。方慎盦深感不解，询问道："老师，为什么只一针就行了？"黄石屏解释说："此法是补其精而活其气，不宜太过，过之则兴奋，过甚反于年老阳强阴弱之体不宜。"福州有位叫谢叔元的患者，身患肢体疾病已经5年，"全身牵掣，动转为难"，曾历经中外名医诊治，均无效果。后来，请黄石屏到福州诊治，切脉辨证，连针3次，背渐直，立渐稳，行渐易，坐卧渐定，很快恢复了健康。谢叔元倾力相谢，赠上酬金并撰"黄石屏先生医德序"，广为印发，大加颂扬。他在"序"中称黄石屏"计自到闽，不及旬日，经先生针者多至四百余人。以余目击，聋者聪，瞎者明，偻者直，蹇者驰，干咳久痁者，立愈而安平。疾痛之蠲，曾不旋踵，最于吾国医界生色……"

黄石屏治疗最有名的案例，莫过于治愈袁世凯的头风病。当时随其一同进京的弟子方慎盦,在《金针秘传》中作了详细记载:袁世凯患偏头痛已经多年,群医束手无策。袁世凯身体素来甚好,其思维与记忆力亦远过常人。冬日不怕寒,头更不畏冷,在小站练兵时,于朔风凛冽之中,常光头出外。初不以为意,后因受风过久,时觉头痛,一遇思虑太过即发。民国初年,遇有不如意事发作更为剧烈,但是不过数日就会消失。民国三年的春天,因某项事违反他的意愿,结果头痛增剧连续三十余日不愈。南通实业家张謇以电报推荐黄石屏,力言可愈此疾。得京电复时,在沪的方慎盦,与他随行。诊后发现他的主要症候是前后脑(头)痛,黄石屏第一天针百会,第二天针风池、风府,均采取泄风泄热为主之法。每一针刺入,针感异常强烈,袁世凯即自觉脑中如发大声且有一股气如冲墙倒壁而出;再针时,更像如服巴豆、大黄等峻泻药物直穿肠胃而下。黄石屏解释说:这就是风散热降的现象。结果应手而愈。袁世凯连连称奇。袁世凯厚谢之余,还亲自题写"一指回春"的匾额相赠。

　　除了以上这些民国名人外,黄石屏还治愈不少西方人的难治之症。留居上海的英国商人 Nalu Li 患下肢瘫痪,曾在伦敦费金五千求治,"患卒如故"。后听到黄石屏的大名,专程登门求治。黄石屏治疗一次就见效。德籍妇女 Dilys 腰部长了一个碗口大的赘疣。她十分钟情于中国医药,特地请上海市的一些有名中医诊治。但不少中医都认为药力难以达到,建议她还是请西医用外科手术摘除。但 Dilys 害怕开刀,询问医生除开刀以外,有没有别的办法?割治有没有生命危险? 当时一位德国外科医生说,根除这种赘疣,是非开刀不可的;至于是否危及生命,则难以断定,需要看手术情况如何。Dilys 听了,颇感失望。后来,Dilys 经人介绍,到黄石屏诊所询问不开刀能否诊治? 黄石屏仔细诊察后说不用开刀,甚至也不需要用药。Dilys 大喜过望,立即恳求石屏诊治。黄石屏切脉辨穴,在脾俞、痞根、委中诸穴留针 3 分钟。原来明光溜滑的赘疣的表面竟慢慢地可以看到皱纹,开始内消了。Dilys 一边看,一边用手抚摸,也感到赘疣变柔软。第二天复诊,赘疣已消了大半,只针 3 次就完全好了。Dilys 感激万分。意大利人 Sharon 右腹部生了一个赘疣,多方诊治无效,因怕开刀而没有动手术。一年之后,Sharon 感觉赘疣逐渐长大了,她说服不相信中医的丈夫,向黄石屏求助。每次两针,一针刺左足三阴交,一针刺右腹天枢,仅 4 次,赘疣全消。Sharon 的丈夫在事实面前,不由惊叹中国医术的高明。德国人 Piana 右脚痿痹多年,一直没有治好,久闻黄石屏的名气而又有所疑虑,后来亲见经黄石屏治好的患者,才偕同夫人及侍从等,从德国远涉重洋,携重金专程来沪求治。结果一针见效,二次治愈,行走自如。他以优厚的待遇聘请黄石屏赴德国传授技艺,黄石屏婉拒说:"金针疗法是少林绝学,从来不传授给异国他人。我不能贪图财宝,破坏这一规矩。"

黄石屏针术高明，当时上海《申报》等许多中外报刊均有报道，而且他医德高尚，志在四方，不好逢迎权势。袁世凯曾邀请他为医。当时一些军阀及高官也想请他做私人医生。他一律辞谢。值得一提的是黄石屏这些带有传奇色彩的以针灸获奇效的事迹，二十世纪八十年代中期被天山电影制片厂和香港中西影业公司联合曾改编为武侠电影《魔针》，向全球介绍中国针灸，当时引起了不小的轰动。

第三节　传大江南北

黄石屏金针流派，形成于清光绪年间。其特点是以武术为基础，以金质毫针为工具。并采用特殊针刺方法：缠金针于食指上，拇指向前，推捻进针，以长针透穴为特色。并强调以针灸并重为原则。黄石屏一生忙于四处应诊，足迹遍布大江南北，著作仅《针灸诠述》四卷，现存 1915 年铅印本，书前有民国实业家张謇作序。此书国内仅存两部，一部藏于湖州嘉业堂藏书楼（此楼已拆，书籍去向不明）；另一部藏于中国中医科学院古籍图书室。1985 年，江西省清江县人民医院医师张连仁将黄石屏《针灸诠述》与清江毛上溥《伤寒赋》合订刊行，仅作为内部资料流通。记得 1986 年在南昌的一次全国针灸文献学术会议上，张连仁医师曾赠送 1 册给张仁教授。

黄石屏除了《针灸诠述》一书流传于世外，他一生还带了 3 个徒弟——黄岁松、魏廷兰和方慎盦。

黄岁松（1888—1964 年），江西清江县人，黄石屏之侄孙。早年在赣州药店学徒，后随其父学医，并从叔祖黄石屏研习针灸。1938 年前后，受聘为桂林樟树国药局坐堂医生，曾为李宗仁、李济深等名人诊病，名倾一时。1945 年与沈波涵等组织樟树中西医联合诊所。

黄岁松的针灸临证特点为恪守家传针法。临证之余，其著有《黄氏家传针灸》手稿二卷，未刊行，有待抢救出版。另有关于针刺救急的短篇医话收载于《中医治疗基本知识》。关于家传的针刺法配穴法和经验用穴的医话及 3 则医案，收载于江西省中医药研究所编著的《老中医经验汇编》。黄氏家传针刺的特点和部分经验用穴，全赖以上为数不多的文字而得以保留，可令后来者得窥一斑。通过黄岁松留下的文字，可以得知黄氏金针流派的最初补泻法是迎随补泻（向外转为泻，向内转为补），最初的进针法是直针法，后来转为捻转进针法。

魏廷兰（生卒年不详）。湖北人，本业医，以方脉为主。三十余岁时，因五妹病，久治不愈，乃携其求治于"金针"黄石屏，经其针刺后痊愈，遂拜黄石屏为师，习金针及内家拳术，出师后返故里行医。魏廷兰是黄石屏武术金针的主要传承者，从师门习内家拳法后，长年坚持习练，非常重视基本功。对此承淡安曾在其著作中有所描述："承叶君*告以魏君每天练拳术与气功，及以针钻捻泥壁，历久不断，修炼相当艰巨，成效也很巨大"。由魏廷兰再传弟子叶心清一生使用金针来推断，表明魏廷兰临证也是使用金针的。值得一提的是，2015 年 12 月，我们在上海召开"百年方氏针灸学术研讨会"，一位叶心清的再传弟子，特地来沪参会，老先生专门为我们展示了那根独特的"绕指柔"金质针具。由于早年行医以内科方脉为主的缘故，魏廷兰出师后的行医生涯一直针药并用，这与其师黄石屏略有不同。

从流派继承角度来讲，黄岁松恪守家传针法，魏廷兰氏则坚守"武术"与"金针"，能做到这些，无疑是在最大程度上保留了黄氏金针流派的特色。

方慎盦，早年从宋德宗习医，主攻内科方脉。后经宋德宗介绍，拜于黄石屏门下习金针术。方慎盦是大胆的革新者，在继承传统的同时又勇于融汇新知。在针灸器具方面，他继承师门金制针具的传统，发明了两种针灸器具；在针刺消毒方面，他则率先开展了针刺消毒；在学术思想方面，他著有《金针秘传》一书，主体内容虽是总结历代针灸典籍而成，然而从其编排次序及为数不多的注解来看，还是充分体现了黄石屏金针流派的学术思想。书后附"针验摘录"24 则，前两则乃黄石屏为袁世凯和张謇治疗的针刺记录，其余 22 则为方慎盦临证选录。此摘录为黄石屏和方慎盦师徒绝无仅有的临证记录，对于展示黄石屏金针流派的临床特色至关重要。

一代神针黄石屏的三位传人，在流派的传承中，各有侧重：黄岁松、魏廷兰，注重对师门绝技的继承；方慎盦，在继承师门经验的同时，不断开拓创新，自成一派。黄石屏金针一脉经历三代传承，在我国医坛上一枝独秀，蜚声海内外，为我国近代针灸事业的发展作出了重要贡献。

（本章部分内容参考和引用自《中国针灸》2013 年第 8 期上发表的《黄石屏金针源流》一文，在此表示感谢！）

（王海丽）

---

* 叶君：即叶心清。

第二章 创始——方慎盦

第一节 创方氏针灸

　　方慎盦(1893—1962年),名墉,安徽合肥人。生于重庆,后随父定居扬州。当时扬州为中国的经济文化中心之一,先从其父世交宋德宗习医,主攻内科方脉。因他多才多艺,工诗书绘画,年少有为,深受宋德宗喜爱,遂将长女启贤嫁予他。后经宋德宗介绍,拜于黄石屏门下习金针术。他随师侍诊数年,走南闯北,在其所著《金针秘传》一书附"针验摘录"24则,前2则就记录了他跟师黄石屏期间,为袁世凯治疗头风病和为民族实业家张謇治疗痹湿的病案。出师后,方慎盦初于扬州开诊,治病或针或灸或药,每每根据病情需要施用,无不得心应手,不过年逾二旬,便已誉满一方,每月还应邀去上海出诊几日。

　　二十世纪初的上海经济和文化空前繁荣,是当时全中国最接近西方的地方,吸引了大量来自世界各地的寻求财富的冒险家们。由于经常往返于上海和扬州之间,方慎盦出于发展考虑,1921年决定全家从扬州移居上海。因当时上海缺乏针灸名家,临证遂以针灸为主,偶尔也使用中药。他临症兼收并蓄,勇于创新,提倡以医学为主,以救济贫病为怀,加上疗效颇佳,很快就在上海打开了局面。

　　方慎盦思想开拓,针灸临床中善于引进现代方法和技术。他最初沿袭黄石屏隔衣进针之术,后接受西方医学技术,开始在玻璃器皿中用酒精浸泡纱布和针灸器材进行消毒,并以镊子取用。他在三十年代中期吸收西医病历之长,结合中医四诊的要素,设计了名为"方慎盦诊病表"的铅印病历,在临床上使用。为了提高针灸效果,他还创制了不少新型针灸器具,如为治疗外感头痛、肝风眩晕与小儿腹泻等症,创制了类似梅花针针具;为治疗虚寒症和麻痹症,创制了可放置药艾的温灸器。

　　1929年,针对民国政府第一届中央卫生会议通过的废止中医案这一重大事件,方慎盦聚集志同道合的中医界有志之士,组织了"医学回澜社"中医学术团体,顾名思义,以力挽狂澜为己任,宣传振兴中医,反对民族虚无主义思潮。他还积极在当时的《新闻报》《申报》等报刊上发表文章,抨击当时政府的卫生政策,呼吁国人,给予中医应有之重视。他还任上海市中医师公会学术科主任,对病家与同道间的医务纠纷,秉公剖析,一言九鼎,新闻界与医学界颇为折服。为了扩大针灸的影响,二十世纪四十年代初他创办馥南针灸医院,每晨义诊20人,兼赠药品;出版针灸书籍,发表针灸科普文章,使众多读者对针灸加深了解。

方慎盦通法语和日语,思想开放,反对保守,他常借助现代医学之生理解剖知识,以触类旁通,进一步认识针灸。方慎盦有一妻弟宋国宾,为留法医学博士,那时在上海震旦医科大学(现上海交通大学医学院)任教。当时震旦法籍教授中有很多人对针灸有兴趣,由宋国宾介绍,向方慎盦学习者不乏其人,还经常应邀前往震旦大学或广慈医院讲学、会诊。近代欧洲最有影响的针灸传播者之一、法国针灸学会主席苏利耶·德莫朗(George Soulié de Morant)在二十世纪三十年代特来上海向他登门拜师,并请他为其所著针灸专著审订并题签,誉之为"二十世纪方慎盦"。当时日本针灸界人士也与他多有交往,日本驻沪总领事河相达夫曾邀请他东渡,访日讲学,由于当时正值"九一八"事变之后,他拒而未去。

方慎盦除精研医道外,尚通书法绘画与诗词音律,曾以画家身份载入《中国近现代人物名号大辞典》。他曾自云"嗜画",与当时的名书画家吴湖帆、金建吾等文人墨客也多有往来。

正是由于方慎盦在学术和思想上尊古不泥,融会新知,大胆革新,著书立书,积极推动中医的传播与复兴,在沪上乃至全国知名度颇高,成为海派中医方氏针灸的创始人。

第二节　著金针秘传

方慎盦在与各国医学同道的交流中,有感于"中医日就式微,而中医中之针法一科,更式微中之尤式微者。现实东西各国医术进步,一日千里,而咸认我国针法,远出科学新医之上,争先研究,不遗余力。固属此道一线曙光,而于此道之困苦艰难,或一时未易备历,则去变化无方之巧,或未能从一蹴几,则犹恐未免有徘徊歧路之患",他将多年所学所用毫无保留著成一书——《金针秘传》,1937年由上海"医学回澜社"出版。

该书不分卷,论述了针灸源流,骨度尺寸,经脉孔穴,经穴主治,临床常用手法等。方慎盦在书中上溯《黄帝内经》《难经》等有关针灸论述的旨义,旁采针诸家针法,结合自己的潜心研究所得,较全面系统地论述了针灸理论渊源与临床应用,全书图文并茂,有易于记诵的歌诀,保存了方慎盦及其老师黄石屏的针灸验案,还有方慎盦对针灸医学的不少精辟的学术见解。不仅易于学习和掌握,有利于临证应用,更具有启示作用。因此是一本非常实用的针灸参考书。

方慎盦师古不泥、变通为用的学术思想在这本书中得到了充分的体现。他认为首先"应娴熟经典,不以规矩不能成方圆""医者教人以规矩,取方圆也""规矩之法在师,方圆之法则在弟子矣";其次,他又认为学经典不宜泥于古法,墨守成规,应知随机应变之理,而圆机活法。针灸临证更不主张拘泥于书本所载,某穴刺几分深,留若干呼,以及艾炷大小,灸壮多少……而主张应"究病因,察传变",不应束缚于古人所定分寸,而应视病之沉浮,而为刺之深浅。他认为"苟不知变通,安能尽其法?"这种师古不泥、变通为用的指导思想,贯穿于他毕生之治学、治病,以及汲取外来影响等各个方面。

他提倡继承经典,对古今有益病家之术兼收并蓄,临证主张辨证精确,取穴少精,重视手法,补泻分明,针药兼用。该书"有体以达用,即寓巧于规矩之中"。他希望"学者苟能潜心钻研,较仆所得于艰难困苦之中者,必能事半功倍,则亦略尽己立立人、己达达人之心而已矣"。

《金针秘传》扉页为当时国民政府主席林森亲笔题词"救世金针",另有孙科、于右任等政府高官,丁福保、丁济万、刘民叔等著名中医,以及国外人士题词共81幅。还有以诗文形式作序者如当时中央国医馆馆长焦易堂、浙江名医叶熙春等23位。方慎盦社交之广,影响之大,可见一斑。《金针秘传》在1937年出版后,轰动遐迩,邮购者远至欧美、东南亚以及日本,初版书迅即销售一空。在国内外所引起之反响,至深且广,社会各界对针灸重新又引起重视,对当时和以后之影响皆相当深远。

由于供不应求,该书1939年再版。再版书末转载《医学评论》杂志宋国宾博士论文《中国针术与内分泌》,该文以现代医学论点阐述部分针灸原理,这在当时是相当先进的。再版书末还附《再版金针秘传补充的几句话》一文,并附苏利耶·德莫朗博士来信对《金针秘传》的评价:"手示及《金针秘传》一书均已收到,感谢不尽。巴黎医师及鄙人现正从事金针之研究,尊著甚切需要",又函称:"尊著令我心旷神怡,更令我享受无量,尊著编制,体裁极佳,检阅极易,其中图画较之古书《针灸大成》或《针灸大全》所载,进步殊多,此艰深之科学赖足下之书而研究便利,足下对于人类之贡献可谓大矣。"由于该书较高的学术和临床价值,2008年人民卫生出版社作为"现代著名老中医名著重刊丛书"之一,又重新将其刊印出版。

(王海丽)

第三章　传承——方幼安

方幼安,1925 年出生于安徽合肥,著名针灸学家方慎盦之子,针灸大师黄石屏的再传弟子。1941 年开始跟随其父学习针灸,1944 年开始就读于上海光华大学文学院。从事针灸临床、教学、科研 50 余年。曾任上海医科大学针灸学教授、中国针灸学会理事、上海针灸学会副理事长,全国中医学会上海分会常务理事,《中国针灸》《上海针灸杂志》编委。方幼安的学术思想立足于固本和求新,他认为本不固则枝不茂,如仅知固本而不求创新,则因循守旧,限制针灸学术的发展。他既擅长把经典中鲜为人注意的点滴加以发掘,用于临床实践;又善于把当今国际上初有苗子的新鲜事物加以发展,进行科学验证。将学习与实践、临床与科研紧密结合,为针灸学的现代化和国际化作出了重要的贡献。

第一节　勇于探索善于总结

一、不断学习勇于探索

方幼安一生都在学习。首先是博采众长。他在传承家学的基础上,1952 年师从沈德建先生(曾任卫生部中医顾问)系统学习中医理论,后又从黄西爽先生继续深造;同时不断汲取现代医学知识,不断充实并提高自己,将其融入中国传统医学相结合。到复旦大学附属华山医院(以下统称华山医院)工作后,更是如虎添翼,与中西医同道开展了一系列针灸相关研究,利用最新的研究方法和仪器设备来探索针刺效应。同时,他又善于总结,从 1952 年出版医药丛书《颜面神经麻痹》开始,到 1990 年在《上海针灸杂志》第 4 期的《激光穴位照射对颅脑损伤血瘀患者微循环和血流变性的调整影响》,近 40 年共发表论文 38 篇和出版著作 4 部(3 部合著)。对多种难治病症的针灸选穴处方、临床操作、疗效评价等多方面都提出了自己的真知灼见。

方幼安一生从事针灸临床,在临床中继承,更在临床中不断探索不断创新。在针灸用穴上,他有不少特色。一是发现新穴:①"后太阳"。传统经外奇穴太阳穴为治疗头痛的经验穴,他在针刺偏头痛的实践中,发现太阳穴之后,丝竹空水平向后移至鬓发际的部位上,许多头痛患者在此点上都有明显痛点,试以针刺,镇痛效果要优于太阳穴,就以"后太阳"命名。②"颈3穴"。他在临床中遇到不少行经期头痛的青年妇女,在第3颈椎(C_3*)棘突有隆起压痛,而且其隆起压痛程度与行经期头痛剧烈程度成正比关系。针刺此穴点,当隆起压痛消失后,其行经期头痛亦随之消失。二是开发经穴功能:对于多数医家用之甚少的传统经穴,他也不断开发新的功能。如背部神道穴,是不常用的穴位。有些自诉胸闷的患者,感到胸部压紧不适,深呼吸后方可缓解片刻,类似心血管病缺氧之症状,但心电图等仪器检查未发现异常。方幼安发现在此类患者督脉神道穴上均有隆起压痛,甚至有时望诊即可确认。他试在神道穴针刺并温针,效果明显,不少患者自诉犹如雨过天晴,阴霾消散,胸中顿感舒畅。而且神道穴肿痛随上述症状同步消失。依据穴区局部出现隆起压痛的思路,方幼安还发现多个经穴的新功能,如足太阳膀胱经天柱穴,历代文献均未记载有治腰痛的作用,他临床发现痹证实证腰痛者,十有八九在天柱穴穴区会出现隆起压痛,针刺一般均能奏效,新发效速,久病则效慢。腰痛愈后,天柱穴的隆起压痛也随之消失。另如手阳明大肠经天鼎穴,经典中该穴多载治"暴瘖气哽,喉痹嗌肿",未见有治肩痛一说。临床上他也发现绝大多数肩痛患者,不论肩部各种痹症、颈椎病引起的肩周炎,甚至中风偏瘫患侧上肢疼痛不能抬举者,在位于患侧颈前部,平环状软骨,胸锁乳突肌后缘的天鼎穴区有明显压痛,但不隆起,单凭望诊不用指压,难以发现。针刺该穴区痛点有快速效应,且此痛点随症状缓解而减轻,随症状消失而消失。三是组合新穴方:百会、强间、脑户,上述三穴均属督脉,脑户穴在文献中曾有禁针灸之记载,但通过多年实践,他发现三穴组合使用,用以治疗精神、神经症状,其中治疗动脉硬化型痴呆收到一定效果,命名为"头三针"。头三针运用于小儿脑病,包括脑发育不全和脑炎后遗症,以及治疗癫痫,舞蹈病,神经症、抑郁症、强迫症、失眠、阿尔茨海默病等均有一定效果。

在针灸的技术上,方幼安立足于传统方法,又积极将现代最新的一些研究成果运用于临床。他将电针引入到临床中,对多种疾病尝试电针治疗,取得较好的疗效。特别运用电针治疗中风方面有着独到的经验。此外他还很重视耳针疗法的运用。耳针疗法在国际上兴起后,他积极运用,反复验证,并总结了许多成功

---

* 颈椎、胸椎、腰椎、骶椎分别以C、T、L、S表示,以下同。

的经验供他人参学,其中影响最大的是耳针戒烟。正是在大量掌握新技术新方法及发现新穴和经穴新用的基础上,通过长期的临床实践,不断突破针灸传统治疗病种,拓宽了针灸治疗的范围和视野。

二、主攻难病聚焦戒烟

针灸疗法自古以来就是中医治疗疾病的基本方法之一,然而近代以来,针灸医学的发展几起几落,特别是当代针灸界有发展少突破,临床多局限于常见病如颈肩腰腿痛、面瘫等,而一些难病、重症却少有人治疗和研究。方幼安侧重于现代难病的针灸治疗,取得了很好的临床疗效。脑中风(脑卒中)是一种高致死、致残性疾病,不仅给患者带来极大的痛苦,也给家庭及社会带来沉重的负担。方幼安立足自身临床实践,结合现代医学对此病的研究,深入探讨中风的发病机制,根据病机确定治则:昏迷期重在开窍息风,回阳固脱;恢复期、后遗症期则着重活血化瘀,平肝息风,疏通经络。由此制订了各期针灸治疗的处方及方法,从而规范了临床中风针灸治疗的具体方案,对针灸治疗该病的规范化做出了很好的尝试。在具体针灸操作上,他又采取综合术式,并注重针刺手法,不断提高临床疗效。小儿脑病是对临床小儿脑发育不全、脑炎后遗症等一系列与脑相关疾病的总称,严重影响患儿智力和运动功能的发育,也是临床治疗的难点。方幼安依据中医经典相关论述,采用针灸、耳针、穴位注射三者结合或交替使用的方法,通过大量临床实践,取得了较为满意的效果,同时还制订了针灸治疗的原则、主要处方和配合处方,规范了治疗方案。除此之外,对一些以往针灸从未触及的保健内容他也积极探索,比如戒烟。吸烟严重危害人体健康,并与肿瘤、中风、高血压、冠心病、慢性支气管炎、肺气肿等疾病相关。针灸戒烟从二十世纪七十年代肇始,国内外一些医家曾作过尝试,但疗效参差不齐。方幼安运用体针治疗的思路结合耳针研究成果,提出了独树一帜的耳针戒烟,并将其运用到临床研究中,通过实践,证实了该疗法所具有的良好的临床疗效,也为临床提供了简单易行的治疗方案。

三、总结针灸有效病谱

世界卫生组织(WHO)在1980年出版的《世界卫生·针灸专刊》,提出并建议在全世界推广应用针灸治疗的43种病症。方幼安深感国人应借此契机,深入挖掘整理出让世人信服的中国版针灸有效疾病谱,他根据家传和个人从事临床四十余年的临证经验,在WHO版的基础上又增加了41种,共为84种针灸临床有效病症。其中还包括了目前全世界普遍感兴趣的针灸可以有效地用于戒烟、戒酒、戒毒、减肥、美容等有关资料。打破原来以内科病（包括部分眼科和口腔科病）为主的局限，而覆盖了急症，内、外、妇、儿、五官各科病症及保健等，大大扩展了针灸适应病症的范围。值得一提的是WHO版仅仅列出了43种针灸有效的病名，但对临床如何诊断辨证、取穴及治疗操作并无具体说明。针灸是一门实践操作性很强的学科，取穴不同，手法不同，疗效可能相差万里，故方幼安感于此，在研究生陈业孟医师的协助下，总结归纳完成《针灸有效病症》一书，于1990年5月出版发行。这本书不仅是对针灸有效病谱的推介，更是他一生临床经验的总结。

方幼安以其丰富的学术经验和特有治学严谨、精益求精的态度撰写本书。他重点做了以下几方面工作。首先，按照中西医两种论点"概述"有关病症，并以中医观点介绍"治则"，同时以更多文字介绍"治疗"。在"治疗"中详细、具体而又选择性地介绍各种该病症确实行之有效的治疗方法，包括针刺、艾灸、耳针、头针、穴位注射、激光针灸等。而他所推荐的治疗方法，不是就某一病症单纯罗列许多穴位，而是将治疗以处方形式表达，并且列出"首选处方"与"备选处方"，这无疑大大提高了实用性，为学者提供了方便，可以按图索骥，选择各有关处方，用于临床。中医素来重视辨证论治，因此在他还考虑按辨证分型，分别列出有关处方，这些治疗方法均为方幼安多年实践之经验积累总结，也是日常临床所用，故对学者临证治疗有很大实用价值。

他还根据自身从事针灸医学数十年的学习和实践，深化有效病谱，在"治疗"之后附以自己的临证体会，或长或短，以自身治疗有效经验为基础，阐发对有关病症的认识和探讨，这些难得的经验见解，正是学者最好的学习资料。

为避免一家之言影响学者的判断，方幼安还介绍了各有关病症同时期的"现代研究"，以使大家对针灸治疗该病症的具体方法和疗效有一个更为全面的认识，以便参考引用。

考虑到在针灸临床领域除了所总结的常见84种有效病症外，尚有许多处于研究及探讨的病症，因此，他还专门列出了国内外针灸研究动态，包括针灸应用于肿瘤的诊治等，有系统地为针灸工作者提供了临床、机理、刺灸、经络，以及其他变革疗法等多方面的最新资料，有述有评，为针灸临床提供了大量有实用价值的信息可参考。

四、海外积极传播针灸

由于针灸疗法具有独特的优势，有广泛的适应证，疗效迅速显著，操作方法简便易行，医疗费用经济，极少副反应，远在我国唐代之前，针灸就已传播到日本、朝鲜等国家，并繁衍出一些具有异域特色的针灸医学。在二十世纪七十年代，以中国向全世界公布针刺麻醉的研究成果为契机，国际社会掀起了一股渴望了解针灸学和应用针灸治病的热潮，这是又一次世界性的针灸大传播。作为中华文化的一张靓丽名片，随着在海内外的传播，针灸在国际上的影响力越来越大。方幼安于 1991 年应邀赴阿根廷行医，前后共 11 年，除弘扬针灸文化外，他积极为该国患者诊治，同时也为出访该国的中国政府官员和代表团人员治疗。其中既有高级官员，也有访问阿根廷的京剧团的普通演员。中国驻阿根廷共和国大使馆特聘方幼安教授为大使馆保健医师，前驻阿根廷大使汤永贵称他为不是外交官的外交官，以褒奖他在弘扬中华文化上所做的贡献。在阿根廷期间他还常被邀去当地台胞主办的"中医公会"讲课，并被聘为针灸顾问，同时也是阿根廷中华针灸学会的医术顾问，为促进针灸与国际交流做出了重要贡献。

方幼安教授一生都奉献给了针灸医学事业，为继承和发扬这一祖国医学瑰宝，他殚精竭虑，时刻不停，2004 年他走完了 80 载人生路，最后还将自己的遗体捐献给了祖国的医学事业。他虽已离开，却为后人留下了宝贵财富，他的光辉照亮了针灸后学的前路。

（易　韬）

第二节　结合科研开展临床

方幼安一生从事针灸实践的另一个鲜明特点是善于吸收西医和现代科学之长，结合科研开展临床。早在二十世纪五十年代末六十年代初，他和合作者曾以针刺治疗聋哑、急性病毒性肝炎、子宫脱垂等为研究课题，通过西医的指标进行疗效观察。还观察了针刺中脘穴对肠道功能的影响。进入八十年代之后，他对针灸治疗多种病症和戒烟作了更深入的研究。因此，结合科研开展临床贯穿他整个临床诊疗的 40 余年。他结合科研开展临床所涉及的病种包括中风偏瘫、戒烟、阿尔茨海默病、脊椎病变、糖尿病等。

一、中风偏瘫

中风偏瘫是针灸的有效病种，方幼安对在华山医院住院并接受针灸治疗的 108 例中风偏瘫患者的针灸临床治疗资料进行了分析，并将 CT 扫描结果与针刺的疗效进行了对比观察。治疗上，在一般对症治疗用西药的基础上，均以针刺治疗为主。他根据辨证与对症相结合，选取针刺穴位。对于这 108 例中风患者均采用头针和体针联合应用,主要穴位加电脉冲刺激。电流输出强度以患者能耐受为度。治疗1个月后,平均肌力增加2级以上者有28例;平均肌力增加1～2级者有67例;肌力增加低于1级者有18例。他同时发现,在发病3周内开始针刺治疗的患者效果要更优。另外,针刺治疗中风病灶在基底节的疗效要优于病灶在内囊的患者。这样的观察结果为临床治疗提供了科学依据,更有效地指导了后期的治疗。

二、戒烟

方幼安为了客观证实耳针戒烟的效果。他按照就诊顺序纳入100例耳针戒烟的受试者,发现耳针戒烟对其中87例有效。他又对76例要求戒烟者进行了3～6个月的随访,发现耳针戒烟有效的受试者有54例。为了进一步排除对戒烟者的心理暗示作用,他设计并实施了双盲和对照的方法,进一步研究耳针戒烟的临床疗效。为了实施双盲,研究小组以针刺防治慢性呼吸系统疾病为名,根据戒烟者的年龄、性别、吸烟量、烟龄相同或相似,将82例吸烟者平均分配至戒烟组和对照组;此外,将68例不吸烟者平均分插入上述戒烟组和对照组,共观察150例受试者。戒烟组在辨证取穴的基础上,加双侧耳穴口、肺、神门,对照组仅辨证取穴,不加耳穴。每周治疗3次,每次15分钟,10次为1个疗程,对于未满1个疗程的受试者,数据未纳入统计。由其他工作人员整理治疗前后的病史等资料,务求做到双盲。分别观察治疗1个疗程后和治疗结束后3～8个月随访的结果,显示坚持1个疗程治疗的受试者有61人,戒烟组有33人,其中吸烟量减少1/2以上或完全不吸的有23人,有效率达到70%。对照组有28人坚持1个疗程的治疗,其中吸烟量减少1/2以上或完全不吸的有3人,有效率11%。说明在常规针刺基础上,加用耳针戒烟,具有较好近期临床疗效。在近期疗效基础上,对上述坚持1个疗程治疗的61人进行3～8个月的随访,在戒烟组33人中吸烟量减少1/2以上或完全不吸的有13人(39%);对照组28人中仅2例吸烟量减少1/2以上或完全不吸(7%),提示耳针戒烟同样具有良好的远期效果。本研究结果可以为耳针戒烟提供科学依据,并在临床上广泛推广。

为了进一步搞清楚耳针戒烟的机理,方幼安和进行基础研究的同事,一起又对16名慢性吸烟者和16名正常对照着进行了味觉、血浆皮质醇和血浆亮-脑啡肽的含量进行了研究。结果显示,16名慢性吸烟者在连续2天针刺前吸烟均属味佳,针刺后再加吸烟14名吸烟者均诉烟味异常,包括烟味变凶、变淡、无味、青草味等。同时发现耳针对吸烟者血浆皮质醇和血浆亮-脑啡肽的含量也有一定影响。本研究对耳针戒烟的机理提供一定的科学依据,有利于耳针戒烟在临床上的推广。

三、脊椎病变在对耳轮的反应

方教授为了在对耳轮上找到反映脊椎病变最合理的反应部位,他和他的同事,以50例脊椎肥大症患者100只耳部用为观察对象,把每一只耳的对耳轮分为颈、胸、腰三个节段和内、中、外三侧,共有三种方法:① 用"肉眼和触诊法",观察对耳轮形态色泽;② 用"耳穴电测定法",探测对耳轮皮肤电的变化;③ 用"耳穴染色法",检查对耳轮染色后的反应表现。最后均由X线片验证其符合率,从而确定了以对耳轮的中侧为脊椎病变的最敏感的对应反应部位。观察结果显示,所得到的阳性反应率及符合率,以肉眼结合触诊法为最高,以电测定法次之,以染色法为第三。本研究结果为临床脊椎病变在对耳轮的反应提供了科学依据,有利于脊椎病变的快速诊断。

四、糖尿病并发神经病变

糖尿病神经病变是糖尿病常见的严重并发症,涉及的范围很广,几乎遍及全身各系统。其临床表现变化多端,轻者毫无症状,重者可致残废,甚至发生无痛性心肌梗死或心肺骤停。目前除控制高血糖外尚无有效的治疗方法。方幼安和他的同事为了证实针灸治疗糖尿病并发周围神经病变、心脏自主神经病变、神经性腹泻等的效果,他们共观察了44例并对针刺的机理作初步探讨。

针灸取穴包括肺俞、胰俞、脾俞、肾俞、足三里、太溪为主穴。凡并发周围神经病变者加灸曲池、足三里,并发心脏自主神经功能紊乱者加针心俞、内关,并发慢性腹泻者加灸天枢、针公孙。针刺方法一律用平针法。每周3次,15次为1个疗程。针灸期间所有患者控制血糖的药物维特原剂量。结果表明,尽管有些观察指标治疗前后变化不够明显,但极大部分患者临床症状获得改善。这一研究为针灸治疗糖尿病并发神经病变提供了科学依据。

(魏　颖)

第四章　发展——张仁

　　张仁,1945年生,汉族,祖籍浙江诸暨。我国知名针灸学者,上海市名中医,主任医师,享受国务院特殊津贴专家,上海市非物质文化遗产方氏针灸疗法第三代代表性传承人。现任中国针灸学会副会长,上海市针灸学会名誉理事长,上海市非物质文化遗产评审委员会委员。曾任上海市针灸学会理事长、上海市中医文献馆馆长、《中医文献杂志》主编等职。

　　从事针灸临床、科研和文献研究近50年,经历家传、自学、研究生教育和师承4种学习方式,师从世界非物质文化遗产中医针灸代表性传承人、国医大师郭诚杰教授。具有在边疆基层、国内特大城市和西欧发达国家行医经历。独立撰写和主编针灸中医专著66部(含中文简繁、英文和日文版本),分别在北京市、上海市、重庆市、中国台北地区和日本东京等地出版,发表论文150余篇。在长期的针灸临床中,有近40年潜心于眼病治疗,积累了十分丰富和独到的实践经验,特别是在现代难治性眼病的针灸上更独树一帜。

第一节　博采多家之长

一、家传到自学

　　二十世纪五六十年代,还在读中学的张仁,闲暇之时跟随从医多年的叔父张天中学习针灸,开始接触针灸这门古老的传统医技,叩开了针灸这扇医学大门。高中毕业后,他作为上海知青奔赴新疆生产建设兵团,来到了古尔班通古特大漠边缘的石河子农场。因当时连队医务室只有一个"半路出家"的卫生员,从医务室到团部医院又有几十里地;又听说张仁学过针灸,便有人让他针灸治病。他照着书本扎针,居然也取得了效果,慢慢地有了小名气。1971年7月,张仁被调入团部医院工作。当时诊室条件十分简陋,就诊的患者也不多。为了提高疗效吸引患者,他坚持自学了西医知识尤其是解剖知识,同时继续钻研针灸和中医学,常常学习到深夜。同时全身心地投入到工作,认真对待每一个患者。渐渐地由他主建的"新医疗法室"有了名气,不仅吸引了本团的患者,还有不少其他团场的患者也慕名而来。最多时和助手两个人一天就要诊疗 70 多个患者。不论白天黑夜,从来没有星期日,门诊、病房连轴转。当时,各种新的刺灸法层出不穷,只要一有介绍,张仁就在临床上使用,诸如头针、耳针、鼻针、面针、手针、足针等,特别是穴位埋藏、穴位结扎、穴位割治等,全部按图索骥,无师自通。这些新的技术,不仅在一定程度上提高了疗效,而且扩大了治疗的病种。当时农七师师部给新医疗法室记了集体二等功。1976 年新医疗法室又成为新疆维吾尔自治区表彰的先进集体之一。

二、师从军中眼科名医

1976 年秋天,张仁从《新医药学杂志》(即现在的《中医杂志》)读到中国人民解放军 371 医院眼科李聘卿医师用新明穴治疗中心性视网膜脉络膜病变的报道;还从一名接受过李聘卿医师治疗的患者身上了解到确有神奇的疗效。于是在院领导支持下,他坐车几千里,来到河南省新乡市拜师学艺。在跟随李聘卿医师学习的日子里,张仁才知道,新明穴是李聘卿医师几年前在耳后发现的一个新穴位,目的是为了避免针刺眼区穴易造成皮下血肿(即"熊猫眼")的弊病。他是对着镜子在自己脸上、头上试扎,扎得满脸针眼,有时还鲜血直淌,好不容易才找到的。不仅如此,李聘卿医师还总结出了一套独特的手法。通过数以千计的多种眼底病治疗确有独到的效果,尤其是中心性视网膜病变,不论是急性还是陈旧性的病变,其疗效均佳。为此,解放军总后勤部为他记了一等功。得知这些,让张仁更感到此行意义之重大,同时更加深了对李聘卿医师的敬意和佩服。李聘卿医师不仅在临床上亲自为张仁演示整套手法,还特地为张仁讲解新明穴的解剖位置和他所创造的提插加小捻转手法,然后语重心长地说:"我能说的也就这些,主要还是靠自己下死劲儿去练。"整整 1 个月,除了上街买了几本书,张仁几乎没有离开过医院的门诊病房。每天,天刚蒙蒙亮,就和眼科医务人员一起练手法。这一手法说起来容易,做起来难,几天下来拇指指腹就脱了一层皮,一碰针柄就钻心痛。练着练着也就慢慢开始得心应手了。张仁在积极练习手法的同时,白天还跟着其他的医生查房,检查患者。特别是努力学习以前所不熟悉的眼科知识,学习使用检眼镜、裂隙灯等器械。

1 个月后,张仁圆满完成进修学习。临别前李聘卿医师鼓励他在眼病针灸方面再接再厉。从此,张仁踏上了艰难而又漫长的针灸治疗眼病之路。

三、攻读硕士学位

二十世纪七十年代末，我国恢复了高考制度。张仁以高中毕业的学历直接报考研究生。有志者事竟成，经过激烈的角逐之后，1980 年，张仁终于有幸成为陕西中医学院（现陕西中医药大学）针灸推拿系主任郭诚杰教授门下的第一名针灸研究生。现为国医大师的郭诚杰教授，是世界人类非物质文化遗产——中医针灸代表传承人之一。

郭诚杰教授开创了针灸治疗乳腺增生病的先河，应用针刺治疗乳腺增生病和其他乳房病的科学研究和临床实践，几乎倾注了郭诚杰教授数十年的精力和时间。在三秦大地的中医学府，张仁如鱼得水，畅游在知识的海洋中，吸收滋养，补充完善了中西医基础理论及专业知识。知识改变命运，也实现了他人生的重要转折。三年研究生的学习生涯，不仅使张仁的学识跃上了崭新的层次，而且郭老师严谨的治学态度、执著的追索精神和正直的为人之道，一直影响和激励着他。在做硕士毕业论文时，张仁就是一步一个脚印，踏踏实实地做好每个步骤，并且实事求是地汇报、分析临床观察结果。对于研究结论与经典论述不符的问题，经过深思熟虑，在答辩会上一一为此详细阐述了他的观点和看法。赢得所有在座专家的赞许，因此毕业和学位论文答辩全票通过。答辩会后，当时河南中医学院年近七旬的名老专家邵经明教授特地抓着张仁的手，用道地的河南话说："中啊！咱们做中医研究，就是要实事求是，就是要有继承又有发扬。"

四、师从海上针灸名家

1985 年的秋天，为了进一步做好中医的继承工作，经上海市卫生局批准，上海市中医文献馆将在全市率先成立中医专家门诊部，邀请全市各科知名中医来坐堂。在中医文献馆刚刚工作 1 年多的张仁有幸跟随方幼安教授。张仁随方幼安教授学习工作了 5 年之久，目睹了方幼安教授在针灸治疗难治性病症特别是脑卒中、小儿脑病及针灸戒烟等方面的独特临床经验。方幼安教授善于使用有效经验穴治疗中风后遗症等疑难病症。他精准选穴、把握深度、确定进针方向等的针法特色，让张仁受益不少。几年后，张仁在荷兰讲学行医时，就是应用方幼安教授传授的戒烟经验穴，再配用甜美穴，为两百多人戒烟，成功率达到 95％以上。张仁建议并协助方幼安教授总结数十年针灸防治中风的临床经验，整理出版了学术专著《针灸防治中风》。不久，又一起合作出版了第 2 本书《针灸防治小儿脑病》。

第二节 传承古今学术

张仁从事针灸医学的漫漫路途中,在近半个世纪的时间中,除了从来没有间断过临床实践外,近 30 年来,同时还潜心于针灸文献的研究,以传承古今学术。

一、客观研究学科历史,以史为鉴

在二十世纪八十年代中期,张仁在时任中医文献馆馆长王翘楚的启发下,向上海市卫生局成功申请到"中国针刺麻醉发展史研究"课题,获得资助经费。张仁花了两年多的时间,通过查阅大量有关资料,走访国内很多地方,进行调查研究。对那些曾经为针刺麻醉临床和原理研究做出过贡献的单位和人物,则作了重点专访,尽可能掌握可靠的第一手资料。力求最大限度地做到立论有据,以史实说话。在大量收集古代、现代各种文献,包括古今书籍、刊物、内部资料、访谈录及影像资料等的基础上,通过反复考证、对照筛选,进行去粗取精、去伪存真一系列工作。由于他采用将历史的进程与学术的发展结合起来,从科学研究角度客观地反映了针刺麻醉的起源、奠基、形成乃至巩固的整个过程,从而充分地反映一门学科形成的真实历史,比较好地揭示出针刺麻醉马鞍形发展规律,同时也总结了科研思路的特点。于 1989 年初完成了《中国针刺麻醉发展史》一书。该书出版后引起医史文献界的较大反响,该项成果获得了多个奖项。

二、系统整理临床文献,指导实践

全面系统传承古今中医针灸临床文献,一直是张仁学术工作的主要组成部分之一。导师郭诚杰教授一席话使他受益终生:"个人的经验总是有限的,不妨以已有的实践经验为基础,对古人和他人的经验作点专题整理研究,总结一些规律性的又实用的东西。"

1983 年初,他先对准针灸当时的主攻目标之一的急性病症,结合自己数十年的临床实践,全面收集古今有关针灸文献(以现代国内文献为主),对其进行系统整理、分析研究、筛选优化、归纳组合,从一定程度上达到揭示规律,实现规范化的目的。撰写完成《急症针灸》的一书,由人民卫生出版社出版。紧接着,张仁瞄准了针灸另一主攻目标——现代难病,1989 年又完成了《难病针灸》一书。这两本书全面介绍急症和难病治疗中的古今成就,总结理、法、方、穴方面的规律,提供了行之有效临床规范化治疗方案。《急病针灸》一书,深受读者欢迎,重印 3

次,再版1次,发行量超过4万册。

为了全面系统总结研究两千多年来针灸医学的成果,张仁又将视野扩展到针灸临床的其他各个领域:从针灸预防、保健到治疗,对穴位、处方、针法、灸法、手法、针灸意外、针刺麻醉、子午流注等的全方面总结,完成《实用中国针灸临床系列丛书》(共18册),由台北志远书局出版。在此基础上又将所有的针灸文献研究成果,汇聚研制成针灸光盘,把文献研究范围扩展到整个针灸学。为推动并实现针灸史上的又一次历史性大总结做了力所能及的工作。

张仁将此研究方法同时还延伸到中医药临床,带领中医文献馆同仁以数年时间,完成了古今、主要是近50年应用中医药治疗现代难治病的第一次临床经验较全面系统的文献总结。对90种现代难治病进行了文献研究,完成了近90万字的《中医治疗现代难病集成》一书。该书首次揭示了现代医家对每一病种在病因病机、辨证分型上的总体认识,在辨证治疗、专方治疗及用药上的临床规律和特色。由于包含信息量丰富、较科学地反映了当代诊治水平,临床实用价值较高,著名中医学家姜春华、谢海洲教授特作序作为推荐。读者反映也十分强烈,认为是一部具有学术和应用双重价值的著作。

第三节　主攻眼病针灸

张仁从二十世纪七十年代中期开始应用针灸治疗眼病,至今已历40年。而近20年他进一步将临床和文献研究聚集于眼病,特别是难治性眼病。在博采、传承的基础上,反复实践,不断摸索、创新,积累了相当丰富的经验,形成他自己特色和优势。

一、着重辨病,结合辨证

他指出眼病治疗要着重辨病。尽管传统针灸学在眼病诊治上已积累了相当丰富的临床知识体系,但由于科学技术水平的限制,在总体认识上只能以直观为主,对病症的描述较为笼统和抽象,如青盲一病,实际上包含了多种眼底病变;而雀目也有一般夜盲症和视网膜色素变性之分。即使是目赤肿痛一症,也覆盖了多种外眼病症。同时,与内科病症相比,眼科疾病,多以局部症状为主,全身证候则多不显著,这对辨证也带来一定困难。另外,古人治疗眼病,实际上也是以具体的病症作为对象。因此,张仁在临床治疗时一律采用辨病之法,且以现代医学所定的病症名为主,少数也参用中医病症名。这不仅体现与时俱进,使治疗的针对性更强；也能与其他治疗方法特别是西医的方法进行参照，更好体现针灸的特点与优势。

但是，眼病针灸也不能离开辨证。首先，相当多的眼病特别是现代难治性眼病，多病因复杂难明，可依据中医逆向思维的特点，从疾病所呈现的症候，去探求发病原因及病变机理。这种从机体的反应状态中来认识疾病的方法，正是中医辨证的方法之一：审证求因。其次，可根据它所在的病位和症情，通过经络辨证，进行选穴组方，这也是张仁在眼病取穴上多用胆经、膀胱经等的原因。再次，通过对病程、体质及脉、舌等的综合考察，以决定包括针刺的补泻手法在内的各种治疗方法的应用。最后，眼病，特别是难治性眼病，证候复杂。症状多涉及整个机体，且病程长而变化多端，具有明显的个体医学的特征。用辨证与辨病相结合进行施治时，更可以具体问题具体解决。辨证与辨病既能作整体的宏观把握，又能作局部的细致分析；既能在不同的病程阶段作动态处理，又能抓住病变的本质，进行有效治疗。

总之，张仁认为，就眼病而言，一方面辨证辨病，各有特点，要互相配合，不可分割；另一方面，则要突出辨病，结合现代医学各项检查结果，抓住主要矛盾，确定治疗方案。

二、异病同治，同中有异

病治异同是中医学辨证论治的一大特色，包括"同病异治"和"异病同治"两个方面。张仁十分重视"异病同治"，认为其应用于针灸临床，至少有异病同穴、异病同方、异病同法这几种情况。

（一）异病同穴

异病同穴，是指不同的病症，常可用同一主穴。他在临床实践体会到，异病同穴除了用于一般针灸书籍所载的属同一主治范围而不同的病症外，还可用于以下两种情况：一为属于相同或相近部位上的不同病症。如新明1穴，是针灸工作者在自身实践中发现的新穴。张仁发现，新明1穴既可用于治疗相同部位不同的眼底疾病，也因其针感强烈，具有益气化瘀明目作用。另外张仁发现，该穴还对其他的面部病症如难治性面神经麻痹、面肌痉挛、三叉神经痛亦有满意疗效。另一种是处于同一经脉或相邻经脉的不同病症。如天柱穴，由于其属足太阳经，内邻督脉之风府，外近足少阳之风池，挟持三阳之经气，而阳经均会集于头部，"其精阳气上走于目而为睛"，所以天柱与眼球关系密切，具有通窍明目，清瘀散结之功能，是治疗眼底病要穴。同时，天柱穴位在颈项而属阳经，可起调理颈肩背经络气血运行的作用，而能治疗颈椎病。且天柱穴虽位于项后，但与甲状腺前后相对,有近治作用,是治疗甲状腺功能亢进的验穴;对甲状腺功能亢进引起的突眼症,也多取该穴。因此在临症时,常取天柱穴治疗眼底病、颈椎病及甲状腺功能亢进等多种病症。

(二)异病同方

所谓异病同方,指不同的病症应用同一基本方,多用于病位及病机均较一致者。如眼底出血、视网膜色素变性、年龄相关性黄斑变性、青少年黄斑变性等是不同的眼底病,虽然这些眼底病表现为异样的眼底表现,体现不同的临床症状,但其病位相同,均在眼底,病机均为眼络脉道气血不和,瘀滞失畅,精微不能上输入目,目窍失于濡养。故治疗都可选用调整目系气血,疏通眼底脉络的方法,达到血脉通利,濡养目珠的目的。对这些难治性的眼底病张仁总结出一个基本方,即新明1、风池、上睛明、球后。此基本方,以中取为主,结合近取,能起到通畅气血,濡养神珠的作用。甚至一些外眼病,也可采用这一基本方。

(三)异病同法

异病同法,这里系指不同的病症采用同一种独特的针法或刺法。张仁在眼病临床较常用以下两法。

(1)透穴法:本法常用于同一病位的不同病症。如难治性眼肌痉挛、眼外展肌麻痹、眼型重症肌无力和动眼神经麻痹是表现不同症状的外眼病症。他常以攒竹透上睛明、阳白透鱼腰、丝竹空透鱼腰为主治疗。因透穴刺法具有协调阴阳、疏通经络,可直接沟通表里阴阳经气,加强经络与经络、腧穴与腧穴、经穴与脏腑之间的联系,能促使阴阳经气通接,从而提高针刺疗效。临床实践也证明,透刺法取穴少而精,既免伤卫气,又增强针感,可加强治疗作用,达到"集中优势兵力"克敌制胜的目的。

(2)气至病所手法:眼病,主要是难治性眼病,他十分强调采用气至病所手法。即运用手法,促使针感往眼区或附近放散。此法主要用于耳后的新明1、翳明,颈部的天柱、上天柱、风池等穴。临床表明,气至病所手法的运用,对促进眼病,特别是不同种类的眼底病疗效的提高有着相当重要的临床价值。

(四)同中有变

异病同治法实际上是建立在辨证论治的基础上的,虽然其证同治亦同,但结合具体疾病,其理法方穴仍应同中有变。张仁认为同中有异多见以下三种情况。

(1)异病同穴:是指所选的主穴而言,即使是同用一穴还有操作方法上的不同。例如新明1,虽然同时治疗眼底病、面肌痉挛、三叉神经痛等,但其针刺方向和手法操作上有所不同的差异。对于眼底病,针尖向外眼角,运用平补平泻手法;对于面肌痉挛,则针向鼻旁,采用补法;对于三叉神经痛,针尖宜向疼痛支方向,选用泻法。同时,这三种不同疾病的配穴更不相同,眼底病配穴上明、翳明、天柱、承泣、太阳等;面肌痉挛配牵正、四白、夹承浆、地仓;三叉神经痛配穴有下关、听会、扳机点等。

(2)异病同方:是指基本方相同而言。眼底病,虽强调用上述的固定处方,但毕竟是不同的眼病,不仅症状不同,而且其本质仍有所差异,因此在此固定组方的基础上增加不同配穴。如视神经萎缩加上睛明、上明;视网膜色素变性加翳明;眼底黄斑变性加上天柱、承泣(与球后交替使用);视网膜血管阻塞加太阳、新明2等。

(3)异病同法:也是指大的方法而言,具体操作时则须因情况不同而有所变化。同样是透刺法,有透刺距离和针数的区别;同样是气至病所手法,不同穴位,如新明、风池、上天柱等,其手法各不相同。总之,针灸法和中医的所有疗法一样,只有充分把握疾病的发生和发展规律及其病机所在,准确选择穴位、处方、治法,才能切中要害,取得疗效。

三、综合方术,有机结合

张仁认为所谓综合方术,应当包括两大类:一是指不同的刺灸法的结合,如体针、艾灸、耳针、拔罐等等中的两种或两种以上的结合;二是指针灸和其他疗法如中西医药物、心理疗法、物理疗法等等中的一种或多种的结合。其实,早在唐代,孙思邈就提出过针、灸、药三者结合的观点。

张仁指出,综合方术的要旨是有机的综合,而并非将各种穴位刺激法都用上。这样即使方法全用,也并不能明显提高疗效。这在眼病治疗中更是如此。对综合不同的方术,他的体会是:首先,必须考虑是否能取长补短。如眼底病的治疗周期较长,一般要求数月以上,对一些遗传性眼底病甚至要数年、十数年。为了使患者能坚持,我们多采取延长治疗间隔时间。为了维持疗效,对每次针刺间隔时间较长,如每周针1次或2次者,多在针刺之外配合耳穴贴压,以补充针刺效应较短的不足。其次,是要考虑是否形成合力。如对难治性眼病的治疗,为提高疗效,往往采取穴位注射神经营养药物或活血化瘀药物与体(电)针相结合的办法。即使在注射的穴位选择上,也有所讲究,如一般眼底病,以球后、承泣为主,有助于药液通过血眼屏障;而对糖尿病并发的视网膜病变等一些涉及全身性疾病的眼病,则更需局部取穴与远道取穴如胰俞、肝俞、肾俞等相结合,以充分发挥针药的协同作用。

实践证明只有在精确辨证的前提下,将多种临床上证明确有良效的针灸方术,予以有机组合综合应用发挥其各自特色和技巧,才能收到满意效果。

四、处方选穴，定中有变

所谓定中有变，是指既要遵循针灸取穴组方的大法，但又不能墨守成规。张仁在这方面有以下两条经验。

（一）选穴时，推崇奇穴新穴

奇穴、新穴，统称经外穴。由于受到科技水平的限制，古代对眼病，特别是眼底病的认识还不像今天这样深入，加之眼区部位重要，针具制作也较粗糙，易被伤及等，古籍中所载眼部穴仅只睛明、承泣二穴，还分别被列为禁灸、禁针之穴。事实上眼底病不仅繁多，且往往复杂难治，这些穴位很难满足客观需要。随着针灸实践的不断积累和针具的日趋更新完善，近半个世纪来，医学同仁在临床实践中，摸索出不少行之有效的新的经外穴，包括一些眼区穴如球后、上明、上睛明等和非眼区穴，如二十世纪五十年代发现的翳明穴和二十世纪七十年代李聘卿医师所发现的新明穴。他应用后，发现这些穴位疗效独特，如球后、上睛明、翳明和上明穴治疗视神经萎缩和眼底黄斑病变；鱼尾、印堂为主治疗眼肌痉挛和眼型重症肌无力；正光1、正光2治疗近视、弱视等。除眼病外，张仁也常选用其他经外穴治疗疾病，如上天柱（天柱上0.5寸）治疗内分泌突眼，印堂配百会治疗失眠、配迎香治疗过敏性鼻炎，胰俞降血糖，胆囊穴治疗胆囊炎、胆石病等。

（二）组方时，中取为主，结合近取，配合远取

所谓中取，是指离病位较近的部位取穴；近取，是指局部取穴；远取，即远道取穴。这一组方方法是相当于以中取效穴为君穴、近取效穴为臣穴、远取效穴为佐使穴。特别是在一些急、难病的治疗中，此配穴法如能运用得好，中取往往最为有效。这一经验是张仁从眼底病的治疗中获得的：耳后的经验穴新明1、足少阳胆经之风池穴对眼底病的治疗，不仅较单独用眼区穴治疗效果显著，而且也更安全。后来又进一步结合眼区的球后、上睛明穴等，配合远部光明穴的穴位注射，通过相互配合运用，达到通畅气血，濡养目珠的效果。后来张仁又推广到多种病症的治疗，发现这种配穴方法确实值得深入观察。如三叉神经痛，中取新明1、听会为主穴，扳机点为臣穴，合谷等远道穴为佐使穴；又如颈椎病，中取大椎、天柱、风池，结合局部病灶处（相应颈椎夹脊），配合曲池等穴；内分泌性突眼，中取上天，结合近取眼区穴，配以远取四肢穴等。

五、针刺之法，灵活应用

通过多年来的实践，在急难病症，特别是现代难病的治疗中，张仁在针法的运用上积累了深厚的经验。

（一）善用不同刺法

1. 深透刺法

即指深刺或透刺,或深刺加透刺。张仁认为此法运用得当,可明显提高疗效,例如眼部穴。诸如球后、承泣、上睛明、上明等穴一般要求针深1.2~1.5寸,至眼球有明显的酸胀感。深刺多用以治疗眼底病症。眼周的穴位则强调透刺,如攒竹透鱼腰或透向上睛明、阳白透鱼腰、鱼尾透攒竹等。透刺多用于治疗外眼难治病症。如眼睑痉挛症和眼型重症肌无力,除仍针新明1、风池为主外,加配鱼尾透至攒竹、阳白透鱼腰是治愈本病的关键。也有以深刺配合透刺刺激的,临床上须灵活运用。如外展神经麻痹,除鱼尾穴宜透刺外,针治时则强调丝竹空、瞳子髎穴的深刺、强刺激手法,一般垂直进针0.8~1.0寸,反复提插捻转直至局部出现明显酸胀感,并有针感向眼眶内或外眼角放射。

张仁主张对一些深痼之疾,用深透刺法更能增强刺激量,针感容易扩散、传导,起到分别刺两穴(或数穴)所不能起的作用。但并非所有穴位、所有病症都可使用,而应据部位和病症而施,以避免意外事故的发生。

2. 齐刺法

本法源于《黄帝内经》,如《灵枢·官针》篇云:"齐刺者,直入一,傍入二。"即在所选的穴位,先直刺一针,再在两旁各刺一针,此法可加速得气,并能增强局部的刺激。在眼病中,张仁多用于动眼神经麻痹、结膜结石症等。张仁曾治一位乔性患者,因颅内肿瘤手术引起右眼动眼神经麻痹,经西医治疗半年,未见效果。就诊时,右眼完全闭合,不能睁开,眼球固定难以转动,瞳孔散大。先以透刺之法,治疗月余,未效。改用齐刺法,针1个疗程(3个月)后,眼可睁开2/3,眼球可向内及内上转动,瞳孔明显缩小。

（二）掌握针刺方向气至病所

张仁发现在进针过程中,把握好针刺方向,有助于提高疗效。可以分为以下两类:一种是在不同的穴位,或因病症虚实,以迎随补泻之法,决定针刺方向;另一种是按病位所在,决定针刺方向,如腕踝针刺法。张仁强调:同一个穴位,通过采用不同的针刺方向,促进、激发针感的传导,并控制这种针感向疾病方向传导,可以用来治疗不同的病症。现选择数穴介绍如下。

1. 新明1穴

位于耳垂后皮肤皱纹之中点,翳风穴前上0.5寸,具有益气化瘀明目作用,是用于治疗眼底疾病的新穴。此穴不仅对各种眼病有显著疗效,而且对面肌痉挛、三叉神经痛亦有满意疗效。关键在于针刺方向的不同:在治疗眼底病时,其针刺方向往目外眦,使针感向目外眦方向传导。治疗面肌痉挛或面面神经麻痹时,其针刺方向须朝向鼻尖,进针后,如为面肌痉挛,可通过中等度的提插为主、捻转为辅的平补平泻之法;对病程长的难治性面肌瘫痪,则宜采用反复小幅度快速的提插捻转补法,均促使针感向面部传导。治疗三叉神经痛时,针尖朝向疼痛的神经支,进针后,宜通过反复大幅度提插之泻法,使针感向病所放散,往往能较好地控制剧痛。

2. 风池穴

风池穴属足少阳经,是足少阳和阳维之会,而肝与胆互为表里经,肝与目的关系密切。同时,风池穴虽位于项后,但与甲状腺前后相对,有近治作用,是治疗甲状腺功能亢进的验穴。对甲状腺功能亢进引起的突眼,也多取该穴。《通玄指要赋》:"头晕目眩,要觅于风池。"该穴可治疗眼底病、偏头痛、颈椎病及甲状腺功能亢进引起的突眼等多种病症。但在针刺时要强调它的针刺方向。如治疗眼底病时其针刺方向为同侧眼内眦,针感放射至头额部或眼部;治疗偏头痛时,针刺方向为朝目外眦,使针感放散至同侧颞部;治疗甲状腺功能亢进时,针刺方向朝下颌部或口鼻部,使酸胀感充满整个颈部;治疗颈椎病时,针刺方向为朝对侧风池,针感放射至颈枕部。

(刘 坚)

第五章　传播——陈业孟

　　陈业孟(1962 年—)，1985 年毕业于上海中医药大学推拿系本科，曾参加上海医科大学(现复旦大学上海医学院)研究生班(中西医结合临床专业)学习，后就读于北京中医药大学获得博士学位。大学本科毕业后任职于上海医科大学为该校中医教研室针灸学教师暨附属华山医院针灸科医生，师从著名针灸专家方幼安教授，为方氏针灸第三代传人。1989 年任针灸科负责人。长期从事神经系统疾病针灸临床研究，共发表论文 40 余篇，其中两篇(针灸治疗中风偏瘫与血管性痴呆)被收入美国国家医学图书馆编辑的针灸文献索引(1970～1997 年)。著有《针灸有效病症》(与方幼安教授合著)、《针灸治病指南》，另外参与 10 余部中医针灸专著的编写。

　　现任美国纽约中医学院院长、全美华裔中医药总会执行会长、美国国家针灸与东方医学资格认证评审委员会(ACAOM)执行委员兼秘书长、世界中医药学会联合会常务理事。

第一节　海外传道授业

　　1985 年 8 月刚从上海中医学院毕业的陈业孟来到华山医院工作，从事针灸临床又兼任原上海医科大学本科生、留学生的中医针灸教学。不久又被录取为学位住院医生(临床研究生班)，导师组包括沈自尹、施赛珠、方幼安诸教授，专业方向为中西医结合(临床)，并由方幼安教授具体负责，陈业孟有幸得以列方师门墙，真传相授。

　　该年年底方幼安教授在中国针灸学会全国会员代表大会上当选为第二届理事会理事。刚从武汉回来的方幼安教授对陈业孟谈起会议精神，鉴于海外针灸事业迅速发展，急切需要会讲英语的专业人才，他语重心长地说："你应该朝这个方向努力，前途无量。"在方教授的指导下，陈业孟凭着原有的英语功底，自学专业英语。由于来华山医院的外宾多而绝大多数都会参观针灸科，他有许多练习的机会,以后又承担了华山医院国外医师短期针灸学习文化交流项目的教学任务,开始了英语针灸教学,成为当时上海屈指可数的几位能直接用英语授课的针灸医师,他又多次被邀参加上海市针灸学会以及针灸经络研究所的外宾学术活动。

随着当年出国大潮,陈业孟也于1995年底来到了美国,有幸的是1996年初纽约中医学院刚组建,即加盟出任教务长一职,2006年晋升为院长。如今他担任院长已有十年之久,为学院的成长与发展倾注了大量心血,并对美国中医针灸教育的发展发挥了重要作用。

纽约中医学院是美国东岸唯一冠名中国传统医学(traditional Chinese medicine,TCM)的针灸学院,20年来保持"原汁原味"的特色,秉持"汲取中华医学精髓、跻身美国健保体系"的教育方向,以师资雄厚、教学严谨而享誉美国针灸教育界,1/3以上教师拥有博士学位,中医针灸教师多半毕业于中国大陆中医药大学,临床带教老师的平均执业时间内超过25年,这在美国针灸学校中是绝无仅有的。已经培养出七百多位毕业生,成为美国执照针灸师的摇篮,其中不乏开业成功的佼佼者,将学到的中医针灸医术为民众服务。根据独立的"最佳学校网站"(www.bestschools.org)2012年资料,在全国58所针灸学校中纽约中医学院进入十佳排名榜,名列第9位。

学院采用全英语教学,设有三年制针灸硕士与四年制东方医学硕士课程,并在美国教育部(U.S. Department of Education)唯一认可的ACAOM得到连续认证。其文凭在全美国范围获得认可,全国针灸考试(NCCAOM)中学生通过率高,毕业生有资格申请纽约及其他44州针灸执照(目前全美46州针灸已通过立法,加利福尼亚州另有考试)。学院为执照针灸师另设中药证书班、医学气功高级证书班。

学院由小而大,从最初的第一批5位学生到现今180多名在校学生,校舍也于2015年底整体搬迁入一幢漂亮舒适的现代化大楼。陈业孟与他的同事们对于课程进行精心设计,以便学生能更好地掌握传统中医。理论课与实践相结合,尽早让学生接触临床见习;基础课与临床培训相同步,当中期考核通过后,学生就会进入不同阶段的实习;主体课程与支持课程相参合,如中医四诊课程结束后,配套有舌诊、脉诊实训课,以加强学生的感性认识;主修与选修相匹配,为学生开阔眼界。临床实训强调实际操作,并有严格的教学(包括临床教学)评估系统。

除了学校工作,陈业孟还长期活跃在美国针灸教育界,参与了全美中医针灸教育的课程发展、博士学位启动、教育评估认证等一系列工作。2000~2010年,他担任了纽约州教育厅针灸委员会委员(其中 2007～2010 年为副主席),当他圆满完成两届任职期限时,纽约州教育厅厅长 David M. Steiner 特地向他颁发嘉奖状,感谢他十年的卓越贡献。2011 年他获得纽约州执照针灸医师联合公会的"优秀中医教育家"奖,2015 年获得纽约针灸学会(ASNY)"智慧之珠"奖。

陈业孟在美国针灸界四大全国性组织度担任过重要职务,曾担任全美中医公会华人顾问委员会常务委员、全国针灸与东方医学证书委员会特邀中药考试委员、全美针灸与东方医学院校理事会常务理事兼中药委员会共同主席,现为美国针灸与东方医学院校论证委员会执委兼秘书长。他还同时担任许多社会职务,全美华裔中医药总会执行会长、世界中医药学会联合会主席团执委、世界中医药学会联合会教育指导委员会与翻译专业委员会常务理事、人民卫生出版社中医药专家委员会委员。他也是上海中医药大学国际教育学院客座教授。

纽约中医学院刚隆重进行二十周年校庆,陈业孟院长感慨地说:"二十年的岁月,同舟共济;二十年的风雨,奋进前行。如今蓦然回首,在中医走向世界的历史机遇中,早已承担起在美洲大陆推广、传播中国医学的光荣责任,肩负着发扬、光大中华优秀文化的使命。"他表示学院以"仁德爱人、传道承业、融古汇今、启迪新知"为宗旨,继续前进,期盼建成北美最优秀的中医高等学府。

第二节　倡言经络辨证

多年的海外针灸教育经历,使陈业孟深深体会到,由于中国和欧美的文化背景的不同,传播深受中国传统浸淫的针灸医学,要真正能扎根北美大地,为当地民众彻底接受,单依靠传承技艺是远远不够的,更重要的是传播中医针灸文化,而中医针灸的理论无疑是主要的突破口。他想到了经络理论。因为经络系统乃针灸治疗赖以维系的载体,是人体气血活动的巨大网络,它"内属于府藏,外络于支节"(《灵枢·海论》)。人体的五脏六腑、四肢百骸、五官九窍、皮肉筋脉骨等器官和组织,依靠经络系统的联络、沟通而相互联系、协调统一,构成一个有机的整体,经络系统包括十二经脉、奇经八脉、络脉、经别、皮部、经筋等,无处不及。当各种致病因素使有关经络的生理功能失常,则其循行、联系部位等会出现相应的病理变化,出现经络病候。但经络学说完全根植于中国传统文化,内容又博大精深,不易为欧美学生所接受,更不易为具有西医背景的针灸师和西方患者所接受。因此寻找一个与临床相关的切入点十分重要。

他想起方幼安教授一直强调,认为针灸"施治之前必先辨证,辨证是认识和治疗疾病的基础"。八纲辨证、脏腑辨证、经络辨证等在针灸临床辨证过程均起重要作用，但经络辨证尤为重要。经络辨证以经络学说为理论依据，对病情进行综合分析，以辨析不同经络（包括十二经脉、奇经八脉、络脉、经别、皮部、经筋等）及其相关脏腑的病症，并在此基础上进行选穴。当今针灸临床诊治中，经络辨证的重要性有被逐渐弱化、边缘化、被脏腑辨证所取代的趋势；或忽略辨证，或以症选穴，或以痛为腧，有些甚至以西医病名为据选用协定穴位进行治疗。《灵枢·经脉》已明确阐述："经脉者，所以能决死生，处百病，调虚实，不可不通。"明晰这些证候进行经络辨证诊断，是针灸治病的灵魂。

因为针灸治病不采用任何药物，其疗效是通过针灸刺激相应的经脉，以激发或加强人体自身调节能力而实现的。针灸不是中药，与中药作用途径也不同，《素问·移精变气论》阐释道："毒药治其内，针石治其外。"中药内服经过胃肠吸收而治病，而针灸通过对经脉腧穴的刺激而调动人体正气，最终起到调节气血、和谐脏腑的作用。两者的施治方法和途径不一，治疗原则也理当不同，辨证诊断的手段也应有差异。当然，由于疾病发生与发展及其症状表现错综复杂，临床上仅仅应用经络辨证是不全面的，应当结合脏腑辨证、八纲辨证等综合分析归纳，以确定病位与病性。但是经络辨证在针灸临床上应占主导地位。

通过大量调研，陈业孟发现在美国以经络辨证作为切入口来弘扬中医针灸文化是完全可行的。因为首先，美国各州的法律对针灸执业范围有明确的界定，针灸师只能从事与针灸有关的治疗手段，不能越雷池一步，这也保持了针灸的中医特色，客观条件使之成为真正的"纯中医"。其次，由于法律的限制，半个世纪以来，中医针灸在中西医结合领域中的成果或是发展而成的模式，很难在国外针灸界中进行推广和应用，或在心理上拒绝接受使用。再次，处于庞大的西方医学垄断的环境中，只有坚持本专业独具特色的理论（完全有异于现代西方主流医学）才能得以生存。否则，中医针灸的某些技能与方法被其他专业人士（如脊柱治疗师、物理治疗师、自然医师、营养师、康复与痛症医师等）通过"去医存药"或"去医存法"的"拿来主义"手段变成其专业的一部分，中医针灸将会被蚕食。最后，从临床实践中得到益处，运用经络辨证后治疗效果明显提高。以上原因使得经络辨证等经典内涵的方法得以推广。

陈业孟为了使经络辨证这一观念深入推广做了大量的工作。首先从教学着手，在其工作的纽约中医学院开设的课程里，设置详细的"经络与穴位"课程，总共9学分，分为三部分，课程时间长及一年。在此基础上，另专门开设3学分"经络理论与临床应用"课程，将经络辨证以各种临床病案的形式出现，让学生进行讨论。除此以外，学院教学门诊也重视经络辨证的模式。

并且,陈业孟通过论文和专著分享他的研究成果。2011年他在《国际针刺与电疗研究杂志》发表了长篇英语论文《经络辨证(经络循行部位与相关证候诊断)指导提高针灸临床疗效》受到同行很大反响,并被邀多次在国际学术讲座中演讲。在此基础上,他对于经脉系统中重要组成部分"经筋"进行了深入研究,并以颈部挥鞭样损伤为切入点,详细分列颈部的不同经证,并进行不同统计方法包括相关分析、因子分析、聚类分析等处理,论证了其可靠性,并指导临床实践,已有多篇研究论文发表于各中英文学术期刊。其任副主编的《针灸在美国的多元化发展》(中国医药科技出版社,2016年)里也详细描述了相关内容。

　　另外,世界卫生组织(WHO)正在组织编写"国际疾病伤害及死因分类标准第十一版"(ICD-11),该版本的一个重要特点是增加了传统医学类别,也就是说今后中医证候"气虚""血瘀"等都将有一个标准的国际诊断代码,这就是ICD-11 TM。陈业孟被邀审阅了代码中与经络证候诊断相关的所有条目。世界中医药联合会教育指导委员会2015年组织编写世界中医学专业核心课程教材(中国中医药出版社出版),陈业孟担任了《中医诊断学》副主编,该教材中他被指定撰写"经络辨证"章节;2016年北京中医药大学对外教育中医教材(英语)由人民卫生出版社最新出版,陈业孟是《中医诊断学》的主编之一,同样他也担纲撰写了详尽的"经络辨证"章节。

　　由上可见,他已成为海外经络辨证的倡言者。通过他和他的同事们的共同努力,目前经络辨证在海外(尤其在美国)针灸界备受重视,被尊为传统针灸之本。自此起步,可以相信,通过对中医针灸文化的不断的弘扬,针灸医学将会在世界各地真正地扎根、生长、开花、结果。

(张　仁　陈业孟)

第六章 方氏针灸的优势与特色

第一节 方氏针灸的学术优势

中医针灸是我国特有的一门医学学科。于 2010 年 11 月 16 日被联合国教科文组织列入世界非物质文化遗产代表作名录。针灸医学是中国人以天人合一的整体观念为基础，以经络腧穴理论为指导，运用针具与艾叶等工具与材料，通过刺入或薰灼人体特定部位，以调节人体平衡状态达到保健和治疗的传统知识与实践。作为凝聚着中华民族智慧和创造力的独特文化表现形式，针灸稳定的实践频率及历代延续的完整的知识体系，为保障我国人民的生命健康发挥着重要的作用，并成为人类文化认同中的重要符号。

2015 年 5 月经上海市政府批准，方氏针灸疗法被正式列入第五批上海市非物质文化遗产代表性项目名录。方氏针灸是上海地区最具有代表性的中医针灸流派之一，早期和中期主要在黄浦区、徐汇区和静安区从事医疗和教学活动，目前其活动范围已扩展至上海多个区并远及美国和阿根廷。其主要代表人物是方慎盦、方幼安及第三代传人张仁、陈业孟、方兴等。方氏针灸在学术上，开放包容，师古不泥，衷中参西，变通为用。在临床上，既重视传承，强调辨证，重视得气；又勇于创新，发现新穴，创制器械，不断扩大针灸病谱、提高疗效。在传播上，几代人都亲力亲为，不遗余力，为针灸推广应用并走向世界做出了重要贡献。

方氏针灸的学术优势体现在它的特点和价值上。

一、方氏针灸的重要特点

方氏针灸作为流传于上海地区的一个针灸流派，具有以下重要的特点。

（一）在学术上开放包容

创始人方慎盦先生认为针灸学者首先应熟读经典，然后融会贯通，不泥古法,以求突破;他精通法语、日语,思想开拓,只要对患者有益就应该为我所用,在针灸临床中引进现代方法。如二十世纪三十年代初提倡不隔衣进针,要求患者暴露躯体,并用酒精局部消毒;三十年代中期参考西医的病历书写方式,设计使用"方慎盦诊病表"铅印病历。第二代方幼安先生,从二十世纪五十年代起,就重视将西医医生理解剖知识引入针灸学,至六十年代更逐步采用多种生理学指标观察针刺疗效,这些均在当时中医针灸界独树一帜。

(二)在临床上勇于创新

方慎盦先生精于辨证取穴,强调补泻手法,常能立竿见影,疗效卓著。为提高疗效,他还勇于创新,早在三十年代就设计定制过两种针灸器械。第二代方幼安先生在继承家学的基础上,又有所发现,有所创新,如发现新穴"后太阳",经穴新用,耳针戒烟等;第三代张仁主任医师更是开拓眼病针灸的新领域,不断推动临床的发展。

(三)在传播上毫不保守

方慎盦先生有感于中医针灸"尤式微"不彰,1929年发起组织"医学回澜社",呼吁国人给予中医应有的重视;同时,他发奋钻研针灸学术,"将平时所得于师门与出于心悟者",毫无保留著成一书——《金针秘传》,1937年出版,1939年再版,远销海外,使众多读者加深对针灸的了解。四十年代初,他又创办馥南针灸医院,每晨义诊20人。除行医外,他还经常去当时上海震旦医科大学,为部分法籍教授讲授针灸学。方幼安先生也像他父亲一样毫不保守,不仅将其多年的临床经验全部写进了他的著作中;而且在晚年更是走出国门,传播针灸医术,影响深远。第三代张仁医师,更于二十世纪八十年代至九十年代3次赴欧洲讲学应诊,培养近两百名高级针灸人才。因此,方氏针灸不仅造福上海的一方百姓,更为针灸推广应用并走向世界做出了重要贡献。

二、方氏针灸的价值

(一)文化价值

针灸不仅是一种保健治疗的一种方法,更是一种文化。方氏针灸重要价值之一是方慎盦先生、方幼安先生包括其第三代传人均通过著书立说,弘扬针灸文化。尤其是方慎盦先生的《金针秘传》在1937年出版、1939年再版后,2008年人民卫生出版社又重新刊印出版,更表明了其文化价值。

特别值得一提的是方慎盦先生、方幼安先生除精于医道外,尚对传统文化之书法绘画与诗词音律有深入研究,均有不少精品流传于世。传承方氏针灸,对研究和发扬针灸文化有积极意义。

（二）历史价值

方氏针灸流派是我国海派中医针灸中的主要代表性流派之一。该流派包含了海派文化的主要特征，如主体性、包容性、多元性和创新性等。因此，传承方氏针灸，有助于丰富海派文化。特别是以史为鉴，对针灸医学的现代化和国际化，有着重要的启示和借鉴意义。

（三）学术价值

方氏针灸疗法，通过三代人近百年的努力，在针灸学术上已显示出其丰富的积累和独特的优势，包括病（以难治病为主要病谱）、证（辨证辨病统一）、治（病治异同）、穴（经穴新穴结合实）、法（重手法与气至）等。传承方氏针灸，将更有助于提升其学术价值。

（四）临床价值

方氏三代近百年在海内外行医实践所积累的数以百十万计的病例，和从中总结出来的临床经验，具有十分重要的临床价值。通过传承，将有助于揭示其适宜病谱、治疗规律，促进临床推广应用，发展针灸学科，造福人类。

第二节　方氏针灸的海派特色

方氏针灸是上海近现代针灸流派的主要代表之一，方氏针灸具有典型的主体性、包容性、创新性和开放性等海派文化主要特征，是海派中医的一个组成部分，深入研究方氏针灸，继承发扬其优秀精华，是传承中医药学、传承海派文化的重要内容。

一、在知识传承上讲究固本

方氏针灸的主体性，主要体现在知识的传承上讲究传承，讲究固本，本不固则枝不茂。

创始人方慎盦先生初从扬州名医宋德宗习内科，后又师从针灸大家黄石屏。二十世纪二十年代起在上海悬壶，以针灸名扬海内外，亦精于中医内科。在他所著的《金针秘传》中，可以看到其深厚的中医功底。该书上溯《黄帝内经》《难经》等有关针灸论述的旨义，旁采针灸诸家针法，结合自己的潜心研究所得，较全面系统地论述了针灸理论与腧穴的主治应用，全书图文并茂，有易于记诵的歌诀，有临床针灸治疗的验案，不仅易于学习和掌握，更有利于临证应用。

方慎盦先生认为针灸学者首先应熟读经典，对古今有益病家之术兼收并蓄，然后融会贯通，不泥古法，以求突破；在治疗上强调要根据病情需要，针药兼施。他指出："医者教人以规矩，取方圆也。规矩之法在师，方圆之法则在弟子矣。"学者不宜墨守成规，泥古不化，而应"按视其寒温盛衰而调之，是谓因适而为之真者是也"。第二代方幼安先生在学术上也立足于固本求新，他认为本不固则枝不茂，如仅知固本而不知求新，则因循守旧，将限制学术的发展。

二、在学术研究上重视创新

方氏针灸的创新性，主要体现在学术的研究上，不能泥古不化，要重视创新。

方慎盦先生精通法语、日语，思想开拓，主张只要对患者有益就应该为我所用，在针灸临床中引进现代方法。如二十世纪三十年代初提倡不隔衣进针，要求患者暴露躯体，并用酒精局部消毒；三十年代中期参考西医的病历书写方式，设计使用《方慎盦诊病表》铅印病历，除患者姓名、性别、年龄、地址、年月日、编号外，其他内容还包括"初病经过、现在情形、特别症状、标准治法、处方、结果"。并列有"体气、面色、脉象、舌、嗜好、寒热、汗、饮食、睡眠、大便、小便"，以及身体各部位"头、颈、眼、耳、口、齿、胸、腹、背、腰、手臂、腿足"等项，内容相当详尽。

为提高疗效，方慎盦先生还勇于革新针灸器具，早在三十年代就设计定制过两种针灸器械。一是类似梅花针针具。据《内经》半刺、毛刺、扬刺而制成。上端为弹簧，下端为莲房状针管，排列五针。使用时，以针管对准腧穴，以拇、中两指持针，食指有节奏地叩按上端弹簧进行叩刺，治疗外感头痛、肝风眩晕与小儿腹泻等症。另一种是温灸器。使用时，内置药物，将温灸器下端的圆孔对准所选的穴位，点燃艾卷，艾火温热使药物直透穴位。外层上下两截空洞不相对时，热气不会外泄；如患者感到温度过高时，可以转动外层上截，以调整空洞位置，使内外两层空洞相对，热气即可以外泄，以降低温度。此法治疗虚寒症和麻痹症。

方幼安先生系上海医科大学教授，上海市针灸学会副理事长，华山医院针灸科主任，他在继承家学的基础上，更重视创新。他既善于把经典中鲜为人注意的点滴加发掘，又善于把当时国际上初有苗子的新鲜事物加以发展。他的儿子方兴先生回忆："我在1966年听父亲授课实习所获得的印象，以后每隔一段时间再有机会随诊时都发现，父亲在临床上有新的改进、突破。"

他在二十世纪八十年代末就提出针灸临床研究应借鉴临床流行病学的研究概念，使其能有严谨的设计，以加强针灸疗效的论证力。他借助于华山医院这个良好的科研平台，凭借其精湛的针灸技艺。做了大量的临床针刺观察，在针灸治疗难治性病症特别是在治疗脑中风、小儿脑病及针灸戒烟等方面有独特的临床经验。并借用现代试验设计方法和数据，证实了针灸治病的实效性。

三、在临床实践上吸收新知

方氏针灸的包容性，主要体现在临床实践上，有益病家之术应兼收并蓄，要博采众长，不能拘泥于一方一法一术。

方慎盦先生多才多艺，工诗书绘画，早年从宋德宗习医，主攻内科方脉。后经宋德宗介绍，拜于黄石屏门下习金针术。具有深厚的文化底蕴又博采众家之长。临床长于辨证，取穴精简，强调补泻手法，常能立竿见影，疗效卓著。《金针秘传》一书中记载他诊治日本同文书院院长大内畅三先生13年之久的陈旧腰痛医案：大内先生62岁，"平日起居坐卧均感不便，为阴雨之先，节气之前，不但不能转侧，且腰部肤冷如冰。中西杂治，终未离去痛苦，前曾一度归国，请其国中著名针灸家治之，一无大效。"方慎盦先生认为"转侧不能，肾将惫矣。今既不能转摇，而腰部肌肉又异常觉冷，其为肾阳衰败无疑，宜温通肾府以祛寒湿而助元阳。"他仅取肾俞，施以补法，患者"腰部立觉奇暖，去针后即起立如常，为十余年之痛苦去于一针，何神速乃尔，即书东亚神术四字为赠。"他认为对古今有益病家之术应兼收并蓄，根据患者需要可针药并用。他曾治一例臂痛不举兼喘急者，辨证肾不纳气为本病，臂痛不举为标症，先针肾俞、关元等穴，并予补敛肾气之丸治之，2个月之后标本痊愈。

方幼安先生善于在临床中不断吸收新知。一是对针灸临床出现的新疗法，能迅速掌握并不断提高，形成其治疗特色，如耳针戒烟、电针之用于中风等；二是善于发现、善于总结，如他在大量的临床实践中发现，"头三针"对精神症状却有不可思议之疗效，与仅针刺百会或仅针刺脑户有截然不同之效果，与百会加四神聪的疗效也不一样；而且针刺方向与深度不同疗效也不同。这些经验就是他从大量临床实践中获得的。

第三代张仁教授现任中国针灸学会副会长、上海市非物质文化遗产评审委员会专家，曾任上海市中医文献馆馆长、上海市中医药情报研究所所长、上海市中医药科技服务中心主任、上海市针灸学会理事长等职。他擅长从文献中汲取养分，除跟师方幼安先生外，还师从眼科针灸名医李聘卿教授、国医大师郭诚杰教授，博采各家之长，形成了自己特色，在诊治范围上以难治性眼病为主，涉及多种适于针灸治疗的现代难病。

四、在文化传播上面向世界

方氏针灸的开放性，不仅体现在学术上的不保守，更体现在面向世界的文化传播上。方氏针灸早期和中期主要在上海的黄浦区、徐汇区和静安区从事医疗和教学活动,目前其活动范围已扩展至法国、美国、阿根廷等世界各地。

方慎盦先生 1929 年发起组织"医学回澜社";同时,他发奋钻研针灸学术,著书立说——《金针秘传》。四十年代初,他又创办馥南针灸医院;并刊印《馥南针灸医院特刊》。除行医外,他还经常为部分法籍教授讲授针灸学。1931 年近代欧洲最有影响的针灸传播者、法国针灸学会主席苏利耶·德莫朗先生特来上海向他登门拜师,并请他为其所著的针灸专著《针灸法》审订并题签,誉之为"二十世纪方慎盦"。

方幼安先生历来反对知识私有,主张把读书临证之心得或著为文章,或交流宣讲,他常说这种抛砖引玉,就正于诸贤,交流于同道,是有益无害的。他深切希望众多的医家学者,把自己的宝贵经验宣扬传播,这对弘扬中华文化,造福人类健康,将裨益无穷。他也像他父亲一样毫不保守,不仅将其多年的临床经验毫无保留地传授给学生,而且全部写进了他的著作中。这些著作对针灸的传播有重要的作用。以《方幼安针灸临证论文选》收载的论文为例,就有 1 篇文章,5 次被英、法、日等文种杂志转载。在晚年更是走出国门,与儿子方兴先生在阿根廷传播针灸医术,影响深远。

第三代陈业孟先生系美国纽约中医学院院长,并担任 ACAOM 论证官暨执行委员、秘书长,全美华裔中医药总会执行会长,世界中医药学会联合会常务理事,*Acupuncture & Electro-therapeutic Research*,*the International Journal* 编委,原纽约州政府教育厅针灸委员会副主席等职,为针灸在美国的教育、立法、宣传及推广等,做出了重要贡献。

张仁教授从事针灸临床、科研和文献研究 40 多年,经验丰富,独立撰写和主编针灸中医专著 60 多部(其中大多数已脱销),另外还以中英文发表论文 100 余篇,主持上海市卫生局科研课题和参与上海市科学技术委员会及国家"973 计划"课题多项,一直致力于针灸临床、科研和文化传播工作。还三次走出国门,在欧洲大陆传播针灸。方氏针灸在学术提倡继承经典,融会贯通,不泥古法,在临床上对古今中外有益病家之术兼收并蓄,不仅造福上海的一方百姓,更为针灸文化走向世界做出了重要贡献。

(王海丽)

海派

下卷　方氏针灸医学心悟

第七章 方慎盦篇

第一节 医 话 集 锦

一、针灸释义

用针治病始于黄帝,是在纪元前二千三百四五十年,为西洋谐亚时代,《内经》为六国时人所著,所云三百年不误。《灵枢》原文,字字明白,如绘一脏腑经络病症总图。全身前后上下任指一处之痛痒,便知属于何病、关于何经、发于何脏何腑,不用一切听声窥影之器,而认病能丝毫不错,岂不大快。惜《内经》文义古奥,西人无论如何研究,恐一时不易了然也。

穴道发明于《内经》,而详于《针灸甲乙经》,扁鹊只有《难经》一书,并无发明一百二十穴道之事。中医论周身经络有穴道可指者,除三阴三阳十二经外,另有督脉任脉二经。各经有起讫,及此经与彼经相接之界,中间经过某脏某腑,包络某脏某腑。某经有何病,则其经过之处发现何种病状、何种痛苦,莫不历历如绘。此篇①始能知其大概,至于详细,尚未了然。然既知有十二经及奇经、知有阴阳,再进而求之,当不难彻底明白矣。

同身寸为古量法之一,然亦未能准确,实不如挨穴法②之较妥也。以针治病而能获效,全在于得气。此人既知下针时有此三种境界,则于得气不得气之故。当可验之于指下,会之于心中。而于下针之先后轻重浅深,自能于熟中生巧。但《内经》《难经》所言,用针治病之理,必须博考,方能详明。又不仅如此之简而易知也。

秦汉以前,无论何病,皆用针治,皆能奏效,不仅痹痛、偏枯。不过,痹痛、偏枯见效较易,伤寒、难病见效较难。然即以痹痛、偏枯等病而言,病属于实者,针

---

① 此篇:指法国针灸家苏利耶·德莫朗所著《中国针刺术》。
② 挨穴法:法不详。作者在其他文章中有按穴之说,或为按穴法。

之易效;属虚者,见效即难。因后世之讲针法者,能通塞逐痹,已称能手。欲其补虚逐邪,非深明《内经》者,未能骤语也。凡闭塞不通之症,用针最易见效。惟痔疮针后永不复发似未可信。惟肠风有此速效耳。

【编者按】

本节选自方慎盦先生的文章《西人亟亟研究中国旧医尤其注意的是中国针灸学》,题名为编者所加。其写作之缘由,正如先生在文中所述,"兹将苏氏新出之书,披露其中稍费解之处,并于逐条之后,详为注明,以便阅者"。苏利耶·德莫朗系在法国介绍传播中国针灸理论并加以实践的法国先行者之一,被称为法国现代针灸之父。他于1901年12月被法国外交部特聘为汉口领事馆翻译。他抵达北京不久,就遭遇一次霍乱流行,死者无数。他见有位杨(音译)医生能很快用针灸止住患者的吐泻、抽筋,于是跟随这位医生学习基本针法、重要穴位及脉诊,并获赠不少珍贵的医籍。后来辗转上海和昆明,继续拜师学习针灸。1911年,苏利耶·德莫朗回到法国。1934年,苏利耶·德莫朗出版自己的第一部针灸著作;1939年,苏利耶·德莫朗出版《中国针刺术》。苏利耶·德莫朗在二十世纪三十年代,特来上海向方慎盦登门拜师,并请他为其所著针灸专著审订、修正并题签。《西人亟亟研究中国旧医尤其注意的是中国针灸学》一文相当于该书的读后感。

本节文字不多,但内容涉及甚广。一是从文化角度进行阐述,认为要真正掌握针灸学的精髓,包括脏腑、经络、穴位、诊疗,必须读通《黄帝内经》等经典,但对文化背景不同的西方人来说困难重重,即使如苏氏之著,也只涉及皮毛,这一观点,对今天针灸走向世界,有重要的启示作用,即应着眼于中医针灸传统文化的传播,还是仅仅局限于技艺的传授? 二是依据先生丰富实践,取穴、得气,以及针灸适应证等针灸临床一些关键问题提出了独特的见解。以上论述对现代针灸临床研究具有较好的参考价值。

二、针灸在西方的发展

方慎盦先生关注针灸在海外的情况,经常从报纸、书籍中了解西方人对针灸的兴趣、学习、研究、态度等以及针灸在国外的发展过程。

方慎盦先生从美国阿特兰泰30日国民社电中了解到,约翰霍壁金斯大学[①]学生关庆炳,哈佛大学学生白崧棠,在科学协会演说血液循环与进化理论,中国

---

① 约翰霍壁金斯大学:指约翰霍普金斯大学。

发明远在西方之前,博引证据,闻者咋舌,并有许多医药鉅①子舍弃他组演讲不听,专聆两君论说,更有科学专家数人已认两君演说非常奇特,即拟搜集中国古医书从事研究,并称此举已成为现代极有价值之出发点。

方慎盦先生又在巴黎哈瓦斯社通信中注意到:此间医界现有若干人研究中国医学上累世相承之针灸,谓十九世初元,法人会有一种探讨,与针灸颇有关系。至1280年巴黎医科大学教授克拉革会就身体内部器官与皮肤若干部分感触上之联络作多次试验,后丹狄医士将多次试验之结果,著成一书,名针灸法。

方慎盦先生关注到,上述事件之后,西方人对针灸一科继续试验。1884年,法国人勒文氏著一书,名胃及脑证明胃病与人身左部相通;1893年又有魏而氏证明肺病与身体外部有关,联起于一种希特司里亚;1894年英人海得氏谓内部器官之刺激可引起皮肤之排泄,由此数人之发明,而欧洲医家渐与中国医学接近矣。

方慎盦先生密切关注西人对针灸的学习研究,在二十世纪三十年代,苏氏对于中医针灸更有详细之说明,苏氏前为驻华领事,久留心中国医学,会译过《黄帝内经》;此书成于耶稣纪元前二千六百年,苏列摩朗氏认为一字千金,近又得费列拉尔医生之援助,著一小册,名《中国之针灸》,此书对全部问题加以说明,并列种种试验,自来西人颇轻视中国医学,延至今日则事实俱在,中国医学之价值,殊非西方人所能否认矣。

【编者按】

本节亦选自方慎盦先生的文章《西人孜孜研究中国旧医尤其注意的是中国针灸学》,题名为编者所加。从文中可以充分发现,早在二十世纪三十年代,方慎盦先生就已经具有国际视野,密切关注着针灸医学在世界各地传播情况。这不仅难能可贵,而且充分显示了海派针灸海纳百川的胸怀。

三、寓巧于规矩中

大匠诲人,能与人规矩,不能使人巧。凡百学术,无不尽然。所谓规矩者,学之体也。所谓巧者,学之用也。体有一定,而巧则变化无方。一定者可假文字以相传,变化无方者,则非文字所可传,必视学者之深浅高下,而随时消息。就其所易于启悟者,投间抵隙,而徐徐以引之诱之,使其颖悟之机能,如藤之上达,如蔓之远引,由尺寸而至于寻丈,以至于自能变化无方,所谓秘传也。仆自从业师黄

① 鉅:巨之异体字。

石屏先生学习针法以来，备尝此中甘苦者，盖廿①余年矣。其始所读之书，皆规矩也；所聆之言论，皆规矩也。及从之临症，视其针膏肓，起废疾，虽心讶其效如桴鼓，捷于影响，然目之所存，心之所到，无非属于规矩范围。而所谓巧者，犹未尝丝毫梦见也。久之又久，由小疑积至大疑，由大疑而渐解渐释，于是所谓巧焉者，勃然生矣。所谓如藤之上达，蔓之远引，由尺寸以至于寻丈者，盖于勿助勿忘中，而渐得之矣。然后叹一技之成，如此其难，而为有志，未成者，抱无涯之戚矣。兹念中医日就式微，而中医中之针法一科，更式微中之尤式微者。现时东西各国医术进步，一日千里，而咸认我国针法，远出科学新医之上，争先研究，不遗余力。固属此道一线曙光，而于此道之困苦艰难，或一时未易备历，则去变化无方之巧，或未能以一蹴几，则犹恐未免有徘徊歧路之患。爰不自揣，乃将平时所得于师门，与出于心悟者，提纲挈要，著为此编。由体以达用，即寓巧于规矩之中。学者苟能潜心研究，较仆所得于艰难困苦之中者，必能事半功倍，则亦略尽己立立人、己达达人之心而已矣。若谓与当世争一日之名，则吾岂敢。

【编者按】

本节选自方慎盦先生1937年所著《金针秘传》一书的"自序"。题目为编者所加。本节重点讲了学习和实践针灸医学时"规矩"与"巧"的辩证关系。他认为"规矩者，学之体也。所谓巧者，学之用也。体有一定，而巧则变化无方。一定者可假文字以相传，变化无方者，则非文字所可传。"也就是说，规矩是指一门学问的主体，是所读之书、所聆之言，是经典、是法则。巧者，一门学问之具体应用，是渐解渐释之小疑、大疑，是变化无方的秘传，是经验、是心得、是体会。巧作为规矩这门学问的常规内容是可以传授的，但针对千变万化临床过程的随机应对只能靠心领神会，也就是说无法口传只能意会。作为一名合格的针灸医师，不仅要全面掌握针灸理论知识，更要能在实践中不断感悟，不断积累经验。做到"体以达用，即寓巧于规矩之中"。两者必须有机结合，才能真正学有所成。

四、识病为先，圆机活法

针灸之学，传自上古，轩岐以降，代有哲人。《内》、《难》、《甲乙》而外，古今名著不下数百种，皆我中华独擅之专长，非外人所能假托。近年东西各国医学家，目击针灸之神奇，实出彼科学医术之上。于是竞相研习，急起直追，未尝不人才辈出，著书立说，斐然成章。然究在萌芽时代，尚无极深研几之可言。

医以识症为上，而医术次之。夫针灸医术也，设不能认症，则按穴行针，虽有

① 廿：即二十。

准的,难保无头痛医脚之嫌。此编先将医经之切要者,选录若干篇,列于卷首,以为学者审认病症之基础。必先有此基础,然后一见某症,即可知为某经之病,庶乎取穴行针,不致有误。此针灸与内科相为表里,幸勿逐末忘本也。古今针法,屡有变迁,《内经》与《难经》已有异同,而《甲乙》与《内》《难》又多出入。今日之针法,各有传授,与古人又大相径庭。凡古书中所言某病应针某穴,某穴应针入几分,以及出入迟速,以为补泻寒温,不过存其矩镬①,示以大概。至于临症时之圆机活法,实有熟极生巧之微妙存焉。此所以欲求深造,必经实习,幸勿刻舟求剑,方可神而明之。

《内经》治病,皆用针灸,而《灵枢》专称《针经》,治法尤为大备。惟汉魏以后,即已缺而不全,皇甫士安合以《明堂孔穴针灸治要》,方能详定人身穴道,著为《甲乙经》,以利万世。今《内经》自王注林校以前,脱佚愈多,而《治要》②一书,不可复见。唯凭历代相传之说,以定孔穴之分寸,且孔穴之启闭以气,并非有一固定之形。是以《内经》屡言,必转移其肢体,而后方能得穴。假如外人针灸书所云,解剖如何,部位如何云云,是何异于恒久不变之孔穴,而非以气启闭之机缄也,学者幸勿胶柱鼓瑟。

针家治病,贵能扼要。如泥定某病宜刺某穴,恐病多而穴少,不敷应用。古人著书类此者,亦不过示以规矩。学者如能熟于十二经脉之界限起止,并能识各经之现症作何情状,贯通各经之病理,则一见病症,自能断定属于何经,应从何处下针,圆机活法,得于心而应于手,无劳一一检书治病矣。

【编者按】

本节选自《金针秘传》的"编次大意"部分,题目为编者所加。方慎盦先生阐述了以下几个重要的观点:① 诊断与治疗的关系,强调"识症为上""医术次之"。在如今的针灸临床上,一些针灸医生往往不注重辨证,仅凭患者的主诉描述就选择病痛部位取穴施针,就"难保无头痛医脚之嫌"。② 在治疗上,讲究圆机活法。不论取穴、组方、用针及手法,均不能拘泥于书本即使是经典,因为"古人著书类此者,亦不过示以规矩"。必须依据临床实际随机应变,反复实践,做到"熟极生巧",才能"神而明之"。

五、针灸学术之传承

世人每以针灸学术,久已失传。又有谓针灸家多守秘密,靳③其术而不传,

---

① 矩镬:规矩。
② 《治要》:指《明堂孔穴针灸治要》。
③ 靳:吝惜。

此皆未悉针灸学之甘苦，是以有此想当然之说耳。无论何种学术，凡可以文字相传者，多属其中之糟粕。若其精华所在，绝非文字可以相传。其中之曲折奥妙，非由耳提面命不可，甚至可以意会而不可以言传。孟子所谓大匠诲人，能与人规矩，不能使人巧。非故靳其术而不传，实有千言万语，而不能领略一二者。即孟子之所谓巧，乃学术之精华也。针灸之学，精华多而糟粕少。所以数千年来，能得其真传者，一代不过数人，职此故也。

即以文字可传者而论，似乎《内经》《难经》所有之文字，即由上古相传而来，必无谬误。无如五代以前，印书之学，尚未发明，各种书籍皆有手抄，甚为难得。又易错落舛误，一经世乱，往往焚毁无遗，此相传之一难也。秦汉以上，各种学术率以口耳相传，未能笔之于书，人存则学存，人亡则学亦亡，此相传之二难也。有此二难，是以上古学术，存于今者，十不逮一，并非故守秘密，靳而不传也。

针灸一道，首重经络穴道，次即手法针法。如《灵枢》《素问》《难经》等书，皆为针灸家之祖籍。数千年来，无能出其范围，但某经某穴、主治某病，即已略而弗详。至某穴应如何下针，某病应如何寒温补泻，更不得其要领，何也？考《内经》《难经》而外，专论经络穴道及主治病症者，据《隋书经籍志》，尚有《明堂孔穴》五卷、《明堂孔穴图》三卷。《唐志》有《黄帝内经明堂》十三卷、《黄帝十二经脉明堂五脏图》一卷、《黄帝十二经明堂偃侧人图》十二卷、《黄帝明堂》三卷。又隋之杨上善《黄帝内经明堂类成》十三卷、杨元孙《黄帝明堂》三卷，皆足以补《内》《难》之不足。无如今世一字无存，如但守《内经》《难经》，即各经穴道，尚不能备，何论其他。

幸有晋人皇甫士安，当汉魏经籍散亡之后，以上各书尚未残缺，得以搜罗纂辑。著为《甲乙经》十二卷，垂示后人。至今学针灸者，能知某经有若干穴，某穴确在某处，某病宜取某穴，及各穴应如何下针，皆以《甲乙经》为根据，除此以外，更无可考。是以《甲乙经》之有功于医，直与《内经》《难经》并垂不朽。针灸家更宜奉为金科玉律，不可不熟读而深究也。

由晋宋以迄隋初，百数十年之间，大乱迭兴，学术道丧，医学尤荒。除王叔和之《脉经》、葛洪之《肘后方》、褚澄之《褚氏遗书》、巢元方之《病源》以外，更无他种医书流传。针灸之书，更无有起而述之者。至唐初孙思邈真人著《千金方》，始稍稍论及针灸，而王焘著《外台秘要》，即以针灸为绝无所用，惟于六朝人之方剂，则广收博采，一字不遗。因此有唐一代，谈针法者绝少，《内》《难》《甲乙》之学，至此几乎失传矣。史虽盛称狄梁公脑后下针，赘疣立坠，仅堪播为美谈，并无一字撰述，此则深可痛惜者也。

赵宋崛兴，居然为医设学，定考医程式，造就医学人才。命林亿、高保衡等，校正《内经》、《伤寒论》、《金匮要略》等书传世,官家著有《惠民和剂局方》、《圣济总录》诸书,嘉惠医林。于针灸一科,并极留意,朝廷以世传针砭之法,方术不同,易滋讹舛,于是命尚药奉御王惟一等,考求古代明堂气穴经络之说,铸有铜人两具,天圣五年十月制成。奉诏一置医官院,一置大相国寺仁济殿。又命纂集旧闻,订正讹谬,著为《铜人腧穴针灸图经》三卷,刊刻颁布,俾资遵守。前代失传之《明堂图说》,至是始复传于世。凡读《内经》《难经》《甲乙经》者,可以有所考镜矣。

又据周密《齐东野语》云:舅氏章叔恭,倅①襄州日,尝获铜人背面二器,相合则浑然全身。后由赵南仲归之内府,叔恭尝写有铜人背面二图云云,则宋时内府铜人不止王唯一所制一种。王制之铜人,当为全身,故可分置二处,此为两面相合而成,不知何时何人所作,其异同优劣如何,俱不可考。即章叔恭所绘之图,亦不可得见,至为可惜,今言孔穴图者,惟《铜人腧穴图经》略存梗概耳。

王唯一所制,章叔恭所绘,皆只有正背二面,侧伏尚不完全。惟世传《明堂灸经》所绘之图,兼及侧面伏面,足补两种铜人之不足,益可宝贵。唯此书不题著书人姓名,惟题西方子撰,想系宋之高人隐士,精于灸术,不屑以医著名者之所为也。

元明之间,针灸之学益微,历代传习不废者,只有席氏一家。考明陈会著有《神应经》一卷,卷首列有宗派图,称梓桑君席宏达②得针灸真传,世世专精,九传而至席华叔,十传而至席信卿,十一世始传于陈会。会即广传其术,共授二十四人,得其真传者有二人,一为康叔达,一为刘瑾。书中有席宏达传授誓词,谓传道者必盟天歃血,立誓以传,当于宗派图下注其姓名。如或妄传非人,私相付度阴有天刑,明有阳遣云云,此针灸家誓守秘密之明证。但《内经》即有勿传非人之语,当以针法易习难精,深恐无识之徒,得其皮毛,肆意图利,贻害病人,故郑重传授,藉以垂戒耳。

明季大江南北,以针名世者,尚有二家。一为姑苏凌汉章,其于周身穴道,不须按揣,隔衣针之,亦百不失一,所谓目无全牛者也。一为六合李千户③,针法亦极精,但其按穴必须去衣折量,先以墨点记其应针之穴,然后下针。其术不同,而神乎其技,则初无二致,人谓其异曲同工。

元明之间,有一秘密之针灸书,得之者视如枕中鸿宝,名曰《卫生针灸元机秘要》。万历中太医院官杨继洲得其书,谓当公之于世,乃为之补辑刊刻,易其名曰

---

① 倅:副职。
② 席宏达:系席宏远之误。席弘,宋代针灸家。弘或作宏,字宏远。江西人。
③ 李千户,即李玉,字成章。明代针灸家,官六安卫(今安徽六安)千户。

《针灸大全》[①]。同时有高武者,著有《针灸聚英》《针灸节要》诸书。凡历代相传之针法灸法,及针灸家之各歌各赋,多搜括无遗。元王国端之《扁鹊神应针灸玉龙经》,亦多录私相传诵之歌括歌赋。盖皆热心针灸学,唯恐古法失传,同抱一普及公开之思想者也。

【编者按】

本节医话选自《金针秘传》中之"论针灸学之渊源及真传难得"一文。方慎盦先生以深厚的学养,纵论针灸学两千多年的曲折传承过程。他认为,针灸学术传承有三种形式:一为口耳相传:这种形式由于"未能笔之于书""人存则学存,人亡则学亦亡",他称之为真传,非常难得;二是著作传承,是传承的主要形式,方慎盦先生在该篇医话中,梳理了针灸医籍,并对每本医书的成书背景及特点等加以剖析;三是家族传承,特别提到元明时期席宏远、凌汉章、李千户三家,代代相传,各有特色。

这三种传承形式,对当今针灸医学的传承仍有重要的价值。以编者所在的张仁工作室为例,其传承方式就结合了上述三种形式:一是通过张教授门诊带教,口授心传,获得真传;二是在张教授的指导下,对眼病针灸文献进行全面系统地搜集、整理、分析、总结、传承,有力指导眼病临床;三是张教授为方氏针灸的第三代学术代表性传承人,对方氏针灸百年来所积累的学术思想和临症经验进行传承和推广。三者均取得了较大的成效。

六、师古不泥　变通为用

予编《秘传》竟,或有进而问者曰:诸家所言某穴主某病,某病必宜取某穴,其说确不可易乎? 曰:此不过示以大概,其实治病无定穴也。大凡邪中于人,与正周流上下,或在气分,或在血分,无有定止,故喻用针正如用兵,彼动则此应,或出以奇,或守以正,无有定制。如医者不究病因,不察传变,惟守某穴主某病之说,执中无权,按谱施治,譬之狂潦泛溢,欲塞下流而获安者,亦偶然耳。夫病变无穷,针法亦无穷,病或在上而从下取之,病或在下而从上取之,或正取,或直取,审经与络,分气与血,病随经而在,穴随经而取,庶得随机应变之理。予所以选录《灵枢》《素问》《难经》置于卷首,使人熟读深思者,正欲人知此随机应变之理,而得圆机活法也。

或又曰:圆机活法,既得闻命矣,但学者望洋无下手处,奈何? 曰:譬犹匠者教人以规矩,取方圆也。规矩之法在师,方圆之法则在弟子矣。夫圣人之于针,

---

① 《针灸大全》:或系《针灸大成》之误。《针灸大全》又名《针灸捷法》,作者应为明代针灸家徐凤。

非经络孔穴,无以教后学。后学非经络孔穴,无以受之师。苟不知变通,徒执孔穴,所谓按图索骥,安能尽其法哉!故曰:粗守形,上守神,粗守关,上守机,机之动,不离其空,此之谓也。

【编者按】

本节医话选自《金针秘传》之"或问"部分,题目为编者所加。师古不泥、变通为用为方慎盦先生的主要学术观点之一。先生认为,针灸学者应当首先熟娴经典,然后融会贯通,不泥古法,以求突破。他指出:"匠者教人以规矩,取方圆也。规矩之法在师,方圆之法则在弟子矣。"因此认为学习经典不宜墨守成规,泥古不化,而应"视其寒温盛衰而调之,是谓因适而为之真者是也"。

方慎盦先生同时阐述了师古与变通相结合的学术思想:"故喻用针正如用兵,彼动则此应,或出以奇,或守以正,无有定制。如医者不究病因,不察传变,惟守某穴主某病之说,执中无权,按谱施治,譬之狂潦泛溢,欲塞下流而获安者,亦偶然耳。夫病变无穷,针法亦无穷,病或在上而从下取之,病或在下而从上取之,或正取,或直取,审经与络,分气与血,病随经而在,穴随经而取,庶得随机应变之理。"方慎盦先生所主张提倡的"师古结合变通",即是我们今天所说的继承与发扬。

方慎盦先生的学术思想表现在多个方面,除了上述的师古不泥、变通为用外,还包括:辨证精确、取穴精少、强调手法、明确补泻、兼收并蓄、善于创新。

七、针灸之法当结合临床实际

或曰:诸家针科书所载,某穴针几分,留几呼,灸几壮,出于经欤否欤?曰:此多出于后世,于经并无考也。经曰:病有浮沉,刺有浅深。浅深不得,反为大贼。过之则内伤,不及则生外壅。古人治法,惟视病之浮沉,而为刺之浅深,岂以定穴分寸为拘哉!又谓某穴宜留几呼,悖理尤甚。经曰:刺实须其虚者,留针,阴气隆至(针下寒),乃去针也。经气已至,慎守勿失。又曰:刺之而气不至,无问其数,刺之而气至,乃去之,勿复针。针各有所宜,各不同形,各任其所为。刺而要,气至而有效,效之信,若风之吹云,明乎若见苍天。岂留呼而可为定准耶?经又云:静以久留,以气至为故,不以息之多数而便去针。是古人用针,惟以气至为期,而不以呼之多少为候。若依留呼之说,气至则可,气若不至,亦依呼数而去针,徒使破皮损肉,有何益于病哉。故曰:凡刺之害,中而不去则精泄,不中而去则致气,精泄则病甚而恇,致气则生为痈疽也。又谓某穴宜灸几壮,亦非至言,惟当视其穴俞肉之厚薄,病之轻重,而为灸之多少大小则可耳,不必守其成规。所言某穴针几分,灸几壮,谓病宜针某穴,则宜入几分,病宜灸某穴,则宜灸几壮。针则不灸,灸则不针。不知其说者,既针复灸,既灸复针,为害不浅。

或曰:《内经》明言足阳明者,五脏六腑之海也,其脉大血多气甚热壮。刺此者,不深不散,不留不泻也。足阳明刺深六分,留十呼;足太阳深五分,留七呼;足少阳深四分,留五呼;足太阴深三分,留四呼;足少阴深二分,留三呼;足厥阴深一分,留二呼。手之阴阳,其受气之道近,其气之来疾,其刺深者,皆无过二分,其留皆无过一呼,灸之亦然。灸而过此者,得恶火则骨枯脉涩;刺而过此者,则脱气,此皆古法也。如先生所说,则经中所论,并皆非欤?曰:此古人特论其理之常如此耳。凡用刺法,自有所宜,初不必以是为拘也。经曰:邪气在上,浊气在中,清气在下。故针陷脉则邪气出,针中脉则浊气出。针太深则邪气反沉而病益。又曰:少长小大肥瘦,以心撩之。又曰:其可为度量者,不甚脱肉,而血气不衰也。若夫瘠瘦而形肉脱者,恶可以度量刺乎?审切循扪按,视其寒温盛衰而调之,是谓因适而为之真者是也。

或曰:近世针法,刺左边之穴,将针右拈而气上行,将针左拈而气下行,刺右边则反之。欲补先呼后吸,欲泻先吸后呼,其法亦可师欤?曰:经络周于人身,无有左右上下之别。今针左右不同如此,将谓左之经络,与右之上下两不相同耶?经曰:刺不知经络之往来,血气之流行,不足以为工。此亦可谓不知经络之往来矣。

或问近世补泻之法,男用大指进前左转,呼之为补,退后右转,吸之为泻,提针为热,插针为寒;女用大指退后右转,吸之为补,进前左转,呼之为泻,插针为热,提针为寒,午前如此,午后反之。其法是耶非耶?曰:经云:冬至四十五日,阳气微上,阴气微下;夏至四十五日,阴气微上,阳气微下。此论一年阴阳之升降也,即此一日阴阳之升降,午前阳升阴降,午后阴升阳降,无分于男女也。考之《内》、《难》,男女脏腑经络穴俞血气昼夜周流,无不同。今言午前午后,男女补泻颠倒错乱如此,悖经旨也甚矣。故曰:诊不知阴阳逆从之理,此治之一失也。又曰:刺实须其虚者,针下寒也;刺虚须其实者,针下热也。曰寒曰热,以针下为候,何尝以提按而分男与女哉!

【编者按】

本节亦出自《金针秘传》之"或问"部分,题目为编者所加。方慎盦先生针对针灸界一些流行的观点依据《黄帝内经》有关论述提出自己的独特见解。

首先提出不可拘泥于教科书上所定的"某穴针几分,留几呼,灸几壮",在针刺深度上,应当据《黄帝内经》所说"病有浮沉,刺有浅深",而"视病之浮沉,而为刺之浅深";在留针时间上,按《黄帝内经》"刺之而气不至,无问其数,刺之而气至,乃去之,勿复针",提出"惟以气至为期,而不以呼之多少为候之说";在灸法上,他认为"惟当视其穴俞肉之厚薄,病之轻重,而为灸之多少大小"。特别要指出的是,即使对待古籍经典,他也强调"不必以是为拘""因适而为之真者是也"。体现他一贯"师古不泥",尊重临床的精神。

其次是对于当时流行的一些繁琐的针刺手法,如依据左右穴位位置不同、午前午后时间不同、男人女人性别不同而采用不同手法;指出依据《黄帝内经》《难经》经典"经络周于人身,无有左右上下之别",而"男女脏腑经络穴俞血气昼夜周流,无不同"之说,认为"今言午前午后,男女补泻颠倒错乱如此,悖经旨也甚矣"。

方慎盦提出以上这些观点,在二十世纪二三十年代确是难能可贵,充分体现了方氏针灸的海派特点。

八、再版《金针秘传》补充的几句话

现代金针术,确已成为公开研究的世界医学,为有系统有方式的一种科学,而非复旧时代一般人心目中所认为神怪的医学。鄙人最初撰著《金针秘传》的动机,就是要把这种医学,化神奇为平易,发秘藏而公开,俾社会人士咸具有金针医学的常识,为我中华民族强种救国的对症良药。就拿最低限度来讲,在这中西药品日趋昂贵的时期,于国民经济上或许也有一些关系的吧!

《金针秘传》初版发行以来,购读者踵趾相接,可见社会人士对于金针医学的研究,已很感兴趣,与鄙人最初的期望正相吻合,此为最可愉快之事。而现在复有一巧遇,因为供应读者的需要,正在筹备再版的当儿,我的法国老友苏氏(苏里德马朗①)恰巧把他新出版《中国针灸法》一书,邮寄来华。里面并附有信函,说我所寄给他关于金针医学的图说等等,无日不张诸座右,贡他眼皮的供养,而书中述及鄙人的地方,凡有三节。

(1) 第 34 页清代及今日(译文)

此一时代,为金针医学复兴时代。1798 年(清嘉庆三年)李守先著《针灸易学》一书,计三卷。1919 年(民国八年)有许多医生著针灸书,1937 年(民国二十六年)上海方慎盦医师著《金针秘传》一书,新式装订,内容有古书籍之记述及批评,新穴道图画插入,有穴道之主要症候。方医师隔衣下针,亦如其师黄石屏氏,此法日本亦采用矣。

(2) 第 37 页现代中国(译文)

二十年来,日本以科学方法研究中国金针,其结果良好,使中国金针医学有复兴之趋势。故广东一城,三十年前,只有金针医士十二人,今则有一千二百五

---

① 苏里德马朗:苏利耶·德莫朗,以下同。

十人矣。上海一地已成为研究金针之中心,有黄石屏弟子方慎盦医师颍著《金针秘传》一书,为宣布金针之作用。中国北部及西北部,金针医学始终盛行。1936年,已收集四部金针书籍。

(3)第291页世纪金针科方慎盦

推崇过高,令我受之有愧,但看他全书所记述,原原本本,旁搜曲引,便知道他对于金针术的研究,很下过一番苦功。苏里德马朗原是一位名医,旅居我国旧都二三十年,得到不少名师高手的指授,复经过很长时间的研讨,才出而试厥身手,一试再试,成绩斐然。彼邦人士深致信仰,年来巴黎学子,从其游者蒸众。巴黎之市立医院已有四处设有金针专科,凡其他各科无法进步之病症,皆由金针科治之,即此可见金针一科已驾乎各科之上,挟有无上之权威。但西方之研究学术是科学的,以规矩准绳为则;中国之研究学术是哲学的,入错综变化之微。例如内脏有病,皮肤上现一痛点,在此痛点上刺之以针,内脏之病即愈。以为是科学上的新发明,其实此理在《内经》上论之綦详,即鄙人亦屡屡言之。今苏里德马朗亦认中国之金针医学,不单是一种科学,且为科学中的科学,绝非头痛而以一片止痛药为良剂,可以相提并论的。鄙人与苏里德马朗的关系,是在8年以前,他著了一部针灸书,请我帮助他校正一下,我因为学术以商讨而愈精,就老实不客气的校正了许多。他十分感谢,并表示钦佩,甚至于说要拜我为师,收他做过学生。这怎么敢当呢?然即此可以想见他的好学和虚心。他目今刊行的《中国针灸法》是第一册,以后还要陆续刊行下去,更可见他对于金针灸,至今仍在不断的研究中。西方学者,对于一种专门学说,往往竭其毕生精力以赴,以求得到最后的成功。所以我还抱着撰著《金针秘传》的初愿,希望社会人士对这金针医学感到异常的兴趣,不要以一得自封,更不必以神奇炫世。把四千年来,几乎失传的一种学术,重新昌明起来,不然将来金针一科,恐怕要派子弟到外国去留学,才能学得一些皮毛回来,这不是一件笑话吗?

【编者按】

本节医话出自《金针秘传》之"再版《金针秘传》补充的几句话"。著书立说、促进交流是方慎盦先生的主要学术贡献之一。《金针秘传》于1937年出版后,在国内外引起了强烈的反响,成为当时针灸界之大事,得到了同行的广泛关注,引起了各界对针灸学的重视,在欧洲、东南亚及日本等国均有影响。邮购者远及欧洲、东南亚及日本诸国,1939年再版。该段医话即是方慎盦先生于再版时所写。

在该段医话中,方慎盦先生首先提到最初撰《金针秘传》的目的就是"要把这种医学,化神奇为平易,发秘藏而公开""把四千年来,几乎失传的一种学术,重新昌明起来"。担心"不然将来金针一科,恐怕要派子弟到外国去留学,才能学得一些皮毛回来,这不是一件笑话吗?"正基于此,方慎盦先生除了撰述《金针秘传》《风症指南》诸书以外,并在《新闻报》《申报》等报纸发表有关针灸的普及文章,提倡和宣传针灸之术,呼吁国人应给予中医针灸应有的重视,使众多读者对针灸有所了解。

另外本书反映了外国人眼中,二十世纪三十年代,针灸学在我国复兴的情况,如"广东一城,三十年前,只有金针医士十二人,今则有一千二百五十人""中国北部及西北部,金针医学始终盛行",特别是"上海一地已成为研究金针之中心"。事实也是如此,自清王朝在1822年(道光二年)下令在太医院内废止针灸后,针灸已渐趋式微。民国以后,当时的执政者拟废止中医,因此中医处于有史以来的最低潮时期,针灸尤甚。以上海为中心的长三角地区,在方慎盦、承淡盦、陆瘦燕等针灸家的努力下,引领了近代我国针灸学的发展。

最值得一提的是,方慎盦先生从不同文化背景来考察对中西医在学术研究上的异同。他敏锐地觉察到:"西方之研究学术是科学的,以规矩准绳为则;中国之研究学术是哲学的,入错综变化之微""中国之金针医学,不单是一种科学,且为科学中的科学,绝非头痛而以一片止痛药为良剂,可以相提并论的"。这些观点,至今仍有积极意义。

第二节　验　案　撷　英

一、头风

袁总统[1]身体素来甚好,其思想与记忆力亦远过常人。冬日不怕寒,头更不畏冷,在小站[2]练兵时,于溯风凛冽[3]之中,常光头出外。初不以为意,后因受风过久,时觉头痛,一遇思想太过即发。民国初年,遇有不如意事更甚,但不过数日即瘥。三年之春[4],因某项事逆意,而痛增剧,到三十余日不愈。南通张季直[5]先

---

① 袁总统:即袁世凯(1859年9月16日—1916年6月6日)。
② 小站:地名。在天津咸水沽南约10公里。1895年(清光绪二十一年),袁世凯以德国军制为蓝本,在小站督练新建陆军,史称"小站练兵"。
③ 溯风凛冽:原文误,当为"朔风凛冽"。
④ 三年之春:指民国三年春天,即公元1914年春天。
⑤ 张季直:即张謇(1853年5月25日—1926年7月17日),江苏南通人,字季直,号啬盦。中国近代著名的实业家、教育家。

生电保石屏先师,力言可愈此疾。得京电复时,适慎盦在沪,师嘱随行。其病系前后脑痛,第一日针百会,第二日针风池、风府,皆以泄风泄热为主。第一针刺入,袁即感觉脑中发有大声冲墙倒壁而出,再针如服巴豆、大黄直扶肠胃而下。师曰:此即风散热降之象,应手而愈。袁总统称奇不置,厚谢而归。

【编者按】

此为方慎盦的老师黄石屏先生为袁世凯治疗头痛的医案。患者身体素健,头痛的原因主要有两个:一是头部受寒风过久,二是思想太过,若遇不如意事则症状加重。开始时症状较轻,发作时间也较短,直到黄石屏为其治疗的1914年,已有近20年的病程,病情有了较为明显的进展,疼痛加剧,持续时间也较长。分析其病机,初为风寒入络,瘀阻经脉,加之精神过劳,五志过激,一遇情志怫郁,肝气郁积,日久化热,则成头风之症。病属实证,治疗时局部取穴,百会、风池、风府,三穴均有祛风止痛功能,再施以泻法为主的强刺激手法,患者感觉到强烈的针感,既像有声音在脑中"冲墙倒壁而出",又像服用巴豆、大黄之后"直扶肠胃而下"。通过强刺激,疏通经络,息风散热,故头风之证应手而愈。

这则医案还提醒人们,即使平素身体较好的人,也应懂得"适寒温,慎起居"的道理,否则,生病是必然的。

二、阳痿

南通张涩老,中年即痿而不兴,其时尚未生子。病原由于幼年用脑过度,可见性与脑最有关系,不尽由于性病也。耳石屏师名,情托请治。其时石屏师为富安场盐大使,情不可却。为针肾俞、关元、气海、中极数穴,即日见效。后每觉疲劳时,必延往治。石屏师罢官后,常驻于通,皆涩老为东道主也。一次随师往,见其仅针关元一穴。因询一针足乎? 师曰:此补精而活其气,不宜太过,过之则兴奋,过甚反于年老阳强阴弱之体不宜。予亦随赐一联(能以金针引疴起,曾从黄石受书来),并长跋于侧,今尚什袭藏之[①]耳。

【编者按】

阳痿,古称"阴痿""宗筋弛纵"等,临床辨证分虚实两端,虚证多见命门火衰、肾阴亏损;实证则多见肝郁气滞,或瘀阻脉络。本例阳痿,病由心理因素所致,并非有器质性病理改变。患者幼年时"用脑过度",是为精神消耗过度,《素问·经脉别论》云:"生病起于过用。"精神过劳亦可导致诸多临床症状,阳痿即其中一症。患者中年致病,至黄石屏先生为其治疗时已届老年,故病程亦较长。常言

---

① 什袭藏之:将物品层层包裹并藏好。形容极其珍重地收藏物品。

"久病必虚",又加之年老之体,故"每觉疲劳时",症状就会加重。黄石屏为其针肾俞、关元、气海、中极,以方测症,当为命门火衰,除阳痿一症外,尚可见精神萎靡、头昏乏力、腰脊酸软、喜热畏寒等症。诸穴中,肾俞具有滋阴壮阳,强肾益精作用;关元具有培元固本,补益下焦之功;气海者,"是男子生气之海也"(《铜人腧穴针灸图经》),"盖人之元气所生也"(《针灸资生经》),是为元气生发之处;中极穴,益肾兴阳。皆为补肾要穴。又,肾俞为五脏俞之一,而中极为膀胱之募穴,关元又为小肠之募穴,俞募相配,培补元气,益肾壮阳,故疗效颇好。另外,黄石屏特别强调对于该患者,治疗"不宜太过,过之则兴奋,过甚反于年老阳强阴弱之体不宜",提示医生在临床操作过程中,应视患者的情况,把握分寸,适可而止,过犹不及。

三、中风

戊辰之秋①,张盛全病中风不语。在中西医束手之时,余为之针百会一穴而苏,其时人皆以余为善治中风。其实中国之针,何病不可治。己巳春②,栎城曹幼珊先生,忽中风而神昏不语,由张盛全急邀余往,脉已停止,两目紧闭,呼之不应。询其家人知病发仅一小时,数日前已觉口眼㖞斜。此乃实症,不可误认为虚,乃为针肩井、三里等处,其脉立出,口已能言。询其本人,则云四肢麻甚。余复针头之风府,足之涌泉,三日即能起坐。复刺口角之地仓而口正,刺目眦之睛明而眼不斜,七日即康复如常。八年来体健身轻,虽七十有一,视之如五十许也。曾以"神针寿我"四字为赠。

【编者按】

这则医案包括了两例中风不语病例,张盛全案简略,一笔带过,虽然仅一句话,但方慎盒一针治疗中风不语,正好诠释了《玉龙歌》所云:"中风不语最难医,发际顶门穴要知,更向百会明补泻,即时苏醒免灾危。"本案重点叙述了曹幼珊案。曹幼珊先生发病急骤,方慎盒诊疗时距发病仅1个小时,但数日前已出现口眼㖞斜的中风先兆。症情危急,急则治其标,乃取肩井、足三里等穴。肩井,又名"膊井",《针灸大成·考正穴法》云:"主中风气塞,涎上不语,气逆。"肩井与足三里配伍为古代经验配穴,《太平圣惠方》载肩井"特不宜灸,针不得深,深即令人闷……虽不闷倒,但针膊井,即须三里下气,大良"。《针灸大成》载:"若针深闷倒,急补足三里。"现代临床研究认为,肩井具有较明显的降血压作用,可以治疗高血压病,以及因高血压引起的中风偏瘫。患者神昏不语,两目紧闭,呼之不应,

---

① 戊辰之秋:指1928年秋天。
② 己巳春:指1929年春天。

据症，当为中风闭证，其病机常多阳气暴涨，痰涎壅上所致。方慎盒判断为实证，说明了方氏临床经验的丰富。针刺手法当为强刺激泻法，患者随即能开口说话。之后，诸多症状随之一一对应治疗，如取风府、涌泉治疗四肢麻木，取地仓治疗口喎，取睛明治疗目斜视等，皆随手见功，应针取效。

四、臂痛

臂痛不能举，在医理上缘因甚多，虚实寒热皆可使其病也。初起人不留意，后至半身不遂，全体不用，大病造成，治之已迟，此星星之火可以燎原也。褚德彝[①]先生之夫人，臂痛经年，中西杂治，百药无灵，最后就诊于余。其右手不能平肩，日夜酸楚无宁息，断为肺络之痰阻滞血脉。为针曲池、合谷，应手而瘥。是以褚先生赠联（疢石[②]名言征吕览[③]，针俞神术阐仓公[④]），有一针而愈之跋，所以纪实也。

【编者按】

臂痛的病因甚多，正如方慎盒所言："虚实寒热皆可使其病也。"褚氏夫人病程较长，虽经中西医多方治疗而无丝毫疗效。根据患者臂痛、活动受限，且有日夜酸楚不宁的症状，方慎盒诊断为"肺络之痰阻滞血脉"，取手太阳大肠经之合谷、曲池两穴治疗。两穴在临床上经常配伍为用，既可治疗头面咽喉疾病，也可用以治疗肘臂局部疼痛。《针灸甲乙经》载，曲池可治疗"肩肘中痛，难屈伸，手不可举重"，《扁鹊神应针灸玉龙经》有合谷治疗"手臂膊痛红肿""手臂挛不能握物"等记载。痰阻血瘀，当为实证，针刺必以泻法治疗。两穴合用，加强了疏经通络作用，再配以强刺激泻法，故收效颇捷。"一针而愈"，患者喜悦之情跃然纸上，撰联赠与方慎盒以表感谢，亦为人之常情。

五、手麻

吴兴[⑤]陆连奎[⑥]先生体健无疾，惟左手常麻，曾经中西杂治而不效，皆云防作

---

① 褚德彝：1871—1942年，近代篆刻家、书法家、考古学家。原名德义，避宣统讳更名德彝，字松窗、守隅等，号礼堂，又作里堂，别号汉威、舟枕山民等，浙江余杭人。

② 疢石：即指"美疢不如恶石"，成语有"美疢药石"，意指运用针刺、砭石虽然疼痛，但有利于治疗疾病。

③ 吕览：《吕氏春秋》的别名。为秦相吕不韦的门客编集的杂家著作，分《有始》《孝行》《慎大》等八览，故称。

④ 仓公：即淳于意（约公元前215—？），西汉初齐临淄（今山东淄博东北）人。姓淳于，名意，曾任齐太仓令，人称"仓公"。精医道，尤擅针刺，辨证审脉，治病多验。淳于意诊断疾病，注意详细记录病案，写出了中国医学史上第一部医案《诊籍》。

⑤ 吴兴：浙江省湖州市的一个辖区。

⑥ 陆连奎：民国时期海上闻人。生于清光绪七年（公元1881年），年轻时混迹于十里洋场，拜上海青帮头目黄金荣为师傅。二十世纪三十年代当上了公共租界巡捕房的华捕侦探总头目。相传曾参与黄金荣绑票案，与黄金荣反目，后被人暗杀。

风疾。前年其夫人因患偏头风痛为余治愈。而信金针必可疗斯疾,针手三里即愈。是以本书序文中曾道及也。凡手足微麻,人都不在意,而不知风症之初多有此类现状。如不即早图之,引起他症以至不救者甚多,如脑出血、脑裂、心脏病等。在中医医理上追本穷源,皆中风一症之分门别类也。

【编者按】

此为方慎盦为陆连奎治疗手麻的医案,仅取手三里一穴而愈。手麻一症,中医大多认为是由风痰阻络,或痰湿瘀阻经脉所致,针灸局部取穴,疗效甚好。先贤也有类似治疗经验,如《针灸大成·杨氏医案》载有杨继洲用肺俞、曲池、手三里治愈"手臂不举"之症。类似于现代医学中的颈椎病、肩周炎之类的疾病,临床有借鉴意义。陆连奎手麻,也与此类似。前医云"防作风疾",认为是中风的先兆症状,是诊断有偏差,因此虽然经过中西医各种治疗,症状也没有改善。医案下半部分,方慎盦就局部手麻与中风先兆之间的差别,提出了自己的看法,用作鉴别诊断。若手足同时出现麻木,尽管症状轻微,仍有可能是中风的预兆,临床上应给予足够的重视,及早干预,可预防心脑血管疾病的发生,否则就有可能发生不测。这是方慎盦的经验之谈。

六、盲肠炎

庚午①冬,余受苏州朱姓之请,频行②有竺氏者来延治盲肠炎,有急不待缓之势。而朱姓之中风又不能略迟,不得已允以当夜归来。夜返申时,在站为其迎往。患者年三十许,服务于沪宁铁路。道其家人曾患盲肠炎剖腹而死。其父羲盦先生③年七十有八,见其子病而焦灼,惶急之象,溢于言表。病象在右少腹奇痛,右足不能伸。予只针归来、三里、气海数穴,其痛立时即止,足亦能直。三次后即行走如常,来寓就诊,五日其病如失。羲盦先生仁和旺族,善绘事而能诗。因其子鹿奇先生之疾,即写竹屏四幅,中有一诗,"横截风烟竹两竿,黄山白岳出群看,金针度尽人间厄,太乙真传不用丹"之句,乃见其子大病之愈出乎意外,极其高兴,故诗画皆生气勃勃也。

【编者按】

"盲肠炎"即今"阑尾炎"之俗称,中医称其为"肠痈"。此医案为针灸治疗急性阑尾炎的典型案例。患者具有典型的阑尾炎特征,右少腹剧痛(包括压痛和反

---

① 庚午:指公元 1930 年。
② 频行:临行。
③ 羲盦先生:即竺大炘(1852—1935 年),字赋苹,羲盦乃其号。浙江省杭州市仁和镇人。清季贡生,民国时期著名画家,擅画兰、竹。又是诗人,民国时期著名诗社鸣社成员。

跳痛），并且因腹部肌肉紧张而导致的右腿不能伸直。方慎盦仅针3穴：归来、足三里和气海，其中归来为足阳明胃经经穴，位于少腹部（中极穴旁开2寸），右侧归来穴与麦克伯尼点相近，是为局部就近取穴。足三里为胃经之合穴，能疏导腑气，加强胃肠蠕动，为远道取穴，远近相配，加强了通腑作用，又有理气止痛作用，故能即刻缓解疼痛。另外，阑尾炎患者必伴有发热、全身无力等气虚症状，气海为任脉经穴，位于下腹部之丹田，是为生气之海，有培补元气作用，能增强患者的抵抗力。疗程仅5天，"其病如失"，真可谓疗效如神。另外，须注意的是，竺鹿奇所患之急性阑尾炎当属单纯性阑尾炎，虽然发病急骤，但患者延医及时，病情未及发生进一步变化，若针灸治疗方法得当，则可化险为夷。若阑尾炎未及时处理，进一步恶化，出现肠穿孔、腹膜炎等症，则非单纯针灸可控制病情，医者须谨慎。

此医案不仅反映了方慎盦高超的医疗技术，也反映了其高尚的医德医风。方慎盦在二十世纪二三十年代就已医名远播，延请其出诊的患者不在少数，有时难免在时间上有冲突。但方慎盦并不因此而拒绝患者，而是不顾旅途往返疲劳，急患者所急。这种为患者不辞辛劳的精神，值得称颂。

七、中风

师君兰亭老而健，某年来沪，寓于浦应仙①家。夜半睡醒，忽口眼㖞斜，语言难出而半身肢体同时麻痹。延西医王某治之，谓此病西法并无专药。如延余诊，当有效。师仍游疑，复请某国医博士，多方治疗，犹不见轻，乃请余治。予谓病在少阴，痱症也。为针气海、环跳、肾俞等穴。顷刻之间，麻痹半身即能自行转侧，十日即完全告愈。某西医闻之曰奇矣。师君时已六十有三，次年又生一子。

【编者按】

患者师兰亭63岁时突发中风。发病在半夜安静之时，推测多为"脑梗死"，而非"脑出血"。患者症状是半身肢体麻痹伴口眼㖞斜、语言难出，明代薛己《内科摘要》载："若舌暗不能言，足痿不能行，属肾气虚弱，名曰痱症，宜用地黄饮子治之。"由于患者对针灸的疗效心存疑虑，故在针灸治疗之前，已先由两名西医医生治疗过，但症状"犹不见轻"。因此在方慎盦接诊时，病情已经被拖延了一段时间。但经方慎盦诊察后，当即断定："病在少阴，痱症也。"认症准确，可见方慎盦熟读医书，病机、治法了然于胸。针对肾气虚弱的病机，方慎盦取用气海、肾俞二穴固益肾气，而环跳穴是治疗半身麻痹或半身不遂的常用穴。中风自古就是一种多发病，历代医

---

① 浦应仙：青帮人物。好交友，在葛罗路（今嵩山路）经营一家戒烟院。时为"民国四公子"之一的袁克文（袁世凯次子）曾为其制售的戒烟丸做过广告。

家在治疗半身不遂、口眼㖞斜等方面,积累了许多经验,取穴也不限于方慎盦所取诸穴。如《百症赋》云:"半身不遂,阳陵远达于曲池。"等。但方慎盦取穴少而精,且穴位配伍与病机紧密相扣,"理法方穴,一以贯之",故能在10天这样短的时间内"完全告愈",如此快捷的疗效,就连一向自诩的西医医生也啧啧称奇。

八、肠澼

书家①颜二民②患肠澼十余年,其苦万状,中西医治,终未能愈。乙丑③余由陕军谢职归,遇于邗上④,殷殷⑤求治。为针手阳明数穴,以泻其热而通其壅,数日而愈。颜书一联(铁骑威连徼,金针度世人)以志感谢。肠澼之症,虚实并有,颜乃实,故效速。如属虚症,则养阴补脾,清胃固脱,缺一不可。甚矣,同一用针,同一治病,而其难易相差如此。是故学针易,识症难也。

【编者按】

肠澼之名,是因所下之物如涕如脓、黏滑垢腻,排出时澼澼有声,故称之为肠澼,亦称滞下、痢疾。正如方慎盦所言,其病机有虚、实两个方面。虚证以脾肾亏损为主,重在脾虚;实证以湿热、血瘀、食积、气滞等为主。本例患者虽然已有十余年的病史,但通过辨证,方慎盦认为颜泯所患之肠澼为实证,故取手阳明大肠经经穴,以泻热清肠。案中没有提及具体的穴位,但大肠经的许多穴位都能调理肠腑,清利湿热,如《铜人腧穴针灸图经》载:"三间,肠鸣洞泄,寒疟。"偏历,《标幽赋》:刺偏历利小便,医大人水盅。《循经考穴编》:肠鸣浮肿,水鼓等症。《针灸大成》:温溜,主肠鸣腹痛;下廉,主飧泄。《针灸甲乙经》:上廉,主小便黄,肠鸣相逐。《铜人腧穴针灸图经》:上廉,主肠鸣气走疰痛等。临床上可据症选用。由于辨证准确,故效如桴鼓。此案给我们的启示是,针灸临床还是应该重视辨证施治。若是虚证,方慎盦提出应"养阴补脾,清胃固脱",取穴当以足太阴脾经和足阳明胃经为主,如足三里、上巨虚、三阴交等,也可配合局部取穴,如大肠募穴天枢、腑会中脘及小肠募穴关元等。

九、脚面毒瘀

甲戌⑥春,往上海某医院,为某姓治第四期梅毒入络。因其心脏衰弱,该院无

---

① 书家:书法家。
② 颜二民:民国时期扬州著名书画家,名俪,号慕苏,晚年自号梦雨老人。生于清光绪四年(1878年),卒于1934年6月9日。著有《扬州方言韵语》和《书法问答》,但因家境窘迫,无力刊行,均以手抄本行世。
③ 乙丑:指1925年。
④ 邗上:邗,扬州的简称。邗上,一般泛指扬州地区。
⑤ 殷殷:恳切貌。
⑥ 甲戌:指1934年。

法疗治,而由某君求余针之,是以间日必一往。一日闻女病室中,有北方口音之女子,嘤嘤作泣。余问故,某君谓此是警局董队长之妻,今将锯腿,是以悲泣。询其病状,则云脚面红肿而痛,已住院六月不瘥。某君怂恿予为之设法,余怜此妇如无足几等于死,即往详询病情,始知由郁热而兼外感,邪留经络,中西杂治,药石乱投。断以温补之剂,邪不能出,下注于足,以致红肿大痛,气上冲心,日夜不安,寝食俱废者数月。余谓此病无需锯腿,可用别法以救之。而该院之某医,谓君能愈此病乎?余云中西医皆能愈,独君不识此症耳。先以提毒散瘀外治之法,即在委中放毒血盈升,针三里、悬钟、三阴交等穴,次日即安,十日大愈。节至中天①,惠我角黍②金丸,夫妻同来,叩谢再生之恩也。

【编者按】

脚面红肿而痛,住院6个月,中西医杂合治疗,非但没有改善,反而病情加重,并出现全身症状,以致须截肢才能保命。一人遭此截肢厄运,可不悲乎?病情危急,方慎盦怜其不幸,挺身而出,一展其高超的针灸技术,救人一命。所谓"医者父母心",可见一斑。方慎盦采用放血疗法,在其委中穴处放血以"提毒散瘀","盈升"说明其放血量较大。放血疗法有清泄热毒、散瘀活血的作用,使邪有出路。另外,足三里是足阳明胃经上的一个重要穴位,除了众所周知的调理胃肠作用外,在局部有祛风化湿作用,也是一个扶正祛邪的主要穴位。悬钟,又名绝骨,归足少阳胆经,为八会穴之髓会,功能泄胆火,舒筋脉。三阴交为足太阴脾经经穴,足三阴经脉交会于此,有养阴清热作用。治疗下肢局部肿痛,三穴有协同作用。

十、肩背痛

叶氏媪③,六十又三,患肩背痛,由颈循督脉而下七八寸,转侧不能,因此两臂亦痛不能举,日夜呼号,惨不忍闻。诊其脉沉迟,舌绛滑。《灵枢》云气胜有余肩背痛④,适在督脉之上,肺实可知。先泻其肺俞,当夜即能安睡,再针肩井、肩髃、曲池而愈。

【编者按】

肩背痛,老年人多有之,多因局部肌肉劳损,复受风寒侵袭所致,只是叶氏患者症情较重,以至于日夜呼号,凄惨之声,令人不忍卒闻。俗语云:不通则痛。

---

① 中天:中秋的别称。
② 角黍:粽子。
③ 媪(音"袄"):老年妇女。
④ 气胜有余肩背痛:语出《灵枢·经脉》篇:"是主肺所生病者……气盛有余,则肩背痛风寒……"。

根据患者疼痛部位，方慎盒判断是"肺实"，此处之"肺"不是指五脏之肺，应指手太阴肺经。"肺实"当指肺经气血不通。故方慎盒首先在局部用泻法，以祛除风寒之气，疏通经络。取肺俞乃因其为足太阳经背部五俞穴之一，其内应肺脏，是肺经经气转输、输注之处。方慎盒根据《灵枢》所载，肩背痛是"肺所生"之病，其病机为"气盛有余"，故取肺俞，治法契合古意，也获得了满意的疗效。可见，深刻理解经典著作，有助于提高临床疗效。

十一、胸痛

朱右[①]，年四十二，体素弱，中脘常隐隐作痛已十余年，时发时愈。近月连痛不已，甚且至于昏厥。初以手按之，痛可暂止，继则拒按，似觉有一气块由下而上，如至鸠尾处则大痛，再至咽间则厥矣。脉大而数，舌黄黑且垢腻，断为浊阴之气结于胃脘不散。为针中脘、三里而痛渐止，再刺关元、照海，即下黑色如栗之矢若干粒而愈。

【编者按】

此案标题为"胸痛"，据医案所述，实为"胃脘痛"，是慢性胃炎的急性发作。患者时届中年，中脘穴处隐痛已达 10 余年之久，并时常发作，可见患者长期患有脾胃虚寒之证，这是导致患者体弱的原因。近 1 月来胃脘疼痛持续发作，且疼痛程度由隐痛转为剧痛，拒按，说明病机已由虚转实。舌苔黄黑且垢腻，说明胃脘阴寒之气已深重。治疗分两步：首先，急则治其标，针中脘、足三里理气止痛。中脘穴属任脉，为胃之募穴，八会穴之腑会，可治疗"一切脾胃之疾"（《循经考穴编》）。古籍中多有中脘主治胃痛的记载，如"胃胀者，腹满胃脘痛，鼻闻焦臭，妨于食，大便难。"（《针灸甲乙经》）。足三里为足阳明胃经合穴，可治一切胃肠道疾病，《四总穴歌》曰："肚腹三里留。"两穴为临床常用配伍，《针灸大成》载："东垣曰：气在于肠胃者，取之足太阴、阳明，不下，取三里、章门、中脘。"除止痛之外，两穴兼有通腑下气之功。其次，在急则治标的基础上，再针关元、照海。关元为小肠之募穴，照海属足少阴肾经，为八脉交会之一，通阴跷。两穴配伍，益气养阴，培补肾元，通过泻下燥屎而祛邪外出，达到治标又治本的目的。

十二、子宫岩

老友解梅生兄之夫人，少腹中硬痛拒按，某西医谓为子宫生岩。一再检验，确定无疑，舍解剖[②]之外更无生理，以此病商之余。余谓子宫岩乃新病名，其实

① 右：指女性。
② 解剖：此处应指外科手术。

乃气血所凝，到处皆可成岩，不独子宫，宜以气化之。为针气海、肾俞诸穴，当日痛止，更数日而块消。凡有形之病，皆宜设法消散为上策，实在不能消散，再设他法以解之。去块之法甚多，有急治，有缓治，病实无妨用猛剂以攻之，病虚亦有助其中气，使其辅正祛邪，亦可渐收大效。

【编者按】

少腹硬痛拒按，中医谓之"癥瘕积聚"，可涵盖各种妇科良、恶性肿瘤，其中又分"癥积"和"瘕聚"。"癥积"有形，痛有定处，多为血瘀所致；"瘕聚"无形，痛无定处，多为气滞所致。本案的"子宫岩"可能仅指子宫部位结块坚硬如石，表面高低不平的良性肿瘤，并非现代意义上的子宫颈癌。方慎盦认为，此"硬痛拒按"的肿块，其本质是气血凝聚所导致的，治疗原则是"以气化之"。取气海、肾俞行气止痛，活血化瘀。气行则血行，血行则瘀散。

十三、肾不纳气

南海莫君敏庄，侨居燕北有年，平生喜藏金石，是以搜罗甚富。庚午①以臂痛不举，向余求治。见其行动即喘，脉大而空，两尺尤少力，入夜则口渴咽干，小溲频数。余告以君之本病，乃肾气不能收纳，其臂痛不举，乃标症也。如不根本治之，花甲之年，岂有肾虚而能延寿者。即针肾俞、关元等穴，并书专门补敛肾气之方为丸治。二月之后，本标各症痊愈。莫君以其收藏之历代帝王玉玺印成四屏，并跋予为治病经过以留记念云。

【编者按】

患者主诉臂痛，一般医生可能会就事论事地认为，臂痛就是肌肉、关节病变，往往会采用经络辨证的方法，进行局部治疗。但方慎盦并没有被单一症状所局限，而是通过仔细观察，详细询问症状，并辅以脉象佐证，四诊合参，综合判断病情，指出患者的病机在于肾气虚衰。肾为气之根，主纳气。患者肾虚，不能摄纳肺气归元，气浮于上，故动辄气喘；肾气不足，致膀胱气化不约，故见夜尿频数；肾水不能上承则口渴咽干。而脉象"大而空，两尺尤少力"皆为肾虚证之表现。肾不纳气，可造成呼吸喘满，少气不足以息。肾气虚，肺气必虚。《灵枢·经脉》云："是主肺所生病者……气虚则肩背痛寒，少气不足以息。"故方慎盦判断："臂痛不举，乃标症也。"治疗时采用针药结合的方法：一方面针刺取肾俞、关元，以补肾纳气；另一方面以"补敛肾气"之方做成丸药缓图之。经过综合治疗，"二月之后，标本各症痊愈"。这对于年已花甲的老年患者而言，可谓疗效迅捷。

---

① 庚午：指公元1930年。

本案给我们的启示有二：①"治病必求其本"是中医临床的核心，而四诊合参、辨证论治又是提高临床疗效的根本保证。临床上要学会中医思维，不能见肝治肝，见脾治脾。只要抓住了问题的根本，其他的枝节就会迎刃而解。②该医案从侧面反映了方慎盒扎实的中医内科功底。如今中医临床也一如西医，分科越来越细，导致不少针灸医师不会开中药方。实际上，这不利于针灸临床的发展。

十四、臂痛

宋子良[①]先生患左臂痛，连带至手，延至三年，百方医治而无效。后由某外医为之解剖，先后六次，痛势仍不少减，且不能确指此症究属何病。最后延余治之，身强体壮，一望而知为康健之体，脉亦坚实，饮食起居，无一不好。惟右手[②]掌背之肌肉瘦削异常，仅余皮骨，以虎口萎缩尤甚。多处穴道，无法下针，只好先针曲池，去针以后，云甚松快。次日告余曰：往日多为痛醒，今晨居然醒而不痛。计针三日，痛势痊愈。惜合谷一穴，因肌肉缩尽，仅余上下二层皮，无受针之余地。盖解剖之术只能施之于有形，可以割而弃之。若经络之气为邪所伤，无形无影，于此而加以剖割，此在高明之西医或可优为之，而在中医之治法中，则殊不能赞一词也。

【编者按】

患者臂痛3年，程度较重，以致夜间会痛醒。在没有明确诊断的前提下，手术治疗先后达6次之多，显然有过度治疗之嫌。但患者痛势仍不减，直至手部肌肉严重萎缩。患者在被方慎盒医治之前，已经过"百方医治"，但没有效果。方慎盒采取局部治疗，原拟取曲池、合谷两穴，但因为局部肌肉萎缩，仅剩"上下二层皮"，无法针"合谷"穴，于是就单取曲池穴，当日即见效，如此治疗3天，3年臂痛竟然完全消失。另外，方慎盒对西医轻率用外科手术治疗此病提出了意见，认为外科手术适用于"有形"之病，即对有器质性改变的疾病有效；而对"经络之气为邪所伤""无形无影"的功能性疾病，可能并不适合。本案患者之臂痛是因经络之气受邪，并无器质性的病理改变，应该采用中医疏通经络的治疗方法，故说对于西医外科手术治疗，"殊不能赞一词"。

方慎盒治疗"臂痛"一症的医案有三则：一为"褚德彝夫人案"，一为"海南莫敏庄案"，一为本例"宋子良案"。其中，"褚德彝夫人案"与"宋子良案"相似：褚

---

① 宋子良：1899—1983年，广东文昌县人，父宋耀如，是宋庆龄、宋子文的弟弟。1899年生于上海。早年留学美国，毕业后回国。曾任上海会文局局长、外交部总务司司长、中国建设银行公司总经理、广东省政府委员兼广东财政厅厅长等职务。

② 右手：疑为"左手"之笔误。

德彝夫人臂痛之病机为"肺络之痰阻滞血脉",是邪伤经络之气,为实证;宋子良身体健康,脉象坚实,所患臂痛亦是"经络之气为邪所伤",同为实证,治法均取曲池与合谷,可以看作方慎盦治疗实证臂痛的固定处方配穴。"海南莫敏庄案"为虚证臂痛,治法与实证大相径庭。读者当仔细玩味。

十五、心痒

丙寅①春,余来游沪,时下榻同益公。其司账何绍全,邗人也,素有心痒病,闻余至,欣然向予求治。自述病起于八年前,初觉痒时,异常难受,百治不效。后为痒所逼,狂奔多时,居然痒止。起初二三月一发,后即愈来愈勤,现在一日一夜之中亦屡发不止。虽严冬亦不暇着衣,痒发时,非速奔不快。予谓此乃心气郁结,血液过腻所致。狂奔则结气解散,血亦转清,此所以有效也。为针肺经云门,心包络天池、内关各穴,专用泄气散血之法。二次以后,痒不复发,此亦奇疾之一也。

【编者按】

"心痒"之症,至为罕见,方慎盦称其为"奇疾",即怪病之意。从患者的症状表现来看,此"心痒"不是指心前区,或胸膺部的皮肤瘙痒,而是一种异常感觉,且难以被精确描述,故患者感到"异常难受"。编者认为,这种感觉异常可能是由其特殊的体质造成的。患者"虽严冬亦不暇着衣",说明其内热非常严重,而发作次数"愈来愈勤",则又说明症状不断地在加重。不过,方慎盦并未因病症奇怪而束手无策,而是根据中医理论,通过辨证论治,判断其病机为"心气郁结,血液过腻"。由于病位在上焦,而心肺同在上焦,故取用肺经和心包经穴位治疗,云门、天池为局部取穴,内关属远道取穴,远近相配,所谓"经脉所过,主治所及"。又施以"泄气散血"之泻法,虽然仅仅治疗2次,"痒"不再复发,疗效卓著。

细玩此案,患者的发病特点是必须通过快速运动的方式才能缓解症状,这种发病特征,恰与现代医学中的"不安腿综合征"有相似之处。

不安腿综合征又称不宁腿综合征、多动腿综合征,又有胫骨不安症等别名。多见于40岁以上的壮年。症状主要发生在两下肢,但亦可累及大腿和足部,可以一侧为重,或仅限于一侧下肢,但上肢和手部则很少受累。该病为发作性疾病,以受累的患肢深部酸、麻、痛、灼热、虫爬、瘙痒等多种感觉为主要表现。症状在休息时出现,而在白天工作,劳动或运动时不出现症状。症状常迫使患者的小腿不停地活动,甚至在室内、外长久地徘徊,才能使症状缓解,因此命名为不安腿综合征。本病的发病机制尚不清楚,病因不明,故迄今现代医学缺乏对因治疗措

---

① 丙寅:指1926年。

施,属于现代难治病之一。本病属于中医"血痹"范畴。方慎盦的经验对治疗"不安腿综合征"是否有借鉴作用,值得大家思考。

十六、腰痛

甘镜先①律师,留欧美有年,饮食起居皆有西洋化,以致遇有疾病,亦无不用外医。一日其夫人病腰痛不能辗转,注射电疗诸法无不用尽,终归无效。余素与甘友善,甘乃询以斯疾足下金针能愈否。余答金针无病不治,何况区区腰痛。乃刺肾俞,一补而瘥,镜先以神术目之。夫腰痛之起因甚多,虚实寒热皆有,须看准病原,自然发无虚射。甘夫人乃肾虚腰痛,如认为实症,用力去邪,殆矣。如孙东吴②、俞逸芬③诸子,皆患此病,无不病随针去,而针法亦各不同。盖皆按照各人病原针之,不是千篇一律也。

【编者按】

腰痛自古就是一个常见病、多发病,中医经典著作《素问》中即有专篇《刺腰痛论》论述腰痛的针刺疗法,历代医家广泛实践,也积累了丰富的经验。以方慎盦丰富的临床经验,治疗腰痛这类常见病、多发病,自然不在话下。这则医案再一次强调了辨证论治的重要性,分清病因,辨明虚实,随症施以相应的补泻手法,切不可犯"虚虚实实"之戒,疗效自然卓著。正如方慎盦所说:"腰痛之起因甚多,虚实寒热皆有,须看准病原,自然发无虚射。"此外,从医案的字里行间,我们还读出了方慎盦的针灸情怀,针灸能够治疗其他疗法不能治疗的疾病,因此对针灸疗法充满了自豪感。并且他对针灸治疗腰痛有充分的把握,底气十足。

十七、膈食

姚守仁先生之夫人,肝木不和,体又素弱,于归④十载,未经生育,以此肝脾之病影响于胃,发生膈症。三年来不能进粒米,仅以流汁度其生命,咽中如有物窒塞,腹虽觉饥而不能下咽,夜来必有潮热,经亦不调而多带。细思非舒肝和脾,不能开其生机,徒治胃病,如以石投水。乃先刺期门,再针膈俞、白环俞、中脘、中极等穴,食欲大增,升能经调带止。今年已育麟儿,此乃病理中应有之效,并非出

---

① 甘镜先:著名律师。1933年共产党人陈赓在上海被捕后,上海市地区法院对其提起公诉,甘镜先即为法院公诉人。
② 孙东吴:苏州人。南菁书院高材生,素有文名。晚清时期即为《申报》社评主笔之一,民国时期《晶报》专栏作家。二十世纪四十年代初"星社"成员。
③ 俞逸芬:(? —1945年),原名俞逸,苏州人。民国时期海上文艺界名流。师从袁克文,擅书画,曾主办《上海画报》。
④ 于归:女子出嫁。

乎意外也。

【编者按】

"风、痨、臌、膈"为中医四大疑难杂症,噎膈即其中之一,该病是由于食道干涩,或食道、贲门狭窄所致的咽下食物梗阻不顺,甚至食物不能下咽到胃,食入即吐的一类病证。噎膈又可细分为噎和膈,噎属噎膈之轻症,可单独为病,也可能是膈食的前驱症状。膈,即格拒,又称膈食,指食管阻塞不通,进食障碍,或食入即吐,病情较为严重。本案姚守仁夫人即患此症。分析其病因病机,患者结婚10年未曾生育,可能造成一定的思想负担,情志抑郁不舒,以致"肝木不和"。肝木偏亢则克脾土,日久造成脾纳少,以致"不能进粒米",类似于现代医学中的"神经性厌食"。郁久化火,则生内热,以致夜间潮热;脾虚生湿,与热相持,湿热下注,以致月经不调而多带。故方慎盦认为,患者病机的关键为肝脾不和,制定治疗原则为"疏肝和脾",先刺肝之募穴"期门",有健脾疏肝,活血理气之作用。再配合"膈俞"加强疏肝活血作用,配合胃之募穴"中脘"健脾和胃,"白环俞"理下焦、清湿热,与膀胱之募穴"中极"俞募相配,共同清理下焦湿热。食欲大增,则气血生化有源;经调带止,则怀孕生子是自然而然的事。

十八、胃病

曾则生[1]任沪保安处副处长时,曾病胃疾,食不甘味,中脘作痛,日渐瘦削,卧床数月,几无生理。解震皋先生与则生有师生之谊,往探其病,而则生泪出,以为生机绝望。震皋先生以其侄梅生兄曾有痼疾,为余所愈,令延予治之。询其经过,中西杂治,补泻兼施,终无起色。予只为针中脘、关元诸穴,其疾良已[2]。盖曾君之病,不过胃阳不足,消化不良,以致失其营养。治法虽多,毫不中病,诛伐无过,安得生机。予不过为之拨动机关,令其胃阳畅遂而已,岂有其他妙巧哉!

【编者按】

此案胃病并不复杂,不过是因胃阳不足造成的消化不良。之所以久治不愈是因为没有正确的诊断,多属误诊、误治。认证不准,纵然中西药杂投,终亦枉然,不惟疾病难愈,反而戕害正气,以致患者日渐瘦削,并造成巨大的心理压力,"以为生机绝望"。患者胃阳不足,脾胃的消化功能减弱,是造成胃痛的主要原

---

① 曾则生:1894—1939 年,原名繁仁,广东梅州市蕉岭县人。1920 年考入河北保定陆军军官学校。曾参加东征、北伐,卓立战功。1926 年任国民革命军第 32 军少将参谋长,1928 年兼任第 32 军代军长。曾因营救、释放被梅县县长侯昌龄拘捕并准备执行枪决的 3 名共产党员,被解除军队职务。1930 年任上海保安处少将处长、上海警备司令部少将参谋。抗日战争爆发后,任江西第三战区中将办公厅主任。

② 良已:指痊愈。语出《史记·孝武本记》。

因，故方慎盦取中脘、关元等穴，并认为这才是治愈疾病的关键。中脘为胃之募穴，可治"一切脾胃之疾"（《循经考穴编》），而关元穴为小肠募穴，能培补元气，两穴相配，施以补法，或只需平补平泻手法，以通其经络，达到"胃阳畅遂"之目的。最后方慎盦言"予不过……而已"，看似轻描淡写，其实要准确找到治病的关键点并非易事，若没有丰富的临床经验，是很难做到的。

十九、蛇蛊

蛊症江浙不多见，余随宦在川滇及游历两广，曾有闻见放蛊害人之说。谓由五毒蛊合而为一，饮食起居坐卧之地，皆能传疳，此齐东野语[①]，不见经传之谈。然亦有受山岚瘴气，腹中便尔成形，或水土不宜，初到水远山遥之地，体质与风土不合，亦易发生此病。庚午[②]，奥[③]人陈姓，肢痛治愈后，其家一区媪云有胃疾，余以为普通胃病，嘱其来寓针之可也。越日媪来求治，自云病已七年，而中脘坟起，腹饥则痛，多吃不易消化之物则安。七年来，日渐加重，人则奇瘦，其脉大小不一，顷刻异状，其舌满布红白相间，杂之小点，而如蒙以一层灰白之薄苔，断为蛊症无疑，试针数处。次日再来，云不针尚可，针后虽多食而痛不能止。即为再针中脘，不十分钟而狂呼大痛，欲自拔其针，禁之则云要吐，口即喷出奇臭之水，随出一物，类似蛇形，长逾一尺。蠕蠕而动。同时诊室中之病者，皆带针而逃，一时秩序大乱，而区媪晕矣。顷刻即苏，七年痼疾，经此一针，病根全去，良深快慰。怜其贫困，乃以药物助其调理，不久即平复如常。

【编者按】

此医案描述十分生动，画面感很强。据方慎盦之子方幼安先生日后谈及此案，认为此"蠕蠕而动"之物，并不是蛇，而是蛔虫，当为信言。蛔虫寄生于小肠之内，吸食水谷精微，扰乱脾之运化和胃之受纳功能，损耗人体气血，故使人饮食如常，却面黄肌瘦。蛔虫性动好窜，善于钻孔。如蛔虫上窜入胃，使胃失和降，则引起恶心、吐蛔。钻入胆道，使肝气郁闭，胆气不行，脘腹剧痛，有窜顶感，并形成蛔厥。蛔虫结聚成团，则见中脘处隆起如坟。本案区媪之蛔虫原聚小肠中，但经针刺后，逆行窜入胃中，随即引起恶心、呕吐，蛔虫也随之喷出。原案中没有提及具体取穴，而中脘是方慎盦治胃痛的常规用穴。蛔虫病在现代大城市中已很少见，但在欠发达地区仍有一些临床报道见诸专业期刊中，无论是胆道蛔虫症，还是肠

---

① 齐东野语：成语，比喻荒唐而没有根据的话。语出《孟子·万章上》："此非君子之言，齐东野人之语也。"另宋代周密著有《齐东野语》一书。
② 庚午：指公元 1930 年。
③ 奥：疑为"粤"之误。

道蛔虫症，用针灸治疗者，以胆囊穴为主，迎香透四白也是经验取穴，中药治疗用乌梅汤，或以乌梅汤为主加减治疗，可资借鉴。

二十、干血

曹女年十七，忽停经九月，人渐瘦，脉沉实，舌白，口渴心烧，中脘痛，少腹左胁下痛而拒按，夜来潮热盗汗，便结溲少而热，微咳无痰，皮肤枯燥，肌如甲错，无一不是干血痨①之症状。但室女停经与妇人稍异，治法亦各有不同，较之曾经生育之妇人尤为棘手。乃一方用去瘀之法，刺其肝脾各经之穴，其腹痛拒按之状渐解，一方又以培养新血之法，从期门等穴启其生机，心烧潮热等症亦退。前后月余，其经复至，诸病霍然。

【编者按】

干血痨现在已不多见，古代以药物治疗为主，根据其病因病机，中医内科治疗分两步，先予活血行瘀，清其积热，方用大黄䗪虫丸；继以养血和血，方用当归补血汤、四物汤等。本案方慎盒以针灸治疗干血痨，其方法与内科治法异曲同工。先用"去瘀之法"，再用"培养新血之法"。所谓"去瘀"，即清热活血，疏通经络，手法当泻，或平补平泻。而"培养新血"，即滋阴养血，手法当用轻柔的补法。可惜案中未列出"去瘀之法"的具体穴位，但方慎盒已给出了大致的治疗原则，即"刺肝脾各经之穴"，临床上可在腹部或少腹部局部取穴，也可取下肢包括五输穴在内的特定穴，根据具体情况而定，不必拘泥具体穴位，所谓"宁失其穴，勿失其经"。

至于"培养新血"取用期门穴，乃缘于"启其生机"。如何理解方慎盒这一观点？《标幽赋》云："穴出云门，抵期门而最后。"即全身气血循行、流注始于手太阴肺经云门穴，至足厥阴肝经的期门穴。一轮流注完毕，然后再开启下一轮流注。气血循行至足厥阴肝经时，本当气血衰少，然血归肝藏，故足厥阴肝经少气多血。本例患者干血内结，经脉瘀滞不通，造成了气虚血瘀的病机，瘀血不去则新血不生。期门穴位于胁肋，为肝之分野，肝脏募穴，有疏肝活血，调畅气机之功，推动气血循行、流注，有助于化瘀，瘀去则新血可生，帮故说"启其生机"。

二十一、死脉

一日在蒋某家治疾，有附诊者一。三十许之妇人，云日来偶觉胃纳不健，请

---

① 干血痨：病证名，一种以闭经为主症的妇科病，其病的描述可见于汉代张仲景《金匮要略·血痹虚劳病脉证并治》，明确指出"内有干血"，但无病名，后世根据其兼有潮热盗汗、身体羸瘦、不思饮食等与肺痨相似的症状，命名为干血痨，如《血证论》。该病多由五劳所致，虚火久蒸，干血内结，瘀滞不通，以至于新血难生，津血不得外荣所致。

书一开胃方剂,按其脉大异之。询其有无他状,云无。余未书方而告其家人曰:殆矣。其脉二十至必一停,停后不能复还,继而复动,则与前后不能接续。经云一息不运则生机穷。此在脉法中谓之代脉①,虽无大病,必难久存。蒋某以余故神其说,未之信。十余日后,忽患气塞而没②,是乃气脱,非真窒塞也。至此方信余言之不谬。

【编者按】

本案记录了方慎盦凭脉象判断患者预后一事。死脉,又称真脏脉,无根、无神、无胃,是疾病危重期出现的脉象,表示病邪深重,元气衰竭,胃气已败,与寻常28脉不同,故又称怪脉、绝脉、败脉等,古代有"七死脉""十怪脉"等论述。但代脉在古代并不是死脉之一,其脉体与结脉、促脉相似,要注意鉴别。现代中医认为,代脉是心律不齐的表现,多见于期前收缩、房室传导阻滞,包括各类功能性和器质性心脏病。本案患者除了"偶觉胃纳不健"之外,并无心慌、惊悸、胸闷等其他不适,可见症状比较轻,单凭代脉判断患者不治,多少有点不幸言中的成分。客观地讲,在当时医疗条件低下,医疗水平普遍不高的情况下,出现代脉而死亡的概率还是比较高的。因此《脉经》中也有"脉结者生,代者死"的表述。本则医案的意义在于提醒临床医生,患者出现代脉要引起足够的重视,否则,真有性命之虞。

二十二、小肠气

名画师金健吾③,乙丑④春病小肠气,左囊肿大,寒热交作,转侧不能者有日矣。余因嗜画,耳其名,由友人之请托而往诊。乃为针归来、肾俞、气海诸穴,数日即愈,今已十余年而未一发。夫小肠气之病,虽似有形,而实为气所结,其气一散,其形立消。今之医家,误认为实。在有形之病,可以割而弃之,岂知此等病朝割去而夕复生,屡生屡割,不死不止。不揣其本而齐其末,即在他事,且犹不可,况病关生死,岂可草率从动,用剖割草菅人命。因论小肠气,而可悟其他类似之病状治法矣。

【编者按】

疝气,中医病名,指少腹坠痛,牵及睾丸,阴囊偏大一类疾病,俗称"小肠气"。《黄帝内经》中就已有"七疝"之名。从现代医学的角度看,引起阴囊肿大的原因

---

① 代脉:病脉之一,是脉来缓慢而有规则的间歇,且间歇时间较长的脉象。其特点是脉搏节律成比例地歇止或微弱搏动。代脉多是心脏病心气绝的表现。

② 没:通"殁",未及寿终而死。

③ 金健吾:民国时期著名画家。生于1891年,名纯,字健吾(一作俭吾),以字行。祖籍江苏盱眙,寓居扬州多年,斋名耕研斋。金健吾绘画题材广泛,兼绘山水、人物、花卉等,名噪一时。

④ 乙丑:指公元1925年。

较多,除小肠疝气外,还包括鞘膜积液和阴囊内容物的炎症。方慎盦认为,小肠气是气结为病,"其气一散,其形立消"。本案患者阴囊肿大伴"寒热交作",因此并非小肠疝气(相当于现代医学中的腹股沟疝),当为七疝中的"寒疝",选用归来、肾俞、气海进行治疗,归来为治疗疝气的经典穴位,《循经考穴编》载,归来治疗"奔豚七疝",为传统经验用穴,肾俞配气海,是方氏补益肾气的常用组方,诸穴配合,"数日即愈",显示了方慎盦扎实的辨证施治功底。方慎盦再次对草率施行外科手术提出了批评,但值得一提的是,若是阴囊偏坠伴剧烈疼痛,就要考虑有嵌顿的可能,还应进行外科手术治疗。

二十三、齿痛

黄金荣[①]先生病齿痛二十余日,遍服清泻苦降之剂,始终不效,寝食为之不安。余适有他事往谒,问此病针法能治否? 余谓舍蛀齿外皆可治也。即为针合谷、吕细等穴,针去痛除。先生云金针治病如此神速,悔不早用之,致多受二十余日之痛楚云。

【编者按】

针灸止牙痛,临床积累了很多的经验,本案方慎盦用合谷配吕细是临床常用组方。合谷为手阳明大肠经原穴,手阳明经与唇、齿相联系,《灵枢·经脉》载:"大肠手阳明之脉……是动则病齿痛、颈肿。"可治疗一切面部口齿病痛,故《四总穴歌》云:"面口合谷收。"吕细为足少阴肾经原穴太溪穴的别名,肾主骨生髓,齿为骨之余,若肾精不足则齿牙枯槁,易遭风寒侵袭而痛,《杂病十一穴歌》云:"牙痛三分针吕细,齿疼依前指上明。"古籍文献中,合谷、太溪配伍治疗牙痛多有记载,如《针灸大全》中有用合谷、外关、水沟、太溪治疗齿痛的记载等。黄金荣"遍服清泻苦降之剂",牙痛"始终不效",可见此牙痛并非风火所致,当是肾虚牙痛,故补太溪、泻合谷,则"针去痛除"。

二十四、腰痛

中外医家商讨金针医学时,有同文书院[②]院长大内畅三[③]先生在坐,询及金

---

① 黄金荣:1868—1953年。祖籍浙江余姚,生于江苏苏州。民国时期上海赫赫有名的青帮头目,与杜月笙、张啸林并称上海滩上青帮三大亨。1953年病逝于上海。

② 同文书院:是日本在中国创立的以进行"中国学"研究为专务的学校。1900年5月在南京成立,同年8月迁址上海,更名为东亚同文书院,1939年升格为大学,大内畅三任院长。1945年9月日本投降后的1个月,被中国军队接收。东亚同文书院虽对中日文化交流发挥过一定的作用,但在侵华战争中,其学员充当随军翻译、间谍等,为日本军方搜集和提供情报,直接参与了侵华活动。

③ 大内畅三:日本众议员,东亚同文书院第六任院长(1931—1940年),书院升格大学后的首任校长。

针能治年久腰痛否？余曰可。间日邀诊，谓余年六十有二，病已十又三年，平日起居坐卧均感不便，惟阴雨之先，节气之前，不但不能转侧，且腰部肤冷如冰。中西杂治，终未离去痛苦。前曾一度归国，请其国中著名针灸家治之，亦无大效。言次即以手臂腰腿等处之灸疤出视。余谓《内经》云太阳所至为腰痛。太阳，膀胱府也。又云腰为肾之府，转侧不能，肾将惫矣。今既不能转摇，而腰部肌肉又异常觉冷，其为肾阳衰败无疑，宜温通肾府，以去寒湿而助元阳。即针肾俞，腰部立觉奇暖，去针后即起立如常，谓十余年之痛苦去于一针，何神速乃尔，即书"东亚神术"四字为赠。

【编者按】

此案可与前文甘镜先夫人腰痛案互参，前案主要强调了腰痛有虚实之分，不同的患者针刺手法各有不同，要根据寒热虚实分别施行，不可千篇一律。本案则引经据典，进一步阐述了腰痛的病机所在，大内畅三腰痛"不但不能转侧，且腰部肤冷如冰"，方慎盦判断为"肾阳衰败"。在治疗上，两案同样取肾俞一穴，但操作手法可能略有不同，正如《标幽赋》中所说："夫补泻之法，非呼吸而在手指。"方慎盦治疗甘镜先夫人单纯用补法，或是轻刺激的平补平泻手法，以补为主；治疗大内畅三的手法可能是比较复杂的复式手法，如烧山火等，虽然医案中没有明确写明，读者在阅读欣赏时，应仔细体味、思考。

（吴九伟）

第八章 方幼安篇

第一节 医 话 集 锦

一、规矩与方圆

幼安习医五十年,兢兢业业,不敢稍存懈怠,毋负先人遗训,亦毋负病家厚望也。先君慎盦公常以不以规矩不能成方圆之说为教导,告诫治学之方,切忌心存侥幸,妄图捷径。余牙牙学语时,先母教授背诵《诗经》,及至稍长,严慈督责攻读《灵》《素》,其时尚以为苦,尔后方知不以规矩不能成方圆之说,不我欺也。

多年来常闻病家诉说,患者离不开医生,而幼安却深感医生更离不开患者。否则,医者虽精通古今中外医学理论,亦难从实践中验证其效益,应理论为体,实践为用。夫一药一方,一针一穴之作用,从病家反馈之信息中,常可获得许多珍贵而有用之启迪,从而举一反三,由此及彼。

俗谚有"做到老,学到老;学到老,学不了"之说,其用词朴素,实至理名言。学与作为一个问题之两个方面,亦即理论与实践之辩证关系。规矩为体,方圆为用,即理论为体,实践为用。在理论指导下不断提高医疗效果,在医疗实践中不断丰富理论知识;并从而不断开拓、深化与完善,唯其如此,方能在文化历史长河中不断推动其发展、进步。

幼安世习岐黄,幼承庭训,自愧徒读父书,有负先人遗泽。于兹日久,愈感医道艰辛,攸关人命,敢不谨慎从事,以匡不逮。

【编者按】

本节来自方幼安先生与陈业孟医生合著之《针灸有效病症》之"自序"。方幼安教授围绕"规矩"和"方圆"提出了两层意思。一是理论与实践,他将理论喻之为规矩,实践喻之为方圆,一方面强调理论的重要性,也就是"不以规矩不能成方圆""医者所学为规矩,所做为方圆,苟能规矩在握,则可以以规度圆,以矩审方";

另一方面也提出实践对理论的重要性,认为医生更离不开患者,可"从病家反馈之信息中,常可获得许多珍贵而有用之启迪""在医疗实践中不断丰富理论知识"。二是传承与发扬,一方面要熟读经典,不能"妄图捷径",要做到老,学到老;另一方面更要在实践中,"不断开拓、深化与完善",从而"在文化历史长河中不断推动"针灸医学的发展。

二、关于晕针

关于患者发生晕针后,是否应及时退出原针的问题。经过多年临床实践后,认为及时退出原针是适宜的。如此可以消除晕针的原因便于及早恢复。

晕针的发生,基本上有以下几种原因:患者精神紧张,畏惧针刺,空腹,针感超过患者的耐受程度,周围环境干扰过大等。

对已经发生的晕针,应立即起完全部的针,使患者平卧。对神志尚清楚,未曾休克者,在合谷、足三里等穴稍用力按压,饮以热水,片刻即恢复;对已经休克的患者,应及时在水沟、合谷、足三里等穴针刺,并加重手法,产生强烈针感,使其及早清醒;其严重者,可加针百会、素髎、涌泉等穴,待苏醒后,饮以热水,静卧,待其恢复。

晕针的发生,并不限于初针患者,对经常针刺的患者,也同样会发生,曾经晕针过的患者,再次针刺时,也有可能再晕针。因此对晕针者,应作解释,以消除其再次针刺的顾虑,但对每个针刺患者的预防发生晕针,切不可掉以轻心。

其预防之法如下:

(1)对精神紧张型的患者,临床经验丰富的针灸医生会具有一种直觉。对这种类型的患者,事先应给予充分的解释。采取卧位,使患者全身放松,情绪安定,消除紧张。在操作时,尽量做到进针轻,在保证疗效的前提下,避免针感强烈。对第一次接受针刺的精神紧张型患者,不宜多针。如能做到上述各项要求,可以避免发生晕针。

(2)对空腹患者,仅需嘱其适量进餐,即可防止晕针。在临床上常有落枕患者,在上午急于就医,未曾进餐,前来要求针刺,又由于此类疾病症状,在留针时必需上下左右旋转其颈部,故不能采取卧位,而所取远道诸穴如后溪、中渚等穴,均需针感强烈。这些情况,对于空腹患者来说,都容易造成晕针,故宜特别注意。

(3)针感超过患者耐受程度造成的晕针,就方幼安教授在实践中的体会,其发生的概率,常超过前两种。方幼安教授曾几次发现仅由于某一穴进针时针感过强,即可造成晕针。其避免方法是:如已发现某一针进针时,甚痛或甚酸胀,应稍稍退出该针,以减轻其针感,并稍停继续针刺下一针,以便患者有一个适应过程,如此即可避免发生晕针,这项措施十分重要。

(4)诊室环境必须保持安静,切忌人声嘈杂,可以避免由于环境干扰使患者精神情绪不稳定而造成晕针,特别是当有患者发生晕针时,医生必需镇静,及时、迅速、准确但又不流露紧张地处理好,以避免引起其他患者晕针的连锁反应。这种连锁反应而出现第2个患者晕针,是方幼安教授所亲身经历的。

关于晕针的快速出现问题列举如下:

(1)有些患者确能在极短暂的时间内出现晕针。方幼安曾亲身经历1例:患者中年女性,因肩痛针刺,取后靠坐位,予以针刺肩髃、曲池、合谷三穴,进针时未有强烈针感,在留针10分钟时,曾巡视各留针患者,询之,无不适感,当方幼安教授返身仅行走两步,时间仅几秒钟,该患者竟晕针昏倒,其发生之快,实出意外。当患者苏醒,未补诉在晕针前后有任何不适感。

(2)方幼安又曾几次遇到下述情况:患者留针时未曾诉述有任何不适,但在出针时,发现患者曾冷汗淋漓,询之,方补诉适才曾有头晕心慌出冷汗,其描述情况,一如晕针过程,仅未倒而已。因此医生对留针患者应随时注意,观察其面色神态,以防止发生晕针。

(3)方幼安还曾遇晕火罐1例,患者男性青年,诉腰痛,有陈伤史。因畏惧针刺给予拔罐,取前靠坐位,拔罐后3~4分钟,诉头晕,伴冷汗淋漓,面色苍白,迅予起罐后,平卧片刻而恢复。

(4)方幼安又曾为一同事家属老年妇女治胃痛,取梁门、足三里,留针几分钟后,急诉寒战,伴体温升高到39℃,并急欲排尿,未及如厕,已小便失禁。急出针,正欲谋求采取其他对症处理时,患者一切症状,迅又消失,寒战停止,体温如常。

(5)方幼安又曾遇一晕针之怪案:患者男性,50岁左右,患轻度偏瘫,给予头针运动区右上中位置,感觉区右上中位置,取后靠坐位,通电针仪,留针。约几分钟后,患者神志突然如癫狂状,起身欲奔走,急按之卧倒并出针,但患者表现为不能配合,盲目抗拒,力大无穷,4名壮汉都无法使之睡下,如此10多分钟。当众人强行按捺患者睡下时,方幼安教授急取0.35 mm毫针,为之速刺涌泉穴,并大幅度捻转,片刻后,患者突然如从睡梦中醒来一般,并茫然询问"我怎么啦?""你们干什么?"一切恢复正常。这种晕针,实为罕见。

(6)方幼安曾闻先君慎盦公谓,以往中国北方曾有"十针不如一晕"之说。意谓晕针之后,患者将会获得特佳之疗效。方幼安亦曾偶遇一例肩凝患者,已针治数次,尚未显效,最后一次针刺时晕针,以后即未再复诊。方幼安以为患者心有余悸,不敢再针,亦未加介意。但时隔半年后,患者又因胃痛前来就诊,询及上次晕针之事,彼云经过上次晕针后,其病迅即好转,乃至痊愈,亦未用其他治疗。

余反复思考,认为此患者由于针刺刺激之量,已达极量,超过其耐受程度,故而出现晕针,譬之用药,能掌握极量,其效特佳,此说似可比拟。但余认为欲通过晕针,达到极量,以求得效果,此法既不可靠,亦不足取也。

方幼安从事临床 50 年,为患者针灸不下几十万人次,亲身经历各种因素造成的晕针和目睹其他同事经历的晕针也不在少数,深感预防在先与及时处理,这两个环节都十分重要。

【编者按】

本节医话是方幼安发表于 1954 年 1 期《新中医药》杂志上的《论晕针及其防治与处理方法》一文在经历近半个世纪临床后的一段补充。正如上文所说,这是"方幼安教授从事临床 50 年,为患者针灸不下几十万人次,亲身经历各种因素造成的晕针和目睹其他同事经历的晕针"的情况下,所总结出来的。它用实际发生的案例,提出了以下 3 个新观点,值得针灸工作者重视。

(1)提出晕针的发生,可以是突发性也可以是隐匿性。而后者一般很少见诸报道。

(2)提出晕针的表现有多样性,除常见头晕、心慌、恶心、出汗等外,还有寒战、发热、尿失禁等躯体症状和如癫如狂的精神症状等。

(3)对"十针不如一晕"即晕针有助改善症状的说法,客观地提出"此法既不可靠,亦不足取"。

不过,需要指出的是,将严重晕针解释为"休克"可能是一种误解。其实,晕针是一种血管抑制性晕厥(或称血管减压性晕厥),属于反射性晕厥的范畴。它是由于强烈的刺灸等刺激,通过迷走神经反射,引起血管床(尤其是周围肌肉的)扩张,外周血管阻力降低,回心血量减少,因而心脏的输出量减低,血压下降,导致暂时性、广泛性的脑血流量减少,而发为晕厥。

当然,这只是白璧微瑕,并不妨碍本文具有重要的临床指导和借鉴价值。

三、关于遗留针感

医者针刺操作时,针感应持如其分,其病可去。不留有后遗之针感;如当时针感过强,其后长时间留有针感而使患者不适;谓之针感后遗症。余临诊以来曾多次遇有此类患者。其中原病虽愈,而后遗症始终存在者,亦原病未除又加新症者,深使患者痛苦,常自引为戒。因记其事,以供讨论。

案 1. 一老妇人,患腰骶痛,经前医为之针刺秩边等穴,当时秩边一穴针感强烈,麻刺感直达阴唇,针后 2 天,未能消失,深感痛苦不安,前来告予。予以为由于当时针刺手法,过于强烈,致使经气郁而不散,以致针感不能消退,乃仍取秩边穴,用徐疾、捻转补泻之泻法,须臾而麻刺之感消失。

案 2. 一中年男子,因车祸而截瘫,经选用 $L_3 \sim S_1$ 夹脊。每次 2 对,轮流交替电针,每周 3 次,经治疗 2 个月后,症情大有好转,已能从双人搀扶改善到借双拐杖而自行徒步。某日,患者告诉我,当时车祸截瘫后,即出现阳痿,经针刺治疗后,痿症渐好,但近段时期来龟头上一直有麻刺之感觉,深感不适。经予考虑认为此为长期电针刺激所致,乃嘱暂停电针,并仍在 $L_3 \sim S_1$ 之夹脊穴上针刺,并用徐疾结合捻转补泻之法,隔日 1 次,共计 3 次,龟头麻刺之后遗针感完全消失。

案 3. 一女青年,来自湖南,原患左耳耳鸣,在当地针刺治疗,取听宫穴,针感十分强烈,不痛而胀,经针后耳鸣已除,但耳部终日其胀难忍,至今已有 3 年,多方求医未效。此次为陪同家人来沪就医,顺便询问。方幼安教授认为亦由于针刺手法过强烈,经气郁而不散所致,试为之针后溪穴,行泻法,挤出血 2~3 滴,第 1 次而胀大减,第 2 次而消失。

案 4. 一同道为自己针刺左内关穴,当时电击样针感直达中指端,历时 2 个月未曾消退,深感痛苦,下问于方幼安教授。以往方幼安教授均按循经远端取穴,以消针感后遗症,但此例为针刺内关穴引起,为刺中正中神经所致,如取远于内关者,仅大陵一穴可用,而大陵针刺不深,要行使手法较难。因此,根据取远端俞穴之法,于此例不甚适合,乃试取曲泽穴,行泻法,片刻后,中指电击样针感完全消失。

案 5. 一中年男性患者,患前列腺炎,前医为之针关元等穴,当时关元穴捻转得气后,针感强烈,有麻感直达龟头,隔日未消,前医续刺关元,又加重其龟头麻感,1 周未解,求治于予,予认为亦属于手法过强,以致长时间针感不能消退,试为之针蠡沟穴,以肝经绕阴器也,用捻转泻法,第 1 次未见好转,翌日再针,用轻缓操作,持续捻转泻法 3 分钟,龟头麻感渐渐消退。

案 6. 在带教中,某学员为一患者刺天鼎穴治胸闷,但不图进针后益增其闷,患者大呼不适,虽立即改用泻法,亦无济于事,患者呼吸急迫,方幼安教授乃速去其针,改在合谷穴重刺一针,行泻法,片刻而解,原胸闷亦愈。

案 7. 患者被刺气海穴,曾几次出现针感上行至脘部,立刻脘痛不适,虽出针亦不解。方幼安教授乃速取足三里穴,加指压,如指压可解,即不妨,如仍不解,急速刺足三里泻法,立即可解。方幼安教授曾注意在刺阴交、石门、关元等诸穴时,均未发生上述现象,惟气海有之。

关于针感过强,后遗不散,方幼安教授认为是人为的、由于针刺造成的一种症状。针对此类后遗症,方幼安教授常按以下几种方法选穴处理:一法为按当时选穴或后遗针感所发生之部位循经选穴,如取后溪穴治听宫之针感后遗症,取合谷穴治天鼎之针感后遗症,取蠡沟穴治刺关元所致龟头发麻之后遗症,取足三里穴治针气海所致脘痛之后遗症等。其设想为:后溪可治耳胀,合谷可治胸闷,蠡沟可治阴器诸证,足三里可治脘痛,而其关键在于要恰如其分地运用手法。其症状之发生,为针感过强所致,是郁而不散也,故应用泻法,可以奏效。另一法为在导致后遗症之原穴的基础上进行,如仍刺秩边穴消除阴唇麻刺之针感后遗症,仍刺腰骶诸穴消除龟头麻刺之针感后遗症,此数穴原本分别可治阴唇与龟头之疾患,但由于原先操作欠当而致新证,如反其道而行之,以泻为方,以通为用,通其壅滞,气行郁解,此"菀陈则除之"之理也,故不难奏效。

【编者按】

关于后遗针感,针灸临床所常见但一般针灸文献载之不多,上述记录了方教授多年临床的实例和其消除之法。根据所载 7 则医案分析,症状以麻刺感为多,另有胀、闷、痛等,从导致原因看,以手法刺激过强、过频为主,亦可因循经感传引起的劣性效应(如案 7),或不明(如案 6)。方幼安教授总结了两种消除后遗针感之法,有较大的临床应用价值。不过,关键在于预防后遗症的发生,也就是手法应用要恰如其分,不宜过强,或过频的刺激同一穴位。

四、关于头三针

百会、强间、脑户三穴之混合使用。

上述三穴均属督脉,脑户穴在文献中曾有禁针灸之记载,但多年来方幼安教授以三穴组合使用,用以治疗精神、神经症状,收到一定效益。

方幼安教授曾用百会、强间、脑户等三穴(以下暂名"头三针")。治疗大量老年性动脉硬化型痴呆,不少于 200 例,绝大部分患者经针刺一段时间后,其痴呆症状均有明显改善。如病程不太长,症状不太严重者,仅需一二十次治疗,即可看到改变,面部表情较针前明显活跃,反应明显增快。

又曾用"头三针"治疗大量小儿脑病,包括脑发育不全和脑炎后遗症,亦不少于 200 例,亦绝大部分经针刺一段时间后,其智力均有不同程度好转。

又曾用"头三针"治疗癫痫数 10 例。有些病例是在用抗癫痫药后仍频繁发作的基础上加针"头三针"后,发作次数明显减少,程度减轻。有些病例是在针刺药物同用见效后,逐渐撤药,直至撤净,完全使用针刺,并最终亦停止针刺,随访较长时间,未见复发的。

又曾用"头三针"治疗小儿舞蹈病及扭曲痉挛 10 余例,针刺后症状明显减轻,直到完全正常。

又曾用"头三针"治疗神经症、抑郁症、强迫症、失眠症,均有效。

以下记载数例。

案1. 60岁老妇人，患头痛昏眩多年，如周围环境稍有喧闹，或略事劳动，即要发作，如加重其诱因，发作更为严重。发作时，左眼区从眉毛以上直到眶下孔周围，必定出现明显浮肿，而右侧眼区始终正常。当头部昏胀疼痛消失后，其左眼区局部浮肿亦随之消失。方幼安教授为之针百会、风池、攒竹、太冲等穴，每次针后，其痛立止，其肿亦消，但始终不能根治，如是者已1年之久。嗣后，方幼安教授在原处方基础上，加针强间、脑户两穴，仅1次，不仅头痛发作明显减少，尤以眼肿之证，即不再出现，再继续一段时间作巩固治疗，诸恙全消。从这一例观察：单针百会一穴与"头三针"同针，效果大不一样。

案2. 5岁男童，患脑发育不全后遗症，其症甚轻，仅左下肢轻度跛行，膝关节过伸，既无内翻又无外翻，经取髀关、伏兔、阳陵泉、委中等穴，治疗1个月12次后，有所好转。某日，家长偶然补诉，患儿在行走时，有一个"一抖一抖地动作"，患儿不能自止，呵禁亦不止。这一现象由来已久，并非症状好转后出现。方幼安教授乃在头部试加针"头三针"，仅两次后，家长反映，患儿"一抖一抖地动作"即不复存在。

案3. 20岁男青年从广东来就诊，周身扭曲痉挛，伴不能正常讲话，严重构音不清，头部不停顿地左右扭曲，两上肢不停顿地大幅度上下前后挥舞扭动，身躯摇摇晃晃不停顿地前后左右扭动，两下肢步履不稳。独立行走困难，需要他人在旁搀扶维护，初诊时在冬季，周身不停扭曲，故大汗淋漓。病程已经3年，神经科投以各种镇静剂无效果而来针灸。予以为周身扭曲痉挛，可不必在肢体取穴，应平衡其督脉，试为针"头三针"，第3次后开始见效，继续针刺，逐步好转，在沪共治疗3个月，头部、躯干及四肢扭曲，均能较好控制，能讲"方医生再见，谢谢"等简单语句。患者在针灸开始时，因原用药物效果不显，故家属自动停药，除用"头三针"外，未针刺其他穴位。针刺3个月，离沪时已显好转。

案4. 5岁男童与上一例扭曲痉挛基本相同，亦来自广东，亦取"头三针"，未用其他穴位，未服用药物(因原药无效停服)，治疗3个月，基本好转回原地。

案5. 女性青年，30岁，未婚。5年前因琐事自感委屈，情志抑郁不欢，深自苦恼而不能自释。曾就医于精神病院，用镇静剂后益增其精神恍惚，心中闷郁，甚至喃喃自语，就诊于方幼安教授。证见形体丰腴，表情呆滞，两目迟钝，初不自诉症情，一旦说起后，即滔滔不绝，但多话不对题，虽非答非所问，但亦离谱甚多。诉说主症为自觉头顶有物重压，心中抑郁寡欢，思想不能集中，看书看不下去，失眠等症。予亦为之取"头三针"，留20分钟，出针时，患者自诉头顶重压之物若失，心中豁然开朗，为几年来所未有。隔日复诊，告针后当晚能安睡，诸症俱见减轻。仍续针"头三针"，未用其他穴位，每周 2 次，如此经半年治疗，患者判若两人，不仅主诉全消，且精神饱满，说话条理，恢复病前状态。

案 6. 75 岁老妇人，患左侧偏瘫 3 个月，以往有高血压史多年，眼底动脉硬化，脑部 CT 片示：多个缺血性小病灶。除右侧肢体偏瘫症状外，神情明显呆板，目光呆滞，问之不答。方幼安教授除针刺头针相应运动区外，加针"头三针"，针刺 5 次后，除肢体运动好转外，面部表情明显活跃，主动讲话。继续针刺，继续好转。与此同类中风患者，例数甚多，加针"头三针"后，精神状态均有明显好转，但对脑萎缩之患者，疗效尚不明显。

从大量临床实践中发理，"头三针"对精神、神经症状，确有不可思议之疗效，与仅针刺百会或仅针刺脑户，有截然不同之后果，与百会加四神聪亦有不同之后果。"头三针"除仅知"督脉入脑"之朴素说法外，其机理究在何处，尚待于进一步研究。

"头三针"之操作法为循督脉向后，浅针卧刺，成人进针 3～4 cm，小儿酌减。

【编者按】

国内学者曾总结过多种以"头三针"命名的配穴法，如双太阳加印堂等。但最早提出"头三针"之名的，据我们所及应为方幼安教授。这一组穴处方有几个特点：① 开发了两个非常用穴：强间、脑户（传统禁针灸穴）；② 取穴方便安全，均在头部督脉线上，特别是百会、脑户，取穴标志明确；③ 适应病症广，特别是开拓了对大量精神、神经系统的难治性疾病的治疗。据我们临床应用，确有明显效果，在使用时如能刺入帽状肌腱后留针更佳。

五、"后太阳"穴之发现

经外奇穴太阳，为治头痛之经验穴，方幼安教授在临床实践中发现另一定位，优于常用定位，位置在丝竹空穴水平向后移至鬓发际，由于位置在太阳穴之后，故暂名"后太阳"。方幼安教授之所以发现此穴，因感头痛时，其痛点基本上均在"后太阳"穴区，故开始试在痛处针刺，竟发现镇痛效果甚好，大大优于太阳穴。其进针操作法为浅刺卧针，向鬓发内以水平方向进针 4 cm 左右，小幅度捻转，留针 30～60 分钟，两侧同针。

此外，方幼安教授曾多次遇到少年妇女在行经期头痛，同时发现此类患者在 C_3 棘突有隆起压痛，取后太阳加 C_3 压痛点有明显效果，其 C_3 隆起压痛与行经期头痛成正比关系，遇过上述方法治疗，当隆起压痛消失后，其行经期头痛亦随之消失，屡试屡验。

后太阳,是方幼安教授发现的一个新穴。具体定位为鬓角前发际,与丝竹穴平齐处。据临床观察,该穴对各类头痛,特别是偏头痛有明显效果。在操作上,多选用 0.30 mm×40 mm 毫针,针尖可偏向率谷方向平刺,进针 38 mm 左右;配穴率谷、风池,率谷向耳尖方向,风池向目外眦方向均刺至得气。

六、神道穴之新应用

方幼安教授在临床曾发现有众多自诉胸闷之患者,感到胸部压紧不适,深呼吸后方稍可缓解片刻,一如心血管病缺氧之症状,故多数自己怀疑心脏疾患而求医,但经心电图或更新仪器之检查,均属阴性。方幼安教授发现此类患者在督脉神道穴均有隆起压痛,有时望诊即可确认。在神道穴针刺并温针,有明显效果。一经针刺,患者自感一如雨过天晴,阴霾消散,胸中顿感舒畅。经治疗几次后,其胸闷之症状,将会随神道穴之肿痛,同步消失。屡试不爽,确有良效。

除了如上所述的总结新组方和发现新穴外,方幼安教授还致力于一些经穴的新应用,扩大其适应证。神道穴就是一例。神道穴,古代记载多用于身热、头疼、咳喘、腰背强痛等病,现代则以皮肤疾患的临床报道多见。未见有治胸闷之记载。特别是用穴区局部压痛肿胀,用以诊断和治疗疾病,是阿是穴法在经穴中的应用,是一种发展,同时也是方幼安教授取穴的特色之一。

七、风池穴进针方向之体会

风池穴属少阳经,根据文献记载,可平肝息风,兼治目疾。方幼安教授在实践中发现,由于进针方向之不同,针刺感传将随之各异。所获效果亦不相同。换言之,即是对不同的适应证,要达到不同治疗效果,必须要采用不同的进针方向。如治目疾,如何验证是否达到治疗之要求,则需要通过"气至病所"的客观反映,方能获得验证。

方幼安教授在取风池穴治肝胆诸疾,或驱泄风邪时,其进针方向为对准对侧直视瞳孔,进针后小幅度捻转,针感在局部。如治目疾,必须紧靠枕骨下方,斜方肌起始部之外侧取穴进针,如偏离穴位即不可能得到预期针感;针尖必需对准同侧直视瞳孔,进针深度要达到 4~5 cm。操作手法必须在达到规定深度后,用小幅度反复捻转,针感可循足少阳经分布路线渐渐上行,通过项部侧面,渐渐到达额部阳白穴或眼区。有些患者会感到眼内有冲击感。偶有患者在第 1 次针刺时针感不一定到达眼区,但继续针两次后,多数能达到。医者在操作时,如患者尚未感到针感上行,切勿操之过急加大其捻转幅度,如此会造成针感过强,后遗不适,应耐心操作,必有收获,这一操作法,大大有利于治疗各种眼疾。

【编者按】

同一穴位,采取在不同的针刺方向,运用"气至病所"手法,治疗不同的疾病,这也是方氏针灸的特色之一。风池穴是方幼安教授临床上用得最为得心应手的穴位之一。关于风池穴的不同方向刺法,虽也有不少临床报道,但他所总结的,更为精确,如中风等病,要求针尖向对侧瞳孔,针感以局部为主;而治疗目疾,则宜对准同侧直视瞳孔,针感要求至前额,以至患眼。特别是后者,使我们在眼病针灸临床中获益匪浅。

八、天柱、天鼎穴之新体会

天柱穴属足太阳膀胱经,天鼎穴属手阳明大肠经,古今针灸书籍未载天柱能治腰痛与天鼎能治肩痛,但方幼安教授发现此两穴分别可治腰痛、肩痛,并经长期实践观察,证实确有显著疗效。

方幼安教授发现天柱可治腰痛之经过,为在二十世纪五十年代末为治一右侧腰痛患者,他3天俯仰活动不利,无扭伤史及受风寒史,脉舌正常,经外敷药物及物理治疗未效。经方幼安教授检查发现:脊椎居中,未见侧突后突,两侧腰肌未见强直,直腿抬高试验阴性,"4"字试验阴性。方幼安教授试循足太阳经筋所过,从腰上行至颈部循序按压,发现足太阳经筋"其直者结于枕骨"之经筋处,即现代医学解剖部位斜方肌之起始部明显隆起,高于对侧,兼明显压痛,此处正是天柱穴。方幼安教授乃在该穴试刺一针,捻转得气,行针约半分钟,并嘱患者逐渐活动其腰部,仅1～2分钟,其痛明显减轻多活动大见好转,留针10分钟,中间行针1次,出针时腰痛若失,活动恢复正常,同时天柱穴压痛亦消失,隆起平伏。

方幼安教授在初次获得这一认识后,多年来凡对腰痛患者,不论初病久病,均检查发现天柱穴部位,发现痹症之实证腰痛,十有八九在该穴区出现隆起压痛,针刺基本均能奏效,仅初病速效,久病缓效之区别而已。腰痛愈后,在天柱穴之隆起压痛,将会随之消失。

这一发现对方幼安教授深有启发,以往学习和运用经络学说,每偏重于重视经脉,忽视经筋。为了探索经筋在临床之应用,方幼安教授又从实践中证实足太阳经筋"从腋后外廉结于肩髃"之论点确有依据,在众多肩后疼痛患侧之天柱穴,亦发现隆起压痛,与健侧有明显区别,针刺效果甚好。

方幼安教授在以上基础上,为了进一步探索按经筋所过之取穴法,对肩痛患者循手阳明经筋所过之处扪按,发现绝大多数患者,在患侧天鼎穴有明显压痛,但不隆起,单凭望诊,不用指压,不能发现。考天鼎穴位于颈部外侧,《灵枢·经筋》:"手阳明之筋……从肩髃上颈之处。"定位在胸锁乳突肌锁骨头上方,前斜角肌与中斜肌之间,约当乳突骨下缘至锁骨中线联线的下1/3处。经典多载治"暴瘖气哽,喉痹嗌肿",未见可治肩痛。方幼安教授在发现这一压痛后,即在临床探索求证,结果通过大量实践证实启凡肩痛患者在天鼎穴均有明显压痛,不论肩部各种痹证、颈椎病引起之肩周炎,甚至中风偏瘫,其患侧上肢疼痛不能抬举者,天鼎穴均会出现压痛,针刺此穴有良好快速效应。其阳性反应会随症状出现而明显,症状缓解而减轻,症状消失而消失。方幼安教授为此在临床上不断验证,超过千例,其规律十分可靠。

天鼎穴治肩痛之操作法,要求针尖偏向后方,为有针感向肩臂放射最佳,进针得气留针,嘱患者活动其上肢,不论主动运动或被动运动均有裨益,可加速其疗效。

【编者按】

和前面的神道穴一样,天柱、天鼎两穴分别用于腰痛、肩痛的治疗也是方幼安教授的新发现。而且长期应用,屡试不爽。记得二十世纪八十年代随诊方幼安教授时,一位中风患者,右侧偏瘫,肩部下垂,疼痛难忍。方幼安教授在天鼎穴区摸得一明显压痛区后,直刺1针,患者即感酸麻之感直达右侧指端。疼痛即时减轻,数次治疗后,不仅疼痛消失,而且患肢亦逐步上举过头。当时,他特别强调,天鼎穴取穴不可拘泥传统定位,以按压有明显压痛点为准,针刺时以引发针感传导为佳。我们在临床中发现,此法适宜各种肩痛病的治疗,尤其是肩周炎患者。

九、关于控制任脉下腹部针感导向之体会

众所周知,针刺不仅要"气至而有效",而且力求"气至病所",因此针刺气海、关元、中极等穴,治疗阳痿、早泄诸症时,要求针刺得气,气往下行,如能直达阴茎端,疗效较为理想。如治疗子宫脱垂与胃下垂诸症时,针刺脐孔上下诸穴,则要求针感上行。

方幼安教授常闻初学针灸之同道诉说,在下腹进针,不易控制针感导向,常出现欲其下行而不下,欲其上行而不上,或忽上忽下,难以捉摸。如此难免要影响治疗效果。方幼安教授在控制下腹任脉诸穴针感导向问题上,曾作过一些探索,略有初步体会,其方法可归纳为以下数语:"患者仰卧,医生立右,头左脚右,拇指向前,食指向后,气往下行。"具体地说:"患者仰卧,医生立右",是指患者取仰卧位,医生立于患者右侧,即为常用的体检位置。进针方法:当进针至所要求

的深度后,医生用左手指固定针体,然后右手持针捻转导气,捻转的要求是"拇指向前,食指向后",按这种运针操作,其针感可以出现"气往下行"。反之,如拇指向后,食指向前,则会出现针感上行。方幼安教授对此已屡试不爽。如能掌握此法,可根据治疗需要,行全部手法,可望得到预期效果。

【编者按】

强调不仅"气至",更要求"气至病所"是方氏针灸的又一特色。上面多篇医话实际亦已提及。"气至病所"一词,首见于金元医家窦汉卿之《针经指南》,包括《针灸大成》在内的多种古籍均有强调。现代不少医家,如张缙教授等,对控制针感导向均有深入研究。

关于控制任脉下腹部针感导向的方法,是方幼安教授总结的控制针感传导,也就是促使气至病所的一种方法。据我们临床体会,针脐以下任脉穴,针感下行至生殖器,对多种泌尿、生殖系统疾病,确有加强疗效的作用。在实际操作中,我们发现针感下行较之上行为易。

十、睛明穴取穴之体会

方幼安教授曾目睹某同事为一老年性白内障患者针刺睛明穴,出针后,患者离诊室2~3分钟,急返入室,见到左眼区大量内出血,肿胀严重,用手指已无法拨开其上下眼睑,急用冰块止血,血止后再用热敷,事后该眼视力明显下降。

上述一例大出血为刺中内眦动脉所致,考睛明穴定位在目内眦0.3 cm许,该处恰好为内眦动脉所在,稍一疏忽,极易刺中动脉造成较多出血。如何做到取穴准确而又不致刺中动脉,不妨按下述方法操作:医者切勿用手指按住上下眼睑之内方,暴露出上下眼睑。这一取穴法看似很容易看准目内眦0.3 cm许之穴区,但这一取穴法是把内眦动脉暴露在指压之外,针刺操作时,极易误刺中内眦动脉而造成出血。方幼安教授在取穴时,嘱患者合眼,医者用左手拇指覆盖上下眼睑(不论左眼或右眼。如患者取后靠坐位,针右眼时,医生立于患者对面,针左眼时,医生立于患者左侧),拇指腹前缘必须扪到内眦动脉在指腹下搏动,按住动脉,并稍稍推向眼睑之一侧。右手持针,用指切法沿左拇指指甲缘轻轻破皮进针。待破皮后,可垂直刺入,如在0.5~1 cm深处发现不能深入,可将针尖改为向瞳孔直视之纵深方向进针,即可刺入,可深达4~5 cm。嘱患者勿睁开眼睑,可以留针。按上述取穴法操作,不会刺中内眦动脉,免致出血。

十二正经中尚有一些穴位恰在动脉之旁,操作不慎,均易造成出血,常用的有:太阴肺经经渠,足阳明经人迎、气冲、冲阳,手少阴经神门,手太阳经听宫等穴,凡上述穴位在动脉附近者,其取穴法均应为医者左手拇指在穴区按住动脉,当感到拇指指腹下有动脉搏动时,右手持针再沿拇指缘进针。即可避开动脉,不致出血。其方法一经讲明,至为简易,但初学者亟宜注意。

【编者按】

晴明穴是较易引起皮下血肿的眼区穴,方幼安教授所总结的针刺方法,对开展眼病针灸帮助很大。特别是他由此举一反三,提到诸多穴位如何预防出血的方法。当然,除了晴明穴之外,眼区穴针刺不当均易引发皮下出血,对此,我们在方幼安教授观察的基础上,结合多年临床实践,总结了一套比较完整的防治之法(详见《眼病针灸》)。

十一、浅谈辨证施治在针灸科

近年来发表在期刊上的报道,多数系近似协定处方的总结性报道,对总结临床,推广经验,有可取之处,也有不足之弊。为进一步继承和发扬祖国医药遗产,需要做更细致深入的工作。从祖国医药理论体系出发,掌握针灸学理法方穴的规律来指导临床,这对进一步发扬祖国医学,必将是有利的。

施治之前必先辨证,辨证是认识和治疗疾病的基础,只有在这个基础上,才能识别证候的表里阴阳,虚实寒热,才能决定合理的治疗方案。药物和针灸只是内治与外治之不同,其施治之依据是一致的。

证有八纲。在治则上有"寒者热之""热者寒之……"之分,药物有"或收或散,或缓或急,或燥或润,或软或坚",以平其气之别。针灸同样有穴位的特异性和手法的补泻,以补虚泻实。药物治疗有"形不足者,温之以气,精不足者,补之以味"。针灸治疗也同样有"盛则泻之,虚则补之,热则疾之,寒则留之……"的施治方法。施治形式虽有药物与针灸之不同,而需要以正确的辨证为前提则是一致的。因此,重视辨证施治在针灸科的临床应用,以发扬祖国医学,不断提高针灸疗法的疗效是值得倡导的。

现就上述观点,谈谈关于针灸治疗慢性泄泻的肤浅体会,以说明辨证之重要。

慢性泄泻多由急性失治迁延而来,其病多在脾、肾两经。脾主运化,吸收精微,如脾阳不振,将无以制水虽肾水上泛,反侮及土,此为脾病及肾。如命门火衰,阳虚不运,似锅下无火,以致完谷不化,此为肾病及脾。《素问·藏气法时论》:"脾病者……虚则腹满,肠鸣,飧泄,食不化。"《灵枢·经脉》篇:"脾所生病者……溏瘕泄;肾所生病者……肠澼。"这都说明慢性泄泻与脾、肾攸关。如不以整体观念作指导,不以辨证论治为依据,就很难立方取穴,收到满意的疗效。试举例如下:

案 1. 脾虚湿胜,运化无权:患者周某,女,60 岁,菜场营业员,体形虚胖,面色萎黄。肢体困乏,患慢性泄泻 7 年,每天 6~7 次稀糊便。长期服药无效。苔腻,脉濡。辨其证候,显示脾运无权,中焦湿困,以致纳而不化。治宜温中健脾,分利水湿。取脾俞、章门、大横、公孙以健脾,阴陵泉、三阴交以利湿。针 3 次后,大便成形,8 次后,大便日行 1 次,症状消失,针灸期间,停服药物。

案 2. 命门火衰,不能生土:患者顾某,女,39 岁,街道生产组组员。先患急性肠炎,转为慢性后,7 年不愈。面色㿠白,肢端厥冷,腰酸带下,自感腹中冷,喜抱枕俯卧,腹痛泄泻,日行三四次,完谷不化,服药无效。舌淡,苔薄白,脉象沉细。此乃久泻之后,津液耗伤,阴损及阳,阳气弱微,不能生脾土。辨其证候,显示肾虚脾泻。治宜温肾阳,补命火。火旺可以生土,脾健乃能止泻。取命门、肾俞、关元穴以温肾,脾俞、公孙以健脾。针 5 次后,每日便行 1 次,渐成形,腹痛止,面色转华,肢温渐复,余证亦渐渐告退,10 次痊愈。针灸期间,停服药物。

以上两例,在慢性泄泻中均属常见。此外,还有脾气不舒以致肝木之气郁结,或木气郁结横逆而克主,所致慢性泄泻,又当肝脾同治,扶土抑木。

以上两例在两年后随访,远期疗效,也很满意。

【编者按】

针灸的辨证施治,是祖国医学主要的诊疗原则,也是关键性特色之一。近年来,随着针灸现代化和国际化进程的加速,这一重要的原则有逐渐淡化之势。在选穴取方,往往重局部、轻全身,重针对病症、轻辨证施治。长此以往,针灸学就有可能成为一种治疗的技术而不是一门医学。目前,在国际交流中,就有这种倾向。方幼安教授提出这一问题,我们认为是十分重要的。虽然他只举了两个泄泻的例子,但足以证明辨证的重要性。当然,作为一门发展中的医学,随着现代医学诊断学的迅速进展,也必须不断吸收其新技术、新方法,为我所用。不能偏废,做到辨病辨证相结合。

第二节 效 方 荟 萃

方幼安教授行医 50 多年,十分善于总结临床经验,特别是提炼验方。他的验方有以下特点:① 充分运用不同针灸疗法,一般都包括针刺、艾灸、耳针以至激光穴位照射等;② 对不同疗法的应用和作用又作了不同的评价;③ 较为详细的介绍各法的具体操作之法。因此具有实用性和可推广性。以下验方主要选自《针灸有效病证》(方幼安、陈业孟编著,上海翻译出版公司 1990 年出版)一书,也有一部分选自方幼安教授的其他著作。在选用时,编者除了在体例上为求统一外,基本上保持原貌。其中体会部分亦为方幼安先生所撰。

一、慢性前列腺炎

【验方】

(1) 体针

主穴：① 肾俞、膀胱俞、太溪；② 气海、关元、三阴交。

配穴：① 大横、公孙（均双侧针刺）；② 长强（针刺）。

操作：两组主穴轮流使用,如会阴有胀感、潮湿感,可加配穴,亦交替应用。主穴①,取双侧用针刺法；主穴②中气海、关元用艾灸或温针法,三阴交取双侧用针刺法。配穴第一组取双侧针刺,第二组长强穴的针法如下：以左手拇指指切尾骨下端,并向前取穴。右手（原作为左手,误）持针循指甲缘以直刺（与尾骨成平行）进针,进针在尾骨前,用 0.32～0.38 mm、75～100 mm 毫针,进针 7.5～9.0 cm 深,用提插捻转手法,要求针感放射到小腹部。本法治疗会阴部坠胀、潮湿感有效,且见效较快。按上法,每天或隔天 1 次,15 次为 1 个疗程。

(2) 耳针

取穴：① 肾、前列腺、盆腔（均双侧针刺）；② 膀胱、尿道、内分泌（均双侧针刺）。

操作：两组穴交替使用,双侧均取。用针刺法,行中等刺激。隔天 1 次,15 次为 1 个疗程。

体会：针灸对前列腺炎有一定疗效,虽不能速效,仍不失为有效的方法之一。

在针灸科临床常见的阳痿、早泄的中年患者,如辨证有口苦或口甜,脉濡苔黄或黄腻,伴小便淋漓不尽者,应考虑其主诉阳痿、早泄为前列腺炎所出现的症状。

幼安少年时侍先君慎盦公临诊时,曾见治一位约五旬男性阳痿、早泄患者,兼诉小便淋漓、会阴潮湿坠胀,前医投以温补肾阳之品未效。先君诊得脉象濡细,舌苔薄黄中腻,投以水陆二仙丹,重用芡实,再加健脾之剂,并针刺关元、脾俞、公孙、丰隆诸穴。幼安初不理解,先君告以此人为肾阴亏虚,脾不健运,湿困下焦,水湿成灾,为阴盛之病。阴邪为祟,肾阳岂不受侮。治应通利下焦,兼予益精滋阴。肾精充、湿邪去,其病当可治矣。此人经用上法治疗后,果然诸恙俱愈。嗣后幼安亦用此法治疗前列腺炎所致之阳痿、早泄,多能取得较好效果。

【编者按】

慢性前列腺炎,尿频、尿急、尿痛等尿路刺激症状和排尿不畅,尿后滴尿,或滴出白色分泌物,会阴坠胀等为主要表现,或引起遗精、早泄、阳痿,并伴有头晕、乏力等全身症状。本病病因与感染、变态反应及局部充血等有关。按其症状相当于中医学中"白淫""尿精"及"白浊"等。现代西医学除物理治疗、按摩及对症消炎外，尚无其他有效措施。

现代以针灸治疗慢性前列腺炎，自二十世纪七十年代开始在临床上逐步试用，从二十世纪八十年代中期起，有关文章逐渐增多。1990年之后，文献呈明显上升趋势，在二十世纪九十年代末和二十一世纪初曾出现过两个高峰。近年来，临床文章仍有持续增长这势。通过总结，发现用芒针深刺，并要求针感下达会阴，不仅方法简便经济，而且疗效确切；同时通过大量临床观察，发现小腹及骶部穴位治疗本病效果较好，目前一般认为针灸适于下列症状：会阴坠胀、腰及下腹痛，尿频有遗沥，性功能减退；直肠指检前列腺有明显压痛者；前列腺液常规检查有炎性表现，B超示炎性图像者。大量临床证实，针灸对本病的会阴坠胀、排尿困难等主要症状，均有良好的作用。我们可以发现，以上种种，与方幼安教授的取穴、操作及学术观点，多相符合。

二、鼻窦炎

【验方】

(1) 体针

主穴：迎香（双侧针刺）、合谷（取侧或单侧针刺）。

配穴：① 鼻通、攒竹、内庭（均双侧针刺）、上星（针刺）；② 肾俞、足三里（均双侧针刺或艾灸）。

操作：急性期取主穴，迎香穴可加用艾条熏灸。鼻塞严重、头额痛加配穴①；慢性期加配穴②，急性期每天1次，直至缓解，慢性期隔天1次，10次为1个疗程。

(2) 耳针

主穴：内鼻、外鼻、肺（均双侧针刺）。

配穴：肾、肾上腺、内分泌（均双侧针刺）。

操作：中强刺激。急性期用主穴，每天1次。慢性期以主穴与配穴交替使用，并可在针刺后加贴压王不留行。左右两耳交替，隔天1次，10次，为1个疗程。

体会：本病急性期，针灸有较好疗效，应优先考虑体针法与耳针法。针刺鼻通穴，要求针感强烈，痛感明显，患者眼球湿润，甚至泪下，出针时出血1、2滴，能获较好疗效，多能及时改善鼻塞，通气好转。迎香穴针刺后加艾条熏灸，对由于感受寒凉后导致鼻炎急性发作者有良好而及时的效果。进针时，患者宜取卧位，以免艾烟上熏眼部，刺激眼球。

耳针疗法要先找到穴位敏感点,再进针,要求针感强烈,痛感明显,方能速效。

针灸科临床所接待的鼻窦炎患者,多数为有慢性鼻窦炎史急性发作,这类患者仍宜首先考虑针刺或加贴耳穴,当症状稳定后宜配用耳穴贴压法,以便在保证有效的前提下,减少患者在接受治疗方面所带来的痛苦。

长期反复发作的慢性患者,效果不及急性期控制症状疗效好,加用扶正固本之法,实不可忽视,能提高疗效。扶正固本之法,可选用或加用配穴②,肾俞可益肾固本,足三里扶正强壮,均为整体治疗要穴。耳针配穴亦为扶正固本之意,用于慢性患者,与主穴交替使用。

【编者按】

正如方幼安教授所说,针灸临床所见,本病多为慢性鼻窦炎或其急性化脓性鼻窦炎发作。常为多个鼻窦的黏膜同时出现化脓性炎症,以多黏液或脓性鼻涕、鼻塞、头痛、头昏及嗅觉减退或消失为主要临床症状。现代西医学除穿刺冲洗、手术疗法外,尚无理想的治疗措施。

慢性鼻窦炎相当于中医学中的鼻渊、脑漏等。针灸治疗鼻渊,在《针灸甲乙经》中就有记载。现代用针灸治疗慢性鼻窦炎的报道,始见于1954年。二十世纪六十年代起不断有多例观察的临床文章出现。但直至1992年之后,有关文献量才逐渐增加,至二十一世纪初临床文章更较为集中。从已积累的经验看,针灸对本病的治疗确存在相当的优势。有些抗生素或物理治疗效果较差的患者,针灸后却往往取得较好的疗效。针灸不仅可使头痛等症状减轻或消失,并能使肿胀充血之黏膜皱缩,有利于通气和分泌物引流。在取穴上,多以局部取穴和远道取穴相结合;在刺激方法上,早期多用针刺之法,并主张深刺。近年来多种穴位刺激之法已用于本病,诸如用电针、穴位注射、耳针、穴位激光照射、皮肤针及穴位敷贴等,都有不同程度的疗效。综观现代各种治法,我们觉得方幼安教授的针灸结合耳针之法,应该是值得推崇的方法之一。

值得一提的是编者体会本法对过敏性鼻炎也有良好的效果,可在上述主穴的基础上加用印堂、风池两穴,印堂向下平刺、风池向鼻尖方向针刺,均至有明显酸胀感后留针。

三、支气管哮喘

【验方】

(1)体针

1)发作期:

主穴:天突、太渊、丰隆(均双侧针刺)。

配穴：大椎、肺俞、定喘（均双侧针刺）。

2) 缓解期：① 大椎、肺俞、肾俞、脾俞（均双侧）；② 关元、气海、丰隆（双侧针刺或艾灸）。

操作：发作时每天针1～2次，缓解后隔天针或灸1次，10次为1个疗程。

（2）耳针

主穴：肺、肾上腺、平喘（均双侧针刺）。

配穴：肾上腺、交感（均双侧针刺）。

操作：适用于发作期。每天针1～2次，也可针刺1侧，另1侧贴压王不留行子，如不能缓解，可加备用处方。

体会：治疗本病，主张发作期体穴与耳穴同用，对控制症状有较好疗效，但必须重视辨证。因本病虽较多由于寒邪诱发，但久病之后，气阴两伤，或伏寒化热，可见患者形体消瘦，舌红，脉象细数，虽在发作期亦可加针太溪（复溜）等滋肾养阴之穴，如形体丰腴，舌滑，苔腻，张口示舌时，痰涎充盈者，除针刺丰隆外，也可针太白、公孙诸穴，可利湿化痰，缓解症状。

治哮喘当益肾敛气，实为治本之道。先父慎盦公所著《金针秘传》曾记一病案："莫君敏庄……以臂痛不举，向余求治，见其行动即喘，脉大而空，两尺尤少力，入夜则口渴咽干，小溲频数，余告以君之本病，乃肾气不能收纳，其臂痛乃标症也。如不根治之，花甲之年，岂有肾虚而能延寿者？即针肾俞、关元等穴，并书专门补敛肾气之方为丸治之，二月之后，本标各病全愈"（《金针秘传·针验摘录》）。

幼安治慢性哮喘，尚有一法，能获远期效果，即在每年春分、夏至、秋分、冬至四个节气之前后3天内，取大椎、身柱及气海或关元，直接灸5～7壮，连灸3次，可减轻其发作程度和延长其缓解期。或在缓解期，定期按上述两组处方针或灸，并且最好艾灸，亦能获长远效果。

按上述春分、夏至、秋分、冬至四个节气为一年四季气候变化之转折点，根据人体与大自然不可分割之"天人合一"论点，本病患者在这一气候转折点，病邪极易由皮毛入传肺金而发病，用艾灸之法，达到振奋阳气，益肾固本，以抵御外邪，从而缓解发病。

【编者按】

支气管哮喘（以下简称哮喘），中医称哮病，该病名见于《证因脉治》。在金元之前，哮、喘统属一门，针灸取穴治疗亦无明显差别，至明清，则已主张针灸治疗哮病应辨水哮、气哮、咸哮、冷风哮等不同而分别施治，表明有了较大的发展。

哮喘是一种很常见的发作性肺部过敏性疾病。其临床表现为突然发作呼吸困难、呼气延长费力、胸部紧压感，患者端坐，两手前撑，双肩高耸，出汗，烦躁不安,并有喘鸣咳痰,甚至出现紫绀等。其中以呼吸困难最为明显。哮喘多反复发作,每次发作可达数小时以上。

哮喘的针灸治疗,现代有关报道非常之多。特别是近二十年来,不断发掘出不少有效的方法,其中包括:化脓灸、磁疗、穴位敷药、穴位注射、穴位埋线、穴位激光照射、穴位结扎、穴位挑治、穴位割治、热针等。不仅能有效控制急性发作,而且可以预防复发。从疗效看,各法大致相近,有效率为80%～90%。近年来,对治疗效果的观察更趋深入,如经对照治疗发现,化脓灸对哮喘缓解期的疗效明显优于发作期。

方幼安教授在本病针灸治疗的独特之处有三:① 强调重治本,益肾敛气,不仅在发作期加用滋肾养阴之法,缓解期更着重取大椎、肺俞、肾俞、脾俞、关元、气海,以益阳补气、固肺、健脾、益肾;② 重用灸法;③ 依据四个节气,进行预防性治疗。这些均值得我们借鉴。

四、中心性视网膜脉络膜病变

【验方】

(1) 体针

主穴:① 风池、球后、攒竹、大骨空(均双侧针刺)。② 翳明、晴明、太阳、小骨空(均双侧针刺)。

配穴:肝俞、肾俞、光明、太溪(均双侧针刺)。

操作:主穴均取,①②交替应用,配穴酌加。隔天1次,20次为1个疗程。

(2) 耳针疗法

取穴:① 目1、眼、肝(均双侧针刺)。② 目2、眼、肾(均双侧针刺)。

操作:①②方隔日交替针刺,也可针刺1侧,另1侧贴压王不留行子。

体会:曾用上述方法治疗本病数例,均能取得一定疗效。体会到关键在于取穴准确与操作方法。风池穴操作法:必须紧靠枕骨粗隆下方,如偏低或偏离穴位,即不能得到预期针感,针尖必须对准同侧瞳孔。进针深度要达到4～5 cm,操作手法必须在达到规定深度后,用小幅度反复捻转,针感可循经络分布路线,渐渐到达阳白穴或眼区,此时,有些患者会感到眼内有冲击感,如此,疗效较好。出针后即刻可发现视物较针刺前清楚、明亮;但也有患者自感看物较针刺前清楚,而在检查视力时提高不明显。风池穴在留针时,可间歇运针3～5次,以加强针感。球后穴操作法:患者取仰卧位,眼睛睁开,注视上方,术者用左中指托住眼球,勿使转动,右手持针,针尖沿左中指甲缓缓进针,达到4～5 cm深度,患者有轻度胀感,然后小幅度捻转,加强针感,患者有眼球突出感,但无明显痛感,捻转1～2分钟后,缓缓退出,用干棉球按压针孔。睛明穴操作法:患者取仰卧位,眼睑闭拢,术者左手拇指按住内眦动脉,感到指下动脉轻轻搏动,并将眼球推向目外眦。右手持针,针尖沿左拇指甲缓缓进针,达到4～5 cm深度,患者有轻度胀感,然后作小幅度捻转,加强针感,但无明显痛感,捻转1～2分钟后,缓缓退针,用干棉球轻轻按压针孔。除处方①②交替使用外,对长期慢性患者,可加针或灸配穴。

【编者按】

中心性视网膜脉络膜病变,是以患者突然出现单眼视力轻度下降、视物变暗或色调变黄、变形,或小视,并有中央相对暗区为主要临床表现。眼部无炎症表现,视网膜神经上皮下透明液体积聚。眼底黄斑部可见圆形或类圆形1～3 PD、颜色稍灰,微隆起的病变,边缘可见弧形光晕,中央凹反光消失。好发于中青年人,男性多于女性。

针刺治疗本病始于二十世纪五十年代,二十世纪六十年代初有人试用电针球后穴治疗,取得较好效果。较大的突破则出现自二十世纪七十年代末至今的30多年,首先是一些有效新穴的发现,使疗效获得较大幅度的提高;其次,各种穴位刺激法的应用,如针刺、耳针、穴位注射、磁穴疗法、激光穴位照射及静电针等,适应了不同需要。从目前已积累的经验看,针灸可以作为本病的主要疗法之一。有人通过对照试验,发现穴位注射治疗的效果显著优于用激素、抗生素、扩血管剂及能量合剂等的综合治疗。

方幼安教授所积累的经验在我们之后开展眼病针灸中,有较重要的借鉴作用。当然,在后来的实践中,在配穴和操作上有所改进。如睛明穴的皮下血肿发生概率较高,多以上健明代替;我们又参照李聘卿医生的经验加用新明1和新明2。在操作上也有一定的发挥,进一步提高临床疗效。

五、偏头痛

【验方】

(1) 体针

主穴:后太阳(患侧针刺)、风池、足临泣(均双侧针刺)。

配穴:① 肝俞、太冲(均双侧针刺);② 肾俞、复溜(均双侧针刺);③ 百会、脑户、神门(均双侧针刺);④ 关元、三阴交(均双侧针刺);⑤ C₃棘突下压痛点(针刺)。

操作:以主穴为主,辨证选用配穴,发作期间,每天针1次,不计疗程。缓解期隔日1次,10次为1个疗程。亦以首选处方为主,辨证选用各用处方。

(2) 耳针

取穴:额、枕、神门(均双侧针刺)。

操作：发作时每日1次,用强刺激,缓解期,隔天1次,10次为1个疗程,中强刺激。也可针刺一侧,用王不留行子贴压另一侧。

体会：偏头痛为神经系统常见疾病,针刺具有良好疗效。后太阳穴位置为丝竹空向后移至鬓发际,由于位置在太阳穴之后,故暂名"后太阳"。进针操作法为浅刺卧针,向鬓发内以水平方向进针4~5 mm,小幅度捻转,留针30~90分钟,对安神宁志,缓解多种头痛有较好疗效。风池与足临泣均应用泻法。在大量实践中,发现有以下几种情况,应该注意,可以提高疗效。

第一种辨证为肝阳上亢,脉象弦滑,面色红。性情急躁者,应在主穴基础上加配穴①,均应用泻法。

第二种辨证为肾水不足,脉弦细而数,尺脉尤弱,舌质偏红或红绛光剥,形体消瘦、性情急躁者,应在主穴基础上加配穴②,用补法。

第三种多为心胸狭窄,常自我烦恼,不易自我解脱者,应在主穴基础上加配穴③。其中脑户平素用于醒脑开窍,但亦能平息精神激动,有良好效果。

第四种为女性患者在月经期或行经前1~2天容易发病者,应在主穴基础上加配穴④。关元穴为任脉与足三阴经之交会穴,此穴可起任脉与肝、脾、肾之良性调节作用,可改善行经期间发病。

以上四种,有时会交替出现,或两者兼而有之,难以绝对划分清楚,宜在临诊时鉴别,有所侧重,随证加减施治,不必拘泥不变。辨证为主,变通为制,则事半功倍。

第五种稍少见,但幼安也发现多例偏头痛患者在C_3棘突下有轻度隆起,明显压痛;也有少数病例在C_3棘突无压痛,而在C_2棘突由下向上推按时,会出现压痛:正常的颈椎生理弧度,C_3棘突不应扪及,但有些偏头痛患者却可扪及并伴有明显压痛。以上两种情况(C_2棘突下压痛和C_3棘突隆起、压痛)在颈椎、侧位X线片上均不能见到异常改变,但在手指触诊,完全可以发现阳性体征,在这些隆起或压痛点行温针,再针刺主穴,能收到良好效果。

【编者按】

偏头痛是常见的急性头痛之一,是一类有家族发病倾向的周期性发作的疾病。系由于发作性血管舒缩功能障碍,以及某些体液物质暂时改变所引起的疼痛。病因尚不明,约50%的患者有家族史,且以女性多见。其临床表现为：发作前幻视、幻觉、偏盲等脑功能短暂障碍,继则呈一侧性头痛,为搏动性钻痛、刺痛或钝痛。剧烈时伴眩晕、出汗、恶心呕吐、心悸、便秘等症,持续约数小时。一般间隔数周复发,呈周期性发作。中医学亦称本病为偏头痛或偏头风,多因肝气郁结,化风化火,循肝胆之经上挠头面所引致。针灸治疗偏头痛有较长的历史和较好的效果。通过临床的不断筛选比较,近十多年来,在选穴和刺激方法上都摸索到不少行之有效的经验。一般主张应用传统的透穴刺法，刺血拔罐也有较好的止痛作用。还有采用穴位埋线的方法，取得了一定效果。在具体选穴和治疗手法上，有人以即时止痛为指标，通过对照观察发现，偏头痛以局部选穴较佳，而针刺得气后快速捻针至针感强烈出针，其疗效优于留针20分钟。

本方是方幼安教授总结的一个有特色的效方，其中后太阳配风池穴，经临床应用确有针到痛除的作用。另外，我们发现如加用率谷透角孙更能增强疗效防止复发。

六、面神经麻痹

【验方】

体针

主穴：攒竹、丝竹空（均患侧针刺，两穴相互透刺）、颊车、地仓（均患侧针刺，两穴相互透刺）、下关（患侧针刺，可向瞳子髎、颧髎、颊车等穴分别透刺）。

配穴：阳白、四白、夹承浆、完骨（均患侧针刺）、合谷（健侧针刺）。

操作：每天或隔天针1次（急性初期以每天针刺为好），连续治疗，不受疗程限制；如连续治疗2周尚未显效，可加配穴。早期患者多有耳后乳突疼痛，可选用完骨。

体会：针刺治疗周围性面瘫，确有疗效。方幼安教授40几年来治愈此病者不下千例，曾耳闻有人认为此病有其自愈性，不针灸也会恢复云云，但我们所接待的大量患者，其中包括早已过了恢复期的，几乎没有一个不治而愈的；事实上在神经内科的处理，除使用维生素外，还使用激素，也说明此病有治疗之必要。关于针刺是否确有作用的问题，方幼安教授发现用毫针分别从攒竹、丝竹空两穴互透，进针后，原来露白的眼睑，即刻可闭拢或接近闭拢，并可以在绝大多数面瘫患者中得到重复，这一现象可以认为系针刺具有激发神经功能恢复的一种表现。方幼安教授又发现不针刺局部任何穴位，仅针刺健侧合谷穴，经运用手法后，露白的眼睑也能逐渐明显接近闭拢，并可在绝大多数面瘫患者中得到重复，这一现象不仅说明针刺具有激发神经功能恢复的作用，还反映了经络之客观存在。

此外，我们和上海医科大学神经病学研究所神经生理研究室合作收治一组病程在1个月以上历经治疗未愈的面瘫患者，首先说明没有自愈作用的存在，而且也都过了恢复期，对这类患者进行针刺治疗，在治疗前、治疗中和恢复后分别作肌电图检查，也证实了针灸疗效的存在。

【编者按】

本节所指的面神经麻痹，亦称Bell麻痹，是茎乳突孔内急性非化脓性炎症所引起的一种周围性面神经麻痹。其主要临床症状为一侧(极少可为双侧)面部表情肌突然瘫痪,前额皱纹消失,眼裂扩大,鼻唇沟平坦,口角下垂,面部被牵向健侧等。本病在中医学中称为"口眼㖞斜"。

现代针灸治疗包括各种穴位刺激之法:电针、拔罐、穴位注射、腕踝针、络刺、耳针、皮内针、穴位贴敷、穴位埋植、微波针等。为提高疗效,往往多种穴位刺激法综合运用。当然,在所有方法之中,最主要的仍是针刺之法,为探讨最佳的选穴与手法,近年已作了不少工作。发现,局部穴位采用透刺法比采用直刺法治愈率提高30%左右。一般主张,面部取单侧穴,以沿皮透刺为主。早期尚有炎症者,局部轻刺,病久面肌有萎缩者,宜针灸并用,如患部疼痛不已,且有青筋显露者,可用三棱针挑刺放血。而应用不同的穴位刺激方法,通过对比观察,效果亦有不同。

本方是方幼安教授在治疗面瘫40多年的总结。早在二十世纪五十年代初他就有这方面经验的介绍。其取穴以近取为主,而操作最大的特点的是透刺法的运用。这些都和国内有关专家所总结的经验相符。我们临床上发现,方幼安教授之法尤其适用于难治性面瘫。

七、中风(恢复期、后遗症期)

【验方】

体针

主穴(用于对症):

(1) 头痛、眩晕:百会、四神聪、风池、太阳、合谷、太冲(均双侧针刺);

(2) 失语、舌麻、味觉减退或消失:哑门、廉泉(均针刺);

(3) 口㖞:下关、地仓、颊车(均患侧针刺);

(4) 上肢瘫痪、麻木、酸痛、沉重:① 肩髃、手三里;② 曲池、四渎(两组均患侧,电针15分钟,两组轮流选用或按疗程轮流选用);

(5) 肩关节抬举疼痛:天柱、天鼎(均患侧针刺);

(6) 肘关节僵硬(肌张力增高):曲泽(患侧针刺);

(7) 手指僵硬(肌张力增高):三间、后溪(均患侧针刺);

(8) 下肢瘫痪、麻木、酸痛、沉重:① 环跳、委阳;② 足三里、阳陵泉;③ 髀关、足三里(三组均患侧,电针15分钟。三组轮流选用或按疗程轮流选用);

(9) 膝关节僵硬(肌张力增高):犊鼻、委中(均患侧针刺);

(10) 足趾僵硬(肌张力增高):太白(患侧针刺)。

配穴(用于整体治疗):

(1) 形体丰腴,苔腻痰多:脾俞、公孙、丰隆(均双侧针刺);

（2）形体偏瘦，舌红少苔：肾俞、复溜、太溪（均双侧针刺）；

（3）舌胖边有齿痕：气海、足三里（双侧针刺）；

（4）反应迟钝，情绪易于波动，甚至哭笑失控：百会、强间、脑户（针刺）；

（5）血脂高或血黏度高，脉象弦滑数实：风府、风池、内关（均双侧针刺）。

操作：根据患者出现的症状，按对症治疗各相应处方选择使用，并加根据中医辨证按整体治疗各相应处方选择使用。一般隔天针灸1次，10次为1个疗程。

体会： 针灸对于中风恢复期和后遗症期的治疗有较好的效果。值得一提的是，整体辨证论治与对口喎、肢瘫的对症治疗应认为同样重要，不少医者常偏重于着眼肢瘫的恢复，实际上两者是同样重要的。因为中风的病因与风、火、痰有关，因此应考虑有针对性地平肝息风、利湿化痰，对于久病伤阴者，应予益肾养阴，保存正气。这些治则都有利于整体康复，一旦整体明显康复，也会对局部证候产生有益影响。所以在选穴处方时，应考虑整体治疗与局部治疗的有机结合。

关于中风性质对偏瘫恢复的影响，我们曾统计过58例中风偏瘫患者，包括38例缺血性中风，15例出血性中风，诊断标准符合1978年第三届全国神经精神科学术会议的规定，在38例缺血性中风中，经针刺治疗1个月左右，显效4例，有效22例，无效7例，总有效率为87.6%，其中显效为23.7%；15例出血性中风，同样经针刺治疗1个月左右，显效4例，有效9例，无效2例，有效率为86.6%，其中显效为26.7%。根据这两组病例分析，两类中风偏瘫的针刺疗效接近。

关于针刺治疗偏瘫的时机：以往曾有人认为中风患者必须在症情稳定后再过一段时间方能针刺治疗，在我们统计的53例中风偏瘫患者中，发现在1～3周内开始针刺的患者总有效率为80.3%～96.4%，3周以后开始针刺的患者总有效率为53.8%。经统计学处理，$P < 0.05$，因此我们认为应该争取及早针刺治疗。

关于选用三间、后溪穴治疗手指僵硬（肌张力增高）的体会：中风偏瘫的患者由于肌张力增高，指关节僵硬如握拳状，我们选用三间、后溪穴，针刺后可即刻放松，改变僵硬握拳姿势。虽然针刺后几分钟或几小时后仍恢复到接近原状，但针刺具有累积作用，经多次针刺后，可使症状明显改变。操作方法是两穴分别进针后，医者左右两手同时持针，并同时用"捻转补泻"之泻法大幅度运针，当患者有强烈针感后，手指能即刻放松伸开。

关于选用天柱、天鼎穴治疗肩关节疼痛的体会：以往文献及现代报道均少见此两穴能治中风偏瘫，但幼安发现此两穴对中风患者肩关节疼痛或运动时疼痛有良好的作用。但应注意以下取穴与操作：不论患者主动抬肩或被动运动时关节疼痛者，如痛在肩后，可在天柱穴摸压；痛在肩前，可在天鼎穴摸压，多可摸到块状或条索状结节,并伴有明显压痛,在压痛点上进针,捻转得气,以泻法运针,加强针感。凡能主动运动者同时抬举活动,凡不能主动运动者,可由他人帮助抬举。不论原来能否运动,均应在留针间隙运针,加强针感,并在留针时间内根据患者体力耐受程度,间隙运动肩关节。天柱、天鼎两穴的结节压痛,会随症状之明显而出现,也会随症状之缓解而消失。根据经络学说,天柱穴属足太阳经,肩后面为足太阳经经筋所分布;天鼎穴属手阳明经,肩前面为手阳明经经筋所分布,当发生病痛后,经络之气阻滞,不通则痛,故在循行之经络上可出现结节压痛。这种结节压痛在健康一侧一般不会出现,故结节压痛与肩痛呈平行关系。幼安用上述方法治中风肩痛,颇为得心应手。

【编者按】

本方不仅汇集了方幼安教授治疗中风偏瘫一生的经验,而且具有浓厚的方氏针灸特色,主要表现在:① 在选穴、配穴上,辨病与辨证、局部治疗与整体治疗相结合;② 在操作上,针刺手法与脉冲电刺激相结合,且各有特点;③ 总结经验效穴和刺法,如后溪、三间、天柱、天鼎等,提高针灸疗效。特别是,方幼安教授在体会中应用科学的对照观察的研究结果,对不同原因所致的中风偏瘫的针灸疗效及针刺治疗该病症的时机,均提出了自己新的见解。

八、梅尼埃病

【验方】

(1) 体针

主穴:角孙、风池、太冲(均双侧针刺)。

配穴:① 肝俞、肾俞(均双侧针刺);② 听会、翳风(均双侧针刺);③ 丰隆、公孙(均双侧针刺);④ 内关。

操作:先取主穴,急性发作期,每天针1~2次,症状稳定后,1~2天针1次,直至症状消失。如针刺1~2次后疗效尚不明显,加配穴①,其他配穴,随证选用。

(2) 耳针

取穴:内耳、肾、神门、枕(均双侧针刺)。

操作:中强刺激,发作期每天针1次。也可针刺一侧,用药籽贴敷另一侧。

体会:针刺治疗本病有良好疗效,且见效快。主穴中风池、太冲均宜用泻法,以针感强烈为佳,其中太冲一穴尤为重要。幼安曾治一例内耳性眩晕,患者女性,50岁,发病已3天,眼球水平震颤,眩晕,呕吐严重,目不能睁,曾用药物无效,经刺太冲穴,用捻转泻法,仅3分钟眩晕明显减轻,再予针刺风池,头部迅即感到清楚,眩晕若失,能坐起,续用上法治疗3天,加以巩固,随访1年未发。幼安用同样方法治疗本病多例，多能奏效。对耳鸣严重者，加配穴②；对形体丰腴常反复发作之患者，加配穴③，对预防发作有效；对恶心、呕吐严重者，加配穴④。

【编者按】

梅尼埃病，亦称内耳眩晕病。系内耳膜迷路积水所致的一种内耳病变；确切病因不明。其临床表现为突然发作的眩晕（具有四周景物或自身的旋转或摇晃的错觉），伴恶心呕吐，面色苍白，出汗、水平性或水平兼旋转性眼球震颤，以及间歇性或持续性耳鸣，听力障碍等。针灸治疗本病，较早的报道见于二十世纪六十年代初。一般采用体针，近年来，又陆续开展电头皮针、艾绒压灸等法，对控制急性发作均有明显效果。

本方组穴精到，主穴仅仅三穴，值得借鉴。配穴，除第二组外，多为远道取穴，强调整体治疗，体现方氏针灸特色。我们在平时使用时，往往加用百会穴，以两针刺入帽状肌腱成"十"透刺，往往可取得即时减轻的效果。

九、遗尿

【验方】

（1）体针

主穴：百会、水沟、关元、夜尿点（位置在小指掌面第二节横纹中点）（均双侧针刺）。

配穴：① 肾俞、三阴交（均双侧，针刺）；② 中极、足三里（均双侧针刺）。

操作：先取主穴，隔天1次，10次为1个疗程。如见效缓慢或病程长久患儿肾虚明显者，可加配穴，①②交替使用。

（2）耳针

取穴：① 肾、皮质下、交感（均双侧针刺）。② 膀胱、脑点、脑干（均双侧针刺）。

操作：处方①②交替使用，中强刺激，隔天1次，10次为1个疗程。

体会：针灸治疗对习惯性和精神因素所引起的遗尿有良好效果。上述针刺主穴，是幼安通过多年来治疗本病遴选拟定的，确实行之有效。遗尿患儿家长的普遍反映，患儿在入睡后不易喊醒，即使迷迷糊糊地被喊醒，仍处于半醒半睡，呼之排尿时，均处于不知所措状态，即使排出一些尿液，再入睡，片刻后又会遗尿，且尿量甚多，通常均多于刚才被喊醒时的排尿量。根据上述反映，可以认为由于患儿处于深度睡眠，大脑皮层对排尿的反应处于抑制状态，故不可能靠自己因要排尿而自我清醒，也不因他人呼唤而排空尿液，因此要使患儿避免处于深度睡眠状态，可以呼之能醒，以便于排空尿液，已成为能够取得疗效的重要手段。根据这一设想,幼安选用了百会、水沟,因为此两穴有醒脑开窍之作用,再配以关元以补益肾气;夜尿点为手针主治遗尿之经验穴。通过大量临床验证,凡用此方经过2～3次治疗后,家长均普遍反映,对患儿呼之能醒,且能排空尿液。幼安这一论点与结果,与邱茂良教授所作的临床研究报告,也不谋而合。邱茂良对19例接受针灸治疗的遗尿患儿,进行了夜间总尿量及尿比重的实验观察,结果是遗尿程度愈严重者,夜间总尿量愈多,比重愈低,经针灸治疗后,随着症状的好转,夜间总尿量也逐渐减少,尿比重逐渐增加。由于睡眠程度愈深,能相应引起尿比重下降。邱茂良的结论认为:针灸对本病的疗效,可能与调整睡眠有关。

幼安认为患儿通过主方治疗,取得初步疗效后,尚需加配穴,以巩固疗效。患儿多能从原来面色㿠白,渐转面色红润。但到能够完全自己清醒排空尿液,需要一个过程,加以巩固。

【编者按】

遗尿,俗称尿床,系指3周岁以上小儿,睡眠中小便自遗,至醒后方觉的一种疾病。重者可每夜1～2次或更多,其特点是膀胱一次性排空。本病病因多与各种因素所致大脑功能紊乱有关,但确切原因尚不清楚。现代西医学亦无理想疗法。

以夜间遗尿为特征的针灸穴方,则首见于《备急千金要方》,并将遗溺、失禁和尿床的取穴治疗分别列出。现代针灸治疗遗尿症,在二十世纪五十年代初,就有人作了临床观察,自此之后的半个多世纪,作了大量的报道,其文章篇数及报告例数之多,在针灸治疗病症中是比较少见的,从而被有学者列为泌尿生殖系统中医病症的第一大疾病谱。尤其从二十世纪八十年代之后,无论取穴和穴位刺激方法都有很大的发展。在穴位刺激方法上,几乎各种针灸变革之法都被用于本病治疗,包括头针、耳针、耳穴压丸、芒针、穴位注射、腕踝针、穴位埋植、足针、手针、电针、激光穴位照射,以及经络磁场疗法等。

纵观本方,其最主要的特色表现在:处方的组成上,采用远道取穴的具有醒脑开窍作用的百会、水沟,加局部之关元及手针穴,可谓独特,未见他人有此组方。而此组方的思路,方幼安教授也在体会中加以说明。我们曾在临床试用此法,确可重复。对一些病程长而又惧怕针水沟的患儿,我们加用秩边穴以芒针深刺至会阴部有得气感,不留针。另关元穴得气感也宜向会阴部放散。

十、戒烟

【验方】

耳针

取穴:口、肺、神门(均双侧针刺)。

操作：隔天1次,6次为1个疗程,强刺激。也可针刺1侧,用王不留行子贴敷另1侧,每天按压3～5次,每次1分钟。在想吸烟时,也予以按压,以胀痛为佳。

体会：我们在1980年开始作耳针戒烟的临床研究。根据针刺可以对大脑、内脏起调节作用的理论,认为针刺有关耳穴,有可能对吸烟产生厌恶感、减少或避免烟的诱惑,以达到戒烟之目的。取耳穴口、肺、神门的设想,是由于认为吸烟是通过"口"进入"肺",因而选择了口和肺穴。戒烟者戒烟时出现的心烦意乱、坐卧不宁、饮食无味、若有所失等症状,称为戒烟综合征,针对这些现象,需要镇静,故选择了具有镇静作用的耳神门穴。通过大量临床实践所取得的效果和机理研究所取得的数据,验证了开始时的理论假设,是正确的。

针刺后能使烟味改变和情绪稳定：我们在研究早期阶段,曾无选择地观察100例耳针戒烟者,发现其中72例在接受针刺后烟味发生改变,23例没有改变,5例在针刺后未吸过烟不知有无改变。在烟味改变的72例中有15例吸烟后出现头晕,就像不会吸烟的人初学吸烟或吸烟过量的反应一般,1例吸烟后呕吐(曾试过两次,反复呕吐),1例在1天内味觉改变。我们1986年、1987年的工作中,由于针刺操作时,注意加强针感,已提高烟味改变的效果。在100例中,于扎针的同时吸烟,有90例在1～2支烟吸完前感到烟味改变。为了掌握烟味改变的时间规律,我们曾毫无暗示地观察过1组对象,在第1次扎针时,请戒烟者同时吸烟,发现43人中有33人在不同的时间里(快1分钟,慢20分钟,平均8分钟),感到烟味发生变化：22人感到烟味变淡,没有烟味;11人感到烟味变苦、变辣,1支烟未吸完。

戒烟者在接受耳针后。普遍反映烟味改变,吸进的烟没有烟味,无可留恋,或烟味变辣,不想吸;同时情绪相对稳定,特别是以往曾依靠自我控制戒过烟的人,更感到针刺与否大不一样。

关于针刺方法的探索：我们早期曾用双侧耳穴针刺,出针后加1侧同上耳穴埋针。以后发现埋针较痛,患者不能向埋针一侧侧卧,我们就改用出针后贴敷药籽,又因顾虑在针刺后立即在原穴上贴药籽,会发生感染,并在观察了一部分单纯针刺的对象,戒烟效果也很好,不逊于针后加贴药籽,所以就单纯针刺,沿用至今。

我们虽定6次为1个疗程,但在实际治疗中发现90％以上的耳针戒烟者,能在1～2次扎针后,戒烟成功。在针刺3次以上尚未见效者,一般效果都比较差,如6次尚未见效者,即使再继续治疗也无效。

被动戒烟的临床研究：在临床有效的基础上[疗效标准：有效：针刺后减少

吸烟1/2以上到完全不吸;无效:针刺后减少吸烟1/2和1/2以下或并未减少。疗效评价:近期疗效:有效87%,无效13%。远期疗效(3~6个月后随访):有效71%,无效29%],开展了被动戒烟的研究,以防治慢性呼吸道病为名,完全不涉及戒烟,将吸烟者与不吸烟者随机分为戒烟组和对照组,共观察150例。取穴、方法和疗效标准与主动戒烟者相同。结果:近期有效70%,与主动戒烟者比较无统计学意义,$P>0.05$。提示,耳针戒烟不是心理因素所致。

我们还对耳针戒烟的机理作了初步探讨:① 对16名慢性吸烟者和16名不吸烟者进行味阈、血浆皮质醇、血浆亮-脑啡肽类物质测定的研究。结果认为吸烟的习惯形式和维持,与血浆亮-脑啡肽类物质的参与有关。② 对12名自愿戒烟者和17名不吸烟者进行红细胞膜流动性变化测定的研究。结果显示针刺口、肺、神门三穴后,红细胞膜脂区微黏度极显著低于吸两支烟后微黏度($P<0.01$);而针刺耳廓边缘三个非穴位点,虽有改变,但与对照组比较尚未达到统计学意义,可能是非特异性改变。说明我们所选口、肺、神门三穴,对戒烟具有相对特异性。当然,针刺能戒烟的机理是复杂的,还有待于进一步深入研究,才能逐步阐明。

【编者按】

吸烟是一种有害健康的不良嗜好。据科学家测定,烟中含有尼古丁、烟焦油、苯并芘、一氧化碳等百余种有毒化合物。它与人类冠状动脉性心脏病、高血压病、慢性支气管炎、肺气肿等多种疾病的发病有关。它能提高多种恶性肿瘤的发生率,通过调查发现,死于肺癌而与吸烟有关者竟达80%左右,而肺癌已经成为威胁中国人健康的头号杀手之一。最近有研究表明,由吸烟引起的滞后效应要20年左右才能体现出来,目前一些肺癌死亡病例对应的是二十世纪七十年代的吸烟模式,那时,吸烟要凭票,卷烟产量还不高,估计今后的20年我国的肺癌死亡率还将攀升。吸烟还可造成胎儿畸形及促使某些先天性疾病的产生。因此,控制吸烟对增进健康、防止疾病、延长寿命,比整个预防医学的任何一种单独方法都要强得多。早在1980年,世界卫生组织(WHO)以"要吸烟还是要健康,任君选择"为口号,发动全球性戒烟运动,并宣布了每年一度的世界性戒烟日。近年来,不少国家除了采用行政措施规定某些公共场合禁止吸烟外,国际上还盛行过形形色色的戒烟方法。诸如催眠疗法、电冲击疗法,以及所谓的剥夺感观疗法(即将吸烟者关闭在完全无光、无物、无声的房间内施行戒烟)等。但效果多只在20%左右,颇不令人满意。

应用针灸之法戒烟,可谓是异军突起。针灸戒烟,在古代中医针灸典籍中未见记载,它是现代针灸保健的一种发展。这一方法,最早是由国外的医师在二十世纪五十年代提出的,但广泛开展则在七十年代,包括日本、美国、法国等国家。由于它方法简便、经济,收效迅速明显,无任何毒副反应,愈来愈受到各国医学工作者的重视和吸烟者的欢迎。目前已遍及全球许多国家。从八十年代初期起,我国有关针灸戒烟的临床报道,开始迅速增多,且很快跃居各国之首。

针灸戒烟的具体穴位刺激法,以耳针用得最为广泛,另外有应用体针、电针、穴位激光照射、鼻针及代针丸等。通过世界各国数以万计戒烟例数的观察,虽然由于采用穴位刺激方法的不同、受吸烟者日吸烟量及烟龄等多种因素的影响,以及各地疗效判断标准有所区别,针灸戒烟效果存在着差异,但总有效率一般均在70%~90%。并已初步总结出一些规律:烟龄愈短,每日吸烟量愈少,以及主动戒烟者,效果一般较好;而烟龄长,烟瘾大及被动戒烟者,有效率相对较低。针灸后,不少接受治疗者反映,烟味变苦辣、变凶或变淡,有青草味;有的感到吸烟时喉部干燥不适,不愿把烟雾吞下;有的甚至抽不完一支烟即不愿再吸。但也有少数人,于第1次针刺后出现诱惑感、流涎、恶心等戒断症状,但在继续治疗后,可逐步消失。

应用耳针戒烟,是方幼安教授对针灸戒烟作出的重要贡献。他不仅是我国最早倡导用针灸戒烟的先驱之一,而且身体力行,进行了大量的临床观察和一系列科学研究,这一点,我们可以从他撰写的体会中看出。值得一提的是,他所总结的这三个耳穴,尽管组方简单却有可靠的疗效和可重复性。编者二十世纪八十年代在荷兰工作期间,曾以此方加甜味穴(位于列缺与阳溪之间,距桡骨颈突边缘约一拇指之柔软处,有明显压痛之凹陷点。此穴为国外医生所发现。),为200多名吸烟者戒烟,成功率在90%以上,且多在3次以内。还发现白种人的效果似优于黄种人。在具体施行过程,也发现,如双耳同时针刺,部分患者会产生畏痛情绪,通过一侧针刺,一侧贴压王不留行子或磁珠,就能较好解决了这一问题。

第三节　验案撷英

一、脑发育不全

案. 王某,男,1岁半。

主诉: 出生至今瘫痪、智力差。

现病史： 足月顺产，产后有窒息史。现周身瘫痪，每日癫痫发作，大、小便不能示意。

检查： 面部表情淡漠，有时傻笑，颈、腰、背软瘫，两上肢后翻，两手不能持物，拇指不能翘起，家长抱他站立时，两足背下垂。

诊断： 脑发育不全。

治疗：

1. 体针

（1）取穴：

主穴：百会、强间、脑户。

配穴：肩髃、曲池、外关、合谷、环跳、阳陵泉、委中、悬中。

（2）操作：主穴浅刺卧针，进针 1 寸左右，留针 5～10 分钟。配穴酌加，均给予适当针感，不必过轻过细操作，捻转得气不留针。

2. 水针（穴位注射）

（1）取穴：哑门、大椎、命门、风池、肾俞、足三里。

（2）操作：任选一种药液（乙酰谷酰胺注射液、维生素注射液或中药活血化瘀注射液）。每次选 4～5 穴，双穴者选两对。根据所选穴位及用药剂量之不同，选择合适的注射器（一般采用 5 mL 注射器）和针头（常用的为牙科 5 号针头）。局部皮肤常规消毒后，用无痛快速进针法，将针头刺入皮下组织。然后缓慢推进针头或上下提插，探求得气针感，回抽一下，如无回血，即可将药液推入。每穴具体操作方法如下：① 哑门，嘱患者取伏案正坐位，使头部微向前倾，肌肉放松。针尖对准下颌骨方向缓慢刺入 1～1.5 寸（患儿同身寸，下同），以不刺入硬脊膜为度。② 大椎，直刺，针尖微斜向上，深 1～1.5 寸。不宜深刺。③ 命门，针尖略向上斜刺进针，深 1～1.5 寸，不宜深刺。④ 风池，直刺，略斜向下，深 1～1.5 寸，或向对侧眼眶内下缘方向进针，深 0.6～1.5 寸。⑤ 肾俞，针刺斜向椎体刺入 1 寸许，勿向外斜刺过深，以免损伤肾脏。⑥ 足三里，进针 1～1.5 寸。水针法一般隔日 1 次。

3. 耳针

（1）取穴：心、肾、神门、皮质下、脑干、脑点、枕。

（2）操作：每次选 3～4 穴，均一侧。上穴轮用，左右交替。用 75% 乙醇或 2% 碘酊涂擦局部消毒，如发现针刺点有炎症时，应避免选用该穴。进针时以左手固定耳郭，右手持 13 mm 或 25 mm 长毫针，对准穴位，端正方向，以 180° 顺时针方向快速捻转进针，刺入软骨，不刺透对侧皮肤为度。要求做到：取穴准，方向对，进针快。留针 10～15 分钟。

按上法用体针、水针、耳针同时治疗，经 5 次治疗后，患儿颈部已能抬起，9 次治疗后，腰背明显挺直，15 次治疗后，两足下垂明显好转。2 个疗程结束时，面部表情较活跃，傻笑消失，癫痫不再发作。3 个疗程结束时，可以挽挟行走，两手可以持物，大小便示意。5 个疗程结束时，可以独自行走，两手持物进食，能自动喊爸爸妈妈，继续治疗到 11 个疗程结束时，行走自如，可以自动蹲下、站起，以及独自上下楼梯。

【编者按】

本案选自《方幼安针灸临证论文选》（方兴整理，上海翻译出版公司，1991 年），是方幼安教授治疗小儿脑病的一个较为典型的案例，有三个特点：一是取穴，体针上用百会、强间、脑户，为方幼安教授总结的头三针，被广泛用于多种脑病的治疗，除小儿脑病外我们曾用于中风、老年性痴呆等也有明显的效果。二是运用综合方术。本案中将三种针法：体针、水针及耳针同时运用，这是方幼安教授治疗难病的重要特点。由于难病的难治性较高，单一针法往往不易取效，有机运用多种针灸方术，发挥协同作用，十分重要。我们继承了方幼安教授这一思想，在临床中确实取得较大成效。三是耳穴针刺是方幼安教授擅长运用的刺法之一。因耳针刺激较麻烦且易引发感染，目前上多用耳穴贴压代替。其实，从我们实践看，耳针刺激较之贴压即时效果更显。故不可偏废。

二十世纪八十年代中，编者曾与方幼安教授合作编著出版《针灸防治小儿脑病》一书（上海翻译出版公司，1988 年），内有关于本病的防治的详尽介绍，读者可参考。

二、重症脑炎昏迷

案. 罗某，女性，33 岁，农民。

代诉：高热、意识丧失、抽搐 1 月。患者于 1986 年 9 月 7 日起头晕乏力，9 月 13 日四肢抽搐，两眼上翻，小便失禁，并烦躁不安、乱喊乱叫，渐而神志不清，在当地医院腰穿脑脊液检查阴性。19 日起高热，浅昏迷，转至复旦大学附属华山医院急诊，脑电图检查示中高度弥漫性异常，基本电活动为 θ 节律，并有阵发性高波幅 δ 波，双侧额部为主。头颅 CT 报告未见异常。诊断为病毒性脑炎收住入院。

实验室检查：GPT 129 u，TTT＜4 u，ZnT＜8 u，BuN16.9 mg％，Cr 0.8 mg％，血糖 100 mg％，K^+ 3.6 mEq/L，Na^+ 136 mEq/L，Cl^- 105 mEq/L，CO_2 cp 53.8％，钩端螺旋体试验（－），乙脑补体结合试验（－）；脑脊液检查：无

色、清，潘迪试验（＋），RBC 300/mm³，WBC 9/mm³，糖 90.6 mg％，蛋白质 25 mg％，Cl⁻132 mEq/L，IgG 4.0 mg％，IgA 0，蛋白指数 0.48。

治疗时给予地塞米松、甘露醇、苯妥英钠治疗，后又予 ATP、CoA、胞磷胆碱注射液、水解蛋白等支持治疗，虽生命体征稳定，但昏迷持续 33 天未能苏醒。

10 月 15 日开始针刺治疗。神经系统体检：患者处于昏迷状态，根据 Glasgow 昏迷评分为 4 分。压眶出现双上肢内收、内旋、双下肢背屈伸直样，眼球左右浮动，瞳孔等大，光反射存在，眼底（一），双肱二头肌腱反射（±），余腱反射右（＋＋＋），左（＋＋），右上肢屈肌张力增高，针刺无躲避动作，双侧病理征均（＋）。

中医辨证： 患者不省人事，角弓反张，四肢强直，时有抽搐，高热，体肤若燔，两便失禁，苔黄腻，脉细数。证属邪毒外侵，入伤营血，热极伤阴。治拟醒脑开窍，清热解毒。

治疗时针刺百会、四神聪、脑户、水沟及双侧曲池穴，均大幅度捻转泻法，在针刺水沟穴时患者有强烈情绪反应，哭泣不止，持续达 45 分钟。

10 月 16 日诊：患者整天有哭泣等情绪反应，尤其刺激百会更有此反应，昏迷程度评分改善为 7 分，仍守原法治疗。

10 月 17 日诊：患者与外界有所接触，用手指迅速接近其眼部有眨眼反应，经常哭泣，其丈夫诉患者昨曾说过"痛，很难过"。昏迷程度评分又进步为 12 分。治疗时给予百会、四神聪、水沟及双侧太冲诸穴针刺。

10 月 18 日诊：患者今见到其丈夫即哭诉"话讲不出来"，昏迷程度评分已为 13 分，又予针刺百会、四神聪及双侧合谷、太冲，留针 15 分钟。

10 月 20 日早查房时患者哭叫不停，对外界刺激有所反应，能循声转头，进行简单应答，手指关节能活动。昏迷程度为 14 分，针刺选穴：百会、四神聪、脑户。

至 10 月 21 日，患者意识已清，拔除鼻饲管，能进食半流质，对答尚切题，昨告诉她"医生姓陈"，今追问能答出。昏迷评分已正常，为 15 分。脑电图检查示中度弥漫性异常，基本电活动为 6～7c/sθ 节律，两半球有较多低幅 δ 波，未见明显局灶性 δ 波，与上次检查相比，慢波减少，未见阵发性高幅 δ 波。

原按： 病毒性脑炎属于中医"温病"范畴，由于邪热之毒外侵，传变入里，邪热炽盛，扰及神明，清窍受蒙而致不省人事。故针刺治则应以清热解毒、醒脑开窍为法。督脉经"会合足太阳经……交会头顶，进入络于脑"，故选用督脉的水沟、百会、强间、脑户；而经外奇穴四神聪能醒脑开窍，为治昏迷之经验穴；曲池则为大肠合穴，能清阳明炽热。

现代医学认为病毒性脑炎的病理变化主要是脑组织水肿，脑组织不能再合成 ATP,能量来源终止。由于脑细胞代谢非常活跃,耗氧量大而脑细胞本身又缺乏能量物质糖和氧的储备,故代谢障碍而致昏迷。根据神经解剖,脑干上行网状激活系统、丘脑弥散性投射系统和大脑皮层为维持正常意识状态的主要神经结构。有实验表明当电刺激入睡动物的脑干网状结构可使其觉醒,脑电活动转变为清醒时的去同步化。水沟穴在三叉神经分布区域,这里神经末梢颇为丰富,针刺水沟后其传入兴奋能遇过脑干网状结构的上行激活系统,从而使大脑活动得到加强;而针刺百会、脑户等穴能加强大脑皮层的兴奋。因此,这些都是治疗脑炎昏迷的要穴。

Glasgow 昏迷程度评分是根据患者睁眼状况、肢体运动反应、言语反应三方面的不同表现而进行,总计 3～15 分,该评分标准能较准确地评估患者的昏迷程度。本例昏迷患者针刺治疗前后均用该评分标准,为证实针刺疗效提供了病理依据,表明针刺治疗脑炎昏迷的疗效是肯定的,当然进一步研究尚有待于作随机对照的临床试验。

【编者按】

本例选自《方幼安针灸临证论文选》之《针刺治疗一例严重脑炎昏迷》,并注明与陈业孟医师合作。这是方幼安教授以针灸治疗急重症的一个典型案例。这例医案在组方上充分显示方氏针灸的特色,治则上衷中参西,结合西医的实验室检查,充分依据中医理论,辨证与辨病结合;配穴上以"头三针"加四神聪、水沟为主,配合四肢穴,用穴精少;重视手法的应用和采用现代较先进的指标:Glasgow 昏迷程度评分进行观察。后学者值得借鉴。

三、聋哑

案. 邬某,男,12 岁,上海市第三聋哑学校学生。

病史: 患者在出生后,从未生过急性热病,自幼即不能发音,听觉极差。

检查:

一般检查:鼓膜正常,外耳道正常。

电听力测听:左耳骨导及气导完全消失,右侧骨导消失,气导损失在 75～90 分贝。

声响听力测听:左耳听觉完全消失,右耳 0.5 m 会话音。

针前发音情况:仅能作一个字音的尖声,如羊叫一般。

实验室检查:华康氏试验阴性反应。

诊断: 先天性内耳疾患。

治疗：

取穴：翳风、耳门、哑门、聚泉。

操作：翳风穴针尖成45°略向上，快速刺入，进针1～1.5寸，入针0.3～0.5寸后停止捻转，直达预计深度，留针。耳门，针尖与皮肤垂直，快速刺入，同上针法；哑门同上针法，进针0.6～0.7寸深，均留针30分钟。聚泉，针尖与水平成45°，向舌根部斜刺入，强刺激捻捣不留针。每周3次，18次为1个疗程。

经过针治2次后，即发现左侧听力有进步，针治5次后，右侧听力亦显著好转。到1个疗程结束时（经18次针治），左侧听力已恢复到9 m高音，右耳恢复到10 m高音。可以作简单语句发音。电听力测听右耳有明显改善（左耳不明显）。

【编者按】

本案选自《针刺治疗聋哑症100例临床总结》一文（《上海中医药杂志》，1959年）。该文由方幼安教授与方善璋、胡海鸣两位医师合作完成。据文中介绍，自1958年11月起，先后分三批共治疗了113例，对象是原上海市第三聋哑学校学生（日校及业余班）。在治疗过程中，由于其中部分对象中途停学转入工作单位或因其他原因中断治疗外，坚持到2个疗程结束者，共100例。在2个疗程结束时，进行了一次听力复查和针前听力作为对照。发现100例中，总的有效率占86%，其中显著进步者30%，有进步者56%。证实针刺治疗聋哑症有一定疗效。应该说，在50多年前，就开始应用一定的客观指标对相当大的样本进行对照观察，是难能可贵的。

值得一提的是处方配穴，极为精简。正如文中所说，因为耳部穴位，针感胀痛明显，为减轻患者痛苦，是依据文献结合临床提炼所得；而其操作，则要求快速进针，明显得气，除经外穴，延长留针时间，以增强效果。这也是编者今天在针灸临床上治疗耳鸣、耳聋所使用的方法。

文中，也客观提到不同的病因所致聋哑，针灸疗效有所区别。除此之外，我们觉得针刺时机也相当重要。

四、肺结核

案. 顾某，男，28岁，印刷工人。入院日期：1959年2月16日。开始针灸日期：1959年5月4日。

主诉：剧烈咳嗽，气急、左侧胸痛2月余。

病史：1956年发现肺结核病，曾休息6个月，经用链霉素及异烟肼治疗后，可做轻度工作。1959年1月间，因大咯血入胸科医院，经18天后即转来本院。

从1959年2月18日起,气急,左侧胸痛、腰痛、食欲不振、失眠,因人工气腹引起左下腹胀痛。曾连续用各种中西药物,未能制止。脉细,舌光无苔。

诊断: 浸润型肺结核溶解播散期,左中部空洞。

治疗: 以针灸治疗。根据祖国医学的四诊八纲辨证诊断,认为患者属于阴虚火旺体质,即龚居中所谓:"水亏火炽金伤",治疗当以养阴滋肾生金,取穴以手太阴肺经为主,少阴肾经及全身性强壮穴为辅。初期由于患者咳嗽剧烈,急宜润肺镇咳,针天突、尺泽、太渊等穴,均取泻法,根据内经所谓"邪胜则虚之"之法而施治,故咳嗽虽剧,并已持续两个半月之久,而能在10天内完全停止,且未再发。

待咳止后,即着重艾灸,培补脾肾两经,以滋养肺脏。

取穴: 中府(针,补),尺泽(灸、针,泻),列缺(针,泻),太渊(针,泻),合谷(针,泻),偏历(针,泻),手三里(灸、针,补),曲池(灸、针,补),风门(灸、针,补),肺俞(灸、针,补),魄户(灸、针,补),膏肓(灸、针,补),脾俞(灸、针,补),胃俞(灸、针,补),肾俞(针,补),上髎(针,补),足三里(灸、针,补),三阴交(针,补),复溜(针,补),阴谷(针,补)。

针灸后体征之改变: 剧烈咳嗽在针灸后,即迅速好转,针灸10天后,即完全停止,从而使患者坚定其持续接受针灸治疗之信心。其他所有症状,亦相继完全消失,患者精神愉快,食欲明显增加,体重从57 kg增至63 kg。

放射科报告: 1959年7月6日胸部X线片显示左肺上中部块状阴影密度增加,结核浸润病变,左心缘有2 cm×2 cm之透明区存在。1959年8月26日胸部X线片,左侧病状显著吸收好转,左心缘之透明区已不明显。实验室报告痰检由针前阳性,针后连续9次均为阴性。

患者在针灸前使用链霉素、异烟肼、对氨基水杨酸(PAS)和人工气胸。针灸后完全停止,单独使用针灸治疗。

【编者按】

本案选自《针灸治疗7例肺结核病初步报告》一文(发表于《上海中医药杂志》1960年)。

针灸治疗肺结核,近现代报道首见于1935年,以20世纪50年代多见。但以个案为主。多病例观察少见。该文报告的7个病例,均经摄X线片和实验室检查确诊,系住院病例。其中4例单纯用针灸疗法,余3例为针灸结合其他西医疗法。本例为单纯针法。方幼安教授针灸治疗原则,首先是依据祖国医学的经络学说为指导思想,以手太阴肺经为主,并以与手太阴为表里的手阳明为辅助。其次,据"肾为先天之本,脾为后天之源"一说,结合《素问·经脉别论》说:"夜行则喘出于肾,淫气病肺",又说:"饮入于胃,游溢精气,上输于脾,脾气散精,上归于肺。"明代龚居中著的《红炉点雪》曰"水亏火炽金伤,绝其生化之源"。《理虚元鉴》云:"肺为五脏之天,脾为百骸之母,肾为性命之根,治肺治肾治脾,治虚之道毕矣。"等观点,采取五行学说的培土生金之义,即虚则补其母为主的治则,即如案中所说"培补脾肾两经,以滋养肺脏",进行选穴组方。

方幼安教授指出,肺结核的针灸治疗,首先要建立整体观念,运用望、闻、问、切,鉴别阴阳虚实,要"虚则实之,满则泄之,菀陈则除之,邪胜则虚之"。不宜拘泥成方,要因人制宜,因病制宜。其次,除全面兼顾而外,仍必须择急先治。如患者突有咯血,宜急疏通络脉,此所谓"菀陈则除之",去"脉中之蓄血"。应速刺列缺、偏历、太渊、手三里、合谷等穴,并宜急定其气,避免因咳嗽而致血随气逆。再次,应兼顾肺结核所特有之潮热、盗汗、失眠、食欲不振等症状。潮热、盗汗可刺督脉之大椎、身柱等穴,以固表收敛;失眠可刺心经、心包经之神门、大陵等穴,以补心安神;食欲不振可刺胃之募穴中脘及胃经诸穴。最后,患者本身的精神状态,对本病的康复也具有相当重要的意义。

随着人类对结核病的有效控制,当今针灸治疗肺结核的有关资料已十分罕见,但本例的治疗思路、原则与方法,还是有较大的临床借鉴价值的。

五、子宫脱垂

案. 潘某,女,46岁。

主诉: 自觉阴道口外有物下坠多年。

现病史: 正常生育3胎。初产后休息1个月,经产后休息1个月,即下田劳动,平时劳动均立位或下蹲位。近年自觉阴道口外有物下坠日重,带下绵绵,腰酸如折,下肢无力,周身困乏,尿频。面色灰暗发黑,舌红,脉细,尺脉尤见细弱。

检查: 子宫脱垂Ⅱ度。

诊断: 子宫脱垂Ⅱ度。

治疗:

取穴:百会、气海、关元、归来、肾俞、复溜、蠡沟。

操作:百会穴麦粒灸5壮。用剪刀在穴区周围剪去头发约1 cm×1 cm,即可施灸。除任脉诸穴外,其余各穴均双侧。留针30分钟,中间运针1次,出针时运针1次。

疗效:除针灸外,未同用其他任何方法。治疗3次后复查,子宫已见回纳,宫颈外口仍低于坐骨棘水平。治疗1个疗程7次后复查,宫颈外口已高于坐骨棘水平。主诉症状大有改善,腰酸带下均消失。

【编者按】

本案选自方幼安教授《针灸治疗子宫脱垂 80 例临床工作报告》一文。它是 1960 年 3～5 月间,与上海市第一妇婴保健院妇科医生合作在上海市青浦县(现青浦区)徐泾公社开展针灸治疗子宫脱垂的一个临床工作总结。现代针灸治疗本病,始见于二十世纪五十年代末,但如方幼安教授这样在六十年代初即用较大样本进行观察的资料并不多见。在本病的治疗上充分显示了方氏针灸的特色:在辨证的基础上进行组方取穴,分为两组:一组为肾虚,一组为气虚。本例属肾虚。取穴不多,但考虑全面。他强调针灸治疗以升提益肾为主,故取百会以升提益气;气海、关元、归来,升提益肾;肾俞、复溜以补益肾气;蠡沟属肝经,肝经绕阴器,可治子宫诸疾。在治疗上则针灸结合,继承传统之法,用麦粒灸百会,以加强益气升提之功;针刺则采取多运针,长留针,以增加升提作用。据统计,所治疗 80 例中,Ⅰ度脱垂 7 例,全部有效;Ⅱ度脱垂 64 例,56 例有效;Ⅲ度脱垂 9 例,1 例有效。表明针灸治疗以轻中度患者更为适宜。

自二十世纪七十年代以来,芒针法应用于本病治疗,使效果有进一步提高,编者根据自身实践,发现以方氏针灸之法结合芒针治疗,其效更佳。

六、面神经麻痹

案. 金某,女,30 岁,电话接线员。

主诉: 两天前感冒,翌晨右耳后疼痛,继之右侧面部口唇发麻,眼睑不能闭拢,口角流涎。

检查: 右额皱纹消失,鼻唇沟变浅,闭眼时呈兔眼,口角显向左侧㖞斜,笑时更甚,不能吹口哨,鼓腮,右齿咀嚼困难,食物嵌滞在右侧腮内。

诊断: 右侧周围性面神经麻痹。

治疗:

主穴:攒竹、丝竹空、颊车、地仓、下关。

配穴:风池、合谷。

操作:主穴均用平刺法,即针体与皮肤成 15°进针。其中,攒竹向丝竹空穴方向平刺,要求针尖达到丝竹空穴。丝竹空向攒竹穴方向平刺,针尖达到攒竹穴。从颊车向地仓穴方向平刺,要求针尖达到地仓穴。从地仓向颊车穴方向刺,要求针尖达到颊车穴。下关穴用鸡爪刺法在该穴点上分别向瞳子髎、颧髎、颊车、地仓等穴成 15°平刺,要求针尖达到上述各穴的部位。配穴:风池向对侧目内眦方向进针,深 3～5 cm。合谷,根据手阳明经所过应刺健侧,深 4～5 cm。上述面部各穴,以进针后有酸胀感为度,风池穴和合谷穴都用泻法。

疗效情况:针刺2次后,耳后疼痛及面都麻木感消失,第5次后,眼睑闭合基本恢复,口角流涎好转,在笑时尚能见到嘴角向左侧㖞斜。但在针刺到第8次时,出现了倒错现象,口角改向右侧㖞斜,乃改针左侧颊车、地仓及水沟,共针11次,症状完全消失,两侧无不对称。

【编者按】

本例选自《针刺治疗面神经麻痹点滴体会》(发表于《赤脚医生杂志》1979年第3期)。方幼安教授治疗周围性面神经麻痹富有经验,从二十世纪五十年代初就有多篇文章见诸报刊。其最主要的一个特色是以面部取穴为主,且全部用透刺法。透刺法是将毫针刺入穴位后按一定方向透达另一穴(或几个穴)或另一部位的一种刺法。透刺法具有"接气通经"之功,使经气流通、上下相接,从而提高针刺疗效。我们体会,面部透刺针具多选用(0.25~0.30)mm×(40~50)mm之毫针。面部肌层较薄,痛觉明显,对初学者来说,可能有一定难度。下关穴,原作未说明究竟是一点多针透刺还是一针向多穴点反复透刺。据我们体会,以后者为宜,即先从下关穴从上至下透刺,先刺至瞳子髎,退回下关再透至颧髎,如此反复行针。

值得一提的是本例出现"倒错现象"的刺法,方幼安教授在文中提到"极少数的病例,可因患侧面部恢复不全,产生瘫痪肌挛缩,导致健侧口角歪向病侧,称为'倒错现象',当时需要反针健侧。"据我们经验,倒错现象,临床上多见于面瘫后遗症患者。如本例在面瘫早期且在针刺治疗期间出现,可视为特例。但方幼安教授介绍的治法,却有一定借鉴价值。

七、顽固性荨麻疹

案. 患者,女性,40岁。

主诉:周身风团反复发作,伴腹泻25年。

现病史:患者有25年荨麻疹病史,每届春夏之交必严重发作,发作时除周身多处风团外,每天腹泻4~5次,腹痛,并伴有腹内瘙痒难忍之不适感,历经治疗,不愈。并诉平素大便坚,有便秘史,口臭。嗜辛辣,饮白酒。初诊时正在发作时,患者烦躁下安,不能宁坐片刻,家属补诉患者性情暴躁。患者外观健壮,形体丰腴,舌质偏红,舌苔黄腻,脉象滑实。

治疗:

(1)取穴:

主穴:曲池、胃俞、公孙、血海、大肠俞。

配穴：肺、大肠、直肠、交感、神门（均耳穴）。

（2）操作：主穴均取双侧，针刺。后两穴用三棱针点刺放血，每穴出血约2 mL，余三穴均用泻法。耳穴先取一侧用 0.35 mm 毫针点刺出血，另一侧用王不留行子贴敷，嘱患者频频按压，务求剧痛。

经过：翌日复诊，风团太半消退，腹痛未作，腹内瘙痒感消失，大便畅通 1 次，神态较昨安静许多，苔腻渐化，仍按原法再治疗 1 次。第 3 日复诊，周身风团全部消退。随访 2 年，再未发作。

【编者按】

本例是一例有 25 年病史的胃肠型慢性荨麻疹患者，属于难治病。方幼安教授针刺 3 次即获奇效，可谓难得。按方幼安教授的经验，上述病例之治法纯按中医辨证取穴，曲池为大肠合穴，胃俞、大肠俞为胃与大肠之背俞穴，公孙为脾之络穴，血海属脾经为治荨麻疹之经验要穴，并按此理加耳穴。以治血热内蕴与胃肠实热交织之证。并且方幼安教授提出根据肺与大肠相表里之理论：其风团发于肌肤者，亦必可内应于肠腑，用以解释风疹患者常有腹痛腹泻之证，这一观点。方幼安教授还指出，二十世纪五十年代末，他在针刺治疗小儿麻疹时，发现凡麻疹患儿必并发腹泻，也充分证明了肺与大肠表里相关这一观点。

上述经验和观点，显然十分值得进一步临床应用和验证。从我们治疗顽固性荨麻疹体会，刺血确实是重要的治疗方法。不过我们多用刺络拔罐之法，穴位则取大椎、膈俞、血海等穴，每次 1 穴，轮替应用。出血在 10 mL 以上。

八、中风

案 1. 邹某，女，62 岁。

主诉：右侧偏瘫 4 月余。

现病史：1985 年 5 月 30 日，因右半身瘫痪，经上海市某三甲医院急诊处理，CT 检查证实，诊断为缺血性中风，现伴有头痛，眩晕，失语等，1985 年 10 月 12 日开始针刺治疗。

检查：右上肢肌力 1 级，痛觉消失，屈肌张力高，右肘僵硬弯曲，右手呈爪样握拳状，不易扳开。下肢肌力 4 级，痛觉减退，轻度足内翻，步履尚可，可以单独行走。舌体右缘及舌下大片溃疡，进食时由于咸味刺激而感疼痛。脉象弦滑，舌质红，舌下静脉曲张，苔薄黄。血压 130/90 mmHg。

治疗：太阳、风池（均双侧），针刺 5 次后，头痛眩晕从减轻到消失。廉泉、言语一区(双侧头针,电针),针刺6次后开始发音较前清楚,15次后明显清楚,旁人基本能听懂一半。曲泽、大陵、三间、后溪(均患侧)针刺6次后,上肢屈肌张力开始改善,30次后明显改善,别人稍加帮助,右肘、腕、指关节即可基本放松。复溜、太溪(均双侧)针刺14次后,舌质红、舌体溃疡开始好转,以后有反复,22次后明显好转并稳定。曲池、四渎、足三里、阳陵泉(均患侧,电针),针刺30次后,上肢肌力恢复到3级,可以抬到胸部,下肢步履接近正常。

原按:本例中风。侧重表现在上肢肌力差、屈肌张力高、失语。中医辨证属于阴虚火旺,因此针刺治疗有针对性地给予以提高肌力、改善肌张力为目的的疏通经络、恢复发音和滋阴降火。针刺治疗结果:上肌肌力得到部分恢复(3级),屈肌张力明显改善,发音好转,阴虚火旺导致的舌体溃疡得以愈合。

案2. 俞某,男,52岁。

主诉:左侧肢体瘫痪近5个月。

现病史:患者于1985年4月11日因左半身瘫痪,在华山医院急诊处理。1985年4月13日脑部CT检查提示:左半球深部,相当于内囊部位,见一浅密度影,该影界限不锐利约3 cm×2 cm,符合缺血性中风的表现。1985年9月7日开始针刺治疗。

检查:右上肌力2级,依靠肩胛骨运动,可稍带动上肢。下肢肌力4级,略呈内翻足,经人搀扶,可以行走几步,血压130/90 mmHg,甘油三酯588 mg%。脉弦,舌质淡,舌下静脉曲张,苔薄黄。

治疗:取内关(1侧,左右交替),针刺15次后,甘油三酯从针前588 mg%,降低到261 mg%,30次后继续下降到160 mg%,在针刺期间未同用降血脂药物。头针:取对侧运动区、感觉区中2/5(电针);体针:取肩髃、曲池、手三里、四渎(均患侧分两组交替,电针),足三里、阳陵泉(均患侧,电针)。针刺5次后,上肢活动开始好转。15次后能逐步向前平伸并高举过头,向上伸直到170°~180°。针10次后,食、中、无名指、小指肌力恢复到4级,可自主伸开到接近伸直,自主内收到接近握拳。30次后拇指能翘起,伸拇指长、短肌腱均可扪及。下肢活动在原有基础上也明显进步,肌力达5级,步态接近正常。针刺30次后脑部CT复查,提示:左半球深部之浅密度影明显缩小为1 cm×0.5 cm,界限较前锐利,提示病变较前好转。

原按:本例中风,侧重表现在上肢肌力差、血脂高,因此针刺治疗有针对性地给予疏通经络以提高肌力,活血化瘀以降低血脂。针刺治疗结果:上肢肌力得到部分恢复(提高2级),甘油三酯从针前588 mg%,下降到160 mg%。

案 3. 马某,男,58 岁。

主诉: 左半身瘫痪 22 天。

现病史: 患者于 1986 年 4 月 7 日因左半身瘫痪,经瑞金医院急诊处理,诊断为缺血性中风。原有高血压史。于 1986 年 4 月 29 日开始针刺治疗。

检查: 左上肢肌力 2 级,藉提高肩胛骨稍能带动上肢活动,但活动时肩部疼痛。下肢肌力 2～3 级,足背、足趾不能背屈,须经左右两人挽扶方能行走。行走时依靠提高左侧骨盆带动下肢。呈痉挛步态,僵直、拖曳状。左上肢痛觉消失,下肢痛觉减退。血压 180/100 mmHg,脉弦滑,舌淡,舌下静脉曲张,薄黄苔。

治疗: 体针:取天柱、天鼎(均患侧留针);肩髃、曲池、足三里、委阳(均患侧电针)。头针:取对侧运动区、感觉区中 2/5(电针)。待体针、头针起针后,天柱、天鼎继续留针 10 分钟,嘱患者被动抬举上肢锻炼,经针刺 5 次后,上肢举高时疼痛好转;12 次后疼痛消失,肌力明显恢复;15 次后肌力恢复 4～5 级,能高举到180°。经针刺 7 次后,下肢屈伸活动开始好转,并能逐渐背屈足背、足趾,20 次后下肢肌力恢复到 4～5 级,屈伸活动基本恢复到正常功能。

原按: 本例中风,侧重表现在上肢肌力差,活动时肩痛,下肢肌力差,屈伸肌功能均严重下降,足背、足趾不能背屈。这是在中风偏瘫中常见的步态,因此在治疗时,有针对性地给予提高上肢肌力,并利用天柱、天鼎留针时功能锻炼,以改善肩痛。这种针法对肩关节在静止时或活动时(不论主动、被动)疼痛症状有很好疗效。与此同时,还注意提高下肢肌力,对改善僵直、拖曳状的痉挛性步态,均获得明显疗效。

【编者按】

中风偏瘫也是方幼安教授针灸治疗主要病种之一。上述 3 例均选自方幼安教授与编者合著《针灸防治中风》一书。格式上略有改动。

此 3 个病例,有几个共同特点:均为脑梗死所导致的偏瘫,病程均不太长,最长者不到 5 个月,最短者 22 天;瘫痪肢体均具有 2 级或以上肌力。这些为针刺治疗提供了较好的治疗基础。根据我们的经验,针灸效果多与病程不超过半年、肢体瘫痪程度不低于 2 级为好。

临床治疗上,上述 3 例虽在取穴、针法上略有的区别,但也有两个共同特点:一是取穴上采用头皮穴与体穴相结合,取穴精少,上下肢一般多则 7 穴,少则 4 穴,另加特色取穴天鼎、天柱;二是刺法上头针、体针与电针相结合,还特别强调在天鼎、天柱两穴留针期间活动患侧肢体,也就是临床上所谓的动留针。据编者亲眼目睹,确实往往起到立竿见影的效果。

(张 仁)

第九章　张仁篇

第一节　医文集锦

一、关于中医学在学科发育中的阶段

中医学是一门根植于中华大地的独特的医学学科。关于它的历史和前途探讨,近年来已越来越引起中医界及所有关心中医事业的人们的重视。然而迄今,对中医学在学科发育中的阶段问题,看法仍比较混乱,观点分歧颇大。据我所及,大致有下列 3 种: ① 认为中医学仍处于准科学或前科学阶段。这是由于中国传统历史文化背景的强烈影响,起步很早的中医学并未得以充分发育,就像是保存在"酒精瓶中的胚胎"。② 有人则提出,鉴于中医的理论体系早在汉代已经形成,它应该是一门缓慢发展着的常规科学。③ 另一观点是,中医学具有超科学的特征,它所积累的丰富的医疗经验和形成的独特的医学理论,不仅正在被现代人认识和接受,而且还包含着大量目前科学技术难以理解的内容,它是未来医学的雏形。

按照现行科学理论,任何一门学科的发育过程,总要经历下述阶段:准科学、前科学、常规科学和后科学。这是指同一层次而言,但在学科发展史上,不少学科还要经过不同层次的发育。如古代科学层次、近代科学层次、现代科学层次,或者传统科学层次、现代科学层次等,尽管在每一层次中,毫无例外地也要通过上述全部阶段。张仁教授认为,目前中医学正处在传统科学和现代科学这两个不同层次的交接点,是复杂而激烈的新旧交替时期。

1. 传统学科的后科学阶段

中医学是世界上历史最悠久的学科之一,然而它也是一门在不断发展着的学科。在传统科学这一层次上,它已经走完了全过程。只不过由于多方面因素的束缚,造成步履艰辛,行动十分迟缓罢了。

中医学产生于史前，当时整个自然科学也在萌芽之中。大量名不见经传的医者，迎着一片混沌，在简单的防病、治病的实践中，不断探索、撷取，初步积累了大量经验事实，并分离出各种熠熠闪光的思想片断；出现了一些记载这方面内容的医学专著，如湖南长沙马王堆汉墓出土文献《十一脉灸经》《五十二病方》，甘肃武威汉代医简等，而更多的则散见于非医学类著作之中，如记载于《史记》上的淳于意验案，《庄子》上有关气功的内容等。毫无疑问，这一时期应该是传统中医学的准科学阶段。

《黄帝内经》(以下简称《内经》)的出现，标志着中医学已进入传统科学的前科学阶段。前科学的重要特征是，诸学蜂起、百家争鸣；并在准科学的基础上，总结大量实践经验和理论片断，建立表象理论。

《内经》的形成，大致在我国的战国时代。当时，各门自然科学和社会科学正破土而出，欣欣向荣，诸子百家争鸣，各种学说交相辉映。《内经》以古代哲学(或经典自然哲学)为构架工具，广泛地总结了当时的医疗实践经验以及与医学有关的各门学科，如古天文学、古地理学、古心理学、古物候学等所积累的知识，并以思辨、类推等方法，建立了阴阳五行这一中医核心理论。值得指出的是，中医阴阳五行理论，它借用于中国古典哲学，主要依靠"对立互根"的思想和"比类取象"的方法，说明生命现象的过程和疾病的发生，发展规律。它只是反映了事物的表面的、一般的联系，并不能深刻的揭示其内在机制。因此，它是一种表象理论，鉴于上述情况，我们认为应将此期归入前科学阶段。

从东汉张仲景著《伤寒杂病论》开始，传统中医学开始步入了常规科学阶段。这个时期十分漫长，一直延续到明清温病学说的建立。常规科学的鲜明特征即一门应用科学的最基本科学规范，辨证论治规范已经建立，八纲辨证、六经辨证、卫气营血辨证、脏腑辨证、三焦辨证等构成了严密而立体的辨证论治体系。比较稳定的中医中药体系也趋于完善。常规科学阶段，又被称作科学的当采阶段，最丰富、最光彩夺目的矿藏往往集中在此时期获得。中医学同样如此，大量最主要的中医药学著作，从张仲景的《伤寒杂病论》到吴鞠通的《温病条辨》、从孙思邈的《备急千金要方》到李时珍的《本草纲目》均是在这一阶段产生，从而形成一种高度的积累性活动。当然，无可否认，由于中国社会特殊的环境，中国历史文化的背景独特性，中医理论框架的超稳定性等种种原因，传统中医学滞留在常规科学的时间，在世界学科发育史上确是颇为罕见的。

自温病学说创立之后，传统中医学开始进入了后科学阶段。后科学是学科的老年期，除了对原有理论作些修补、加工之外，很少有新的重要发现。这个时期的中医学就面临这一种情况，大量有才华的医家把自己的精力都用在完善和巩固早已形成的理论之上，或编辑、校勘以求保存，或注解、阐发，以求继承。理论既无发展，临床更难以有新的突破。特别是随着近代西方医学的传入，这一门本来根深蒂固的学科，一下变得那么脆弱。这充分证明它已经不是生气蓬勃的少年，而是风烛残年的老人了。

后科学，是学科发育的最后阶段。往往面临两种命运：一种是这门学科寿终正寝，被彻底或不彻底地淘汰，世界上的其他传统医学大致上都选择了这一种。另一种则是通过革命，脱胎换骨，如凤凰涅槃一样，进入另一更高的层次，获得新生。传统中医学将走哪一条路呢？

2. 现代学科的准科学阶段

从近代以来，特别是从中华人民共和国成立后的情况看，中医学已经正在纳入更高层次，即现代学科的轨道了。

之所以中医学能纳入更高层次，其最重要的原因是，中医学本身还蕴藏着非常丰富的矿藏，有大可挖掘的潜力。在传统科学层次，中医学变得无矿可挖而进入后科学，原因在于是用传统的方法来开掘，落后的工具不可能挖出深藏的宝藏，正如锄头挖不出地层深处的煤、石油一样；而一旦换成先进的工具之后，同样一块土地，就有可能开采出闪光的宝石。事实证明，应用包括现代医学在内的现代多学科的思路和方法研究中医学，已经获得了大量传统的思路和方法无法获得的东西。如通过对肾、脾本质及证的研究，不仅深入地探索了它们的内在机理，还进一步提高临床效果；对经络本质和气功现象的研究，揭示了大量为现代医学所无法解释的现象。总之，中医学本身容许向更广的范围和更深的层次开拓和回采。

但是，中医学毕竟是刚刚进入这一层次，它还只能算作准科学。这是因为，从现代学科的角度考察，在中医学理论中占有至高无上主导地位的阴阳五行学说。尽管在传统科学时代，对中医学的发展起过巨大作用，但时至今日，它已经难以更深入的揭示事物之间的特殊联系；并与现代自然科学的总体脱节，而新的理论尚未产生。目前在中医领域中，所充满的是大量的、长期从临床实践中提炼出来、并得以初步验证的经验事实。与传统科学时代相比，它是通过更深刻的体验和更长期的实践，并有一定理论依据，充斥着大量闪耀着人类智慧光芒的假说。但其概念还处于传统科学水平，没有形成固定的形式，其内涵外延多模糊不清。中医临床，缺乏有效的理论指导，以传统经验积累方式为主。

其次，在现代科学水平，它具有智力常数低，知识熵大的准科学的特点。尽管用传统方法难以有新的发现，但借助现代手段，常常轻而易举进行创新。中医学成果的总体水平与其他自然科学相比要低。

另外,现代中医学的研究方法本身,目前也在探索之中。近年来,随着横断学科的渗透和边缘学科的嫁接,尤其是现代医学的参与,对中医学从传统层次向高一层次转化有着十分积极的作用,但是这些方法本身也存在这样或那样的缺陷。如用得最多的现代医学方法,由于日益暴露出来的自身的局限性,从中医学长远、整体发展来看,它就显得陈旧,显得力不从心。另外数学方法上,精确数学难以和中医结合,模糊数学尚在发育中,而要改造成适合于中医的工具,尚有一个比较艰巨的过程。

上述种种迹象都表明,中医学在现代学科层次尚属准科学阶段。

综上所述,当今中医学正处在学科发育的关键阶段,它既像库恩所说的危机阶段,又是充满希望的阶段。作为中医工作者,以及关心这门学科的其他科学工作者,应该加速其转化过程,这是历史赋予我们的重任。如果仍然死死抱住后科学不放,继续搞封闭圈,拒绝其他学科,那么,中医学就很可能像白矮星一样,总有一天在人类视线中无声无息地消失。我们坚定地相信,中医学将在现代科学巨大冲击的烈火中获得新生。

【编者按】

本文曾发表于《医学与哲学》1989 年第 10 期。张仁教授用"传统医学的后科学阶段"和"现代科学的准科学阶段"首次定义了中医这门学科的现状。这个定义体现出了张仁教授较为客观的深入的思考。任何一个事物在纵向和横向上都有着不同的定位。要准确地分析和评价,就必须要辩证、多维度地思考和判断。中医传承数千年,作为一门学科来定义这么古老的科学,的确要带着批判和扬弃的精神方能做到。就如张仁教授所言"随着横断科学的渗透和边缘科学的嫁接,对中医学从传统层次向高一层次转化有着十分积极的作用",多学科、多交叉的研究方法是现代科学发展中的主要手段,因为这种方法可以更客观、全面地分析问题,不仅能在中医学的理论层面做出更深入、更精确的成果,也能在中医学的临床研究上做出更系统、更合理的循证证据。张仁教授为中医事业奉献了大半载、师从多名特色迥异的名老中医、传道授业于四海内外,张仁教授正是用他的自身经历,现身说法地诠释着一名中医人对待中医这门学科的认识及态度。张仁教授博采众长,精于文献,擅长分析归纳,重视有效病种的针灸处方标准化,这种融会贯通、中西合璧的行医方式,正是他所倡导的发展、研究中医学的方式。张仁教授代表了一代老一辈的中医名家,他们用其一生专于医道,乐于授业,勤于自省,重于发展。作为年轻一代的学生们,不仅要跟师学艺,更要学德、学识。中医学科的发展与进步可能会如其诞生、萌芽、苗壮一样将经历漫长的时光,每一代的传承者只有具备了觉悟、能力和信仰,才能将发扬中医学科的接力棒不断交接。

二、中医路在何方

从严格意义上来说,中医学并不仅仅是一门医学学科,而是博大精深的传统东方文化主要代表之一。十九世纪末二十世纪初,随着坚船利炮开道,挟带欧风美雨的强烈风暴呼啸着掠过太平洋洋面,倾泻到了灾难深重的神州大地。于是,近代西方文化与传统东方文化发生了猛烈的碰撞,前者迅速占据了上风。面对这一严峻的形势,我国一大批忧心如焚的学者不得不思考东方文化的前途与命运。在二十世纪二三十年代,在我国文化界曾出现过一场现代化与西方化、中国本位文化与西方文化的大争论,中医学也是其中焦点之一。当时有位并非中医的著名学者梁实秋,他曾经痛心疾首地说,所谓国医,"明明白白的是一种文化落后民族的产物,绝对没有资格和科学的医术抗衡",并且断言"我相信经过长时间的淘汰,'国医'是一定要消灭的"(梁实秋:《自信力与夸大狂》,1935年)。然而即使在当时,大多数学者也并不同意这种观点。首先,相当多的学者已强烈地意识到,在西方文化的冲击下,我们不应排斥也难以拒绝中西文化的交流与融合,但关键在于必须保持民族文化的主体性,"一个民族失去了自主性,决不能采取他族的文明,而只有为他族征服而已"。因此,只有"恢复了中国人的自主性,如此才能有吸收外族文化的主体资格"(张东荪:《现代的中国怎样要孔子》,1935年)。一方面,"我们应该了解世界生活与世界文化的相关性,不可闭关自守的企求复古";另一方面,"我们应该尊重我们独立自尊的文化与民族,不可在与欧美文化接触之时,便为欧美文化所同化"(刘敔:《中国本位意识与中国本位文化》,1935年)。值得一提的是,这位刘先生在同一篇文章中还提到了一个至关重要的问题即现代化问题:"'科学化'与'近代化',并不与'欧化'同义,所以我们虽科学化近代化而不必欧化。"也就是说,现代化并不等于西方化,"现代化可以包括西化,西化却不能包括现代化"。当时不少学者已认识到,中国的现代化,既要"将中国所有、西洋所无的东西,本着现在的知识、经济和需要,予以合理化或适用化。"同时,也应将"西洋所有,但现在并未合理化或适应的事情,予以合理化或适用化"(张熙若:《全盘西化与中国本位》,1935年)。换言之,无论东方还是西方文化都需要发展。

当我们今天又一次打开国门,迎着扑面而来的高新科技大潮,再来回顾七八十年前这些观点,除了有一种历史沧桑感外,更多的应该是启示作用。因为一方面,二十世纪二三十年代的这场争论仍在我国学术界继续着,而且变得更为激烈;另一方面,包括中医学在内的东方传统文化并未被消灭,反而越来越显示出它的强大生机和正在产生重大影响,其深刻的哲理和丰富的内涵已引起西方世界的广泛关注和深入研究。而西方近代文明也远非十全十美亦即如上面所说的"合理化或适用化",且日益暴露出其弊端。

当代一些具有远见卓识的未来学家们都倾向把世界文明的进程划分为三个阶段,尽管在称呼上有所不同,诸如"三次浪潮文明""农业文明、工业文明、后工业文明""农业经济文明、工业经济文明、知识经济文明"等。而从文明的特征上考察,第一次浪潮的农业文明相当于传统东方文明,第二次浪潮的工业文明相当于近代西方文明,而第三次浪潮的后工业文明或知识经济文明应该是一种崭新的文明,是东西方文明交融的结果。值得注意的是,著名的未来学家阿尔温·托夫勒在大量调查研究之后发现"第一次和第三次浪潮文明之间,比起它们与第二次浪潮来,似乎有着更多的共同之处"。因此,"这个古代(第一次浪潮)文明的一些真正特征,从第二次浪潮的观点看,似乎是如此落后,但按照作为第三次浪潮的基础来衡量,可能极为有利"。他建议"绝对有必要摆脱照抄西方现代技术"。因为东西方文明,两者实际上都"站在同一起跑线上"(阿尔温·托夫勒:《第三次浪潮》)。张仁教授赞同上述观点,事实也正是如此,经过人类发展史上最长期最广泛医疗实践的传统医学——中医学,不仅对古代文明的发展和人类繁衍做出巨大贡献,而且大量迹象表明,它将和蕴含着大量人类智慧精华的整个东方文化一起,推动人类第三次文明浪潮滚滚向前。

刚刚逝去的二十世纪是西方医学纵横驰骋所向披靡的时期,预防接种、计划免疫的普遍推广,给曾经猖獗全球的各类经典传染病带来灭顶之灾;各类抗生素的陆续诞生,使大量严重危害人类健康的感染性疾病得以最大限度的控制。但随着近数十年来科学技术以前所未有的速度向前发展的同时,生活在地球上的人们却正面临日趋严重的报复:一方面,和人类息息相关的森林、土壤、水域、空气等不断受到污染和破坏,使人类赖以生存的外环境产生了超出人体生存适应允许值的变化;另一方面,现代生活中高度紧张的工作节奏、广泛而频繁的人际交往,以及饮食结构的不合理改变,导致人们生理和心理的严重失调。于是导致还来不及喘口气,一道道难题又摆在医学工作者的面前:首先是疾病谱不断翻新,一批批为西医学所棘手的难治性疾病纷至沓来,正在成为笼罩在人类头上的巨大阴影,其中有些已排在死因前列,如心脑血管疾病、癌症等;有些则在迅速蔓延,如艾滋病等,引起全球性恐慌。其次,是随着物质生活水平的整体提高,人类对生命质量的要求和对健康长寿的向往变得更为强烈,保健养生日益成为医学科学主题之一。以生物医学模式为主导(尽管这个模式正在转变之中)的西医学,面对现代难病往往显得力不从心,这是因为现代难病多属于个体医学疾病,病因复杂隐匿,疾病的发生和变化受到多种因素的影响和牵制,病变涉及脏器广泛。因此,用包括手术、药物在内的、固定的、规范的生物医学模式的已知诊治方法,常难以奏效;同时这种方法本身又往往忽视人体自身的防卫抗病能力和自我修复的主动性。再次,必须着眼于生理、心理全方位多层次调节才能达到康复保健的目的,对长期致力于"对抗"为主的西医学来说,也是办法不多。最近风行的亚健康状态新概念,是一个正在引起世界性关注的新领域,目前所缺乏的正是行之有效的医疗技术。

西方医学之短,恰恰为中医学所长。中医学立足于自然过程和生命过程,并在此基础上所形成的理论和多种药物与非药物防治之法,无论是现代难治病的治疗,还是在康复、保健方面都有着明显的优势。首先,就现代难治病而言,中医学颇适合对它的诊疗,如中医学的整体动态观察的基本特点,有助于深入认识现代难治病的本质。而依据中医学逆向思维的方式,审证求因,则可从疾病所显现的征候去探求现代难治病的病因病机;尤其是中医学的辨证论治不仅可根据其出现的证候进行细致的整体分析,而且可在不同阶段作动态处理,这对于具有个体医学特征的现代难治病的治疗有着重要的意义。值得一提的是中草药及其配伍,它们经过了最长时间和最大群落的人体实验。对其潜在力进一步挖掘,对其多向调节作用的进一步发挥,将为现代难治病的攻克提供重要的物质基础。其次,由于受道家文化延年益寿思想的直接渗透,保健养生一直是中医学的核心内容之一,几乎和这门学科同时诞生。它由整体观出发,重视身心交互影响,注意生活调理和体质锻炼,强调对时令地域的顺应。并且已经总结出一系列保健养生之法,包括精神养护、环境摄生、饮食调节、药物调养、气功按摩、医疗体育(如五禽戏、太极拳、各种武术)。和刚刚开始对这方面进行尝试和实践的西方医学相比,中医学具有无可争议的优势。

第三次人类文明浪潮的召唤,世界医学界满怀希望的关注,对中医学的腾飞提供了一次前所未有的良好机遇,对我国广大中医工作者来说也许是最重要的一次历史机遇。按照上面的分析,以调节见长的中医学与以对抗为主的西方医学相比,确有其独特的优势,很有可能成为未来医学中的主流医学之一。但是,机遇并非成功,实际上我们正面临着可能出现的以下两种情况:一为被拿到国外去发展,即所谓的墙内开花墙外结果,就像火药,最初在国内做爆竹,被洋人开发后造炮弹。结果,泱泱中华成为中药原料供应大国,国人皆服洋中药;莘莘学子负笈西行,苦苦钻研洋中医。从现在在国外一些学者的劲头和近年成倍增长的世界草药交易来看,应该不是危言耸听。一为由我们自己来发展,实现华夏医学的空前大振兴,使之真正傲然挺立于世界医学之林。毫无疑问应取后者。然而要达到这一目标,就中医学的现状而言,还很艰巨、很漫长。"路漫漫其修远兮,吾将上下而求索"，张仁教授以为至少要从以下几方面努力。

1. 加速现代化

张仁教授曾在《关于中医学在学科发育中的阶段》一文中阐述过一个观点，即从科学的观点考察，就学科发育阶段而言，中医学目前正处于传统科学层次的后科学阶段和现代科学层次的准科学阶段的交替时期。因此，促进中医学现代化的进程已成当务之急。但必须把握好两条：一是"继承不泥古，发扬不离宗"，也就是说，中医学的发展要建立在自身基础之上，是扬弃而不是抛弃；二是中医现代化决非西医化。因为西医本身也处在现代化进程之中，包括医学模式的转化，医学理论的完善，诊疗技术的更新。更有必要指出的是，真有中医实现西医化的那么一天，也就宣告中医这门学科的彻底消亡。二十世纪特别是近60年来，我国的中医（包括中西医结合）工作者已在脏腑及经络本质、诊法（主要是舌诊和脉诊）、证（特别是虚证）的客观化、治则（如活血化瘀）、针刺镇痛原理、方剂（重点是小复方）、中药新药开发等方面的研究做了大量工作，取得了一系列重大成果。尽管尚未从总体上突破，但已奠定了今后发展的基础。目前面临的可能是进一步更新思路和方法的问题。如中药新药的研究，一定要避开植物药研究的老路，而应根据中医在长期临床实践中总结出来的"君、臣、佐、使"的经验，探索和运用新的高科技手段，开发出既能发挥多靶点、多途径的作用，同时又具有主次靶点明确、对抗与调节相结合的药物。只有这样的药物，才能适应现代难治病的治疗要求，并把毒副反应降到最低，充分体现中医的特色和优势。

2. 关键在人才

人才对中医来说可谓命运攸关。鉴于中医学处于特殊的发育阶段，对人才的要求除了迫切之外较之其他学科更为严格和挑剔。它需要继承与创新两种能力兼备的复合型人才，而创新能力更为重要。由于传统文化的负面影响，长期以来，包括目前的学校和毕业后教育，中医人才培养一直重继承而轻创新，多单一型而少复合型。这是中医学科发展缓慢的重要原因之一。中医高等教学内容的重点要由传授经典的传统的知识转变到以解决当前的医学难题、满足时代需求上面来；教学的模式要有所突破，不仅需要有临床应对的知识，更需要有高度应对能力、高度创造性思维的人才。毕业后的继续教育则应根据学科发展的需要造就各种类型的人才。近年来，上海市曾在这方面做了不少工作。目前正在实施的中医人才工程，就包括初、中、高不同层次，中医临床、中西医结合科研等不同类型的跨世纪人才，形成以增强创新能力为总体要求的整体格局。

3. 找准突破口

突破口也就是主攻目标，尽管有阶段性，也有层次的不同，但就中医现状的总体而言,大致可分为两种:一为理论上的,一为临床上的。理论上的突破将带来整个学科的飞跃,具有决定性的意义,如上所述,在中医基础理论研究,我们虽已取得一系列成果,但从近期看,突破的条件还不很成熟。中医作为一门实践性很强的学科,从临床上寻找突破口,不仅是可行的而且对促进中医学的发展有十分重要的价值。选择突破口的先决条件是面对时代需求,发挥自身优势,因此,把攻克现代难治病和提高全人类生命质量的养身保健作为当前发展中医学科的主攻目标应该是可行的。

4. 进入大循环

数千年来中医学的传播领域以东亚地区为主,尽管针灸学在十六七世纪曾传至欧洲。但这次传播基本没有成功;我国自晋唐起,与阿拉伯医学、印度医学有所交流,但除了为中药学增加一些药物外,在其他方面影响有限;十九世纪之后,随着近代西方医学的传入,出现了"中西医汇通""中西医结合"等交流形式,但也局限于国内。因此,从总体上说,中医学基本上还处于较为封闭的环境中自我发展。这可能也是进展缓慢的重要原因之一。

交流与融合是二十一世纪的主题之一,中医学要成为未来的主流医学,其前提就是必须打破自我封闭圈,进入现代医学乃至现代科学的国际大循环。这就要求中医学在走向现代化的同时走向国际化,全方位、高层次的向国外传播中医学术,这里所说的全方位是指要打破二十世纪七十年代以来针灸一统天下的局面,使包括理、法、方、药等在内的中医药学术立体向世界推进;高层次则是彻底改变目前以民间为主、以普及为主的传播方式,开展政府之间、学术机构之间的合作与交流。在国际大循环中,一方面通过更广泛的医疗实践来丰富这门学科;另一方面将集中世界人民的智慧、吸收现代各门相关学科的最新成果来完善和发展中医学。这一点在针灸学的近年进展中可得到印证。针灸医学是我国传统医学的一门重要分支学科,也是率先进入国际大循环的传统医学学科,已在各个方面取得了前所未有的进展:包括经络穴位的现象和本质的研究、针灸作用机理的研究、各种穴位刺激法的革新应用、各类有效病证的验证乃至国际标准化经穴的厘定等,无不包含中国和各国多学科工作者的智慧和能力。

【编者按】

本文发表于《医学与哲学》2000年第1期,原名《敢问路在何方——走向21世纪的中医学》。

中医走向何方?这是近百年来,第二次向中医工作者和关心这一学科命运的人提出的十分尖锐的问题。张仁教授在回顾二十世纪二三十年代的历史经验之后,明确地提出了只有走现代化和国际化发展之路,否则就不可避免被淘汰。而这个现代化和国际化绝不等同于西医化或目前只是西方学者所说的补充疗法之类的附属疗法,而是应该平起平坐的主流医学。要做到这一点,张仁教授从宏观的角度表达了要重视以下四方面工作:即加速现代化的脚步,充分揭示理论内涵和临床规律;关键在于培养这方面的精英人才,主要是创新人才;找准突破口,在难治病、慢性病及保健等方面充分发挥中医优势特色;打破长期形成的自我封闭圈,克服盲目自大的惯性,加入国际大循环之中。

张仁教授的这些观点,确如高屋建瓴,令人深思。作为临床医生,"中医路在何方"这是常常会出现在我们脑海中的问题。与同道朋友探讨时会发问,看到良莠不齐的保健养生宣传时会疑惑,行医问诊遇到难题时会迷茫。作为一名中医工作者当然明白发扬中医学科的重要性,坚信中医学科在第三次人类文明浪潮中能扬其所长,历久弥新,脱颖而出。但是这毕竟是着眼于未来,对于结果的一种美好憧憬。立足眼前,究竟该如何脚踏实地,一步一步实现心目中的美好蓝图,似乎却没有一个明确的可行性计划。不过有一点是确定的,无论是对于中医学科的进一步研究方法也好,中医学在对于人类健康的干预方法也好,都必须多学科,多角度,全面综合地去进行。例如在中药的研究中,编者就十分认同张仁教授的"避开植物药研究的老路",重视"君、臣、佐、使"的多靶点联合研究,并不狭隘地研究单药,而是要注重药对、甚至经方的研究,总结潜在的协同特征性规律,从而推广应用。又如在对于难病的治疗中不要被自身专长所局限,要更开阔的使用综合性治疗手段,中医的针药结合、中西医相结合、治疗与预防结合。随着医学发展,疾病谱的复杂化,每一门科学都在面临严峻的挑战,自身的缺陷不断暴露,这并不是坏事,只有认识到自身的不足,才能有迫切的忧患改进意识。多学科交叉融合是当今包括中医学在内的每一门科学发展的共同趋势,也对我们年轻的中医针灸工作者不断提升综合能力素质提出了高要求。回到按语伊始的问题,作为一名基层的一线中医工作者,究竟应该怎样走好中医之路。我们认为就中医现状而言,宜从以下几点做起:以循证医学为基础,总结前人及自己的有效病种处方,不断验证完善;不拘泥死守,提高现代中医学的综合能力,具备治病求本,且能对症治病的标本兼治能力;正确看待养生保健与常规诊疗的关系,并能通过一己绵力更正确地传播中医文化,不使中医被过度商业化、妖魔化;也不使中医成为西医无奈下的替代选择。

三、提升中医两大能力

二十一世纪的中医学迎来了良好的发展机遇,同时又面临着从未有过的严峻挑战。回顾逝去的二十世纪,广大的中医药工作者和各学科工作者一起为中医药学在现代条件的生存和发展进行了不懈而又艰辛的探索,既成绩巨大,又充满迷茫。张仁教授认为,中医药学要真正踏上现代化、国际化的坦途,当务之急是必须提高两大能力,即竞争能力和学习能力。

（一）竞争能力

竞争能力,是一门学科得以生存的能力,能使它始终保持勃勃生机特别是无法取代的学科优势。中医的竞争能力,在古代,由于是独此一家,主要体现在与疾病的斗争过程中,所谓道高一尺魔高一丈。如同热病竞争而产生《伤寒论》,与瘟疫之争而形成温病学;同时,也有不同学派和不同方术之间的竞争,如金元时期出现的四大家和药物、针灸、推拿等各种疗法。这种竞争的结果,在不断发展和完善传统中医学的同时,逐步形成整个学科和不同分支学科、不同学术流派的既丰富多彩又具有鲜明的特色和优势。但由于竞争对手较为单一,竞争能力难以不断得到激发和提升,使中医学在数千年漫漫长途中进展甚慢。

进入近代之后,中医学增加了一个竞争对手,那就是随欧风美雨挟带而来的西方医学。此时的中医几乎进入绝境:西方医学的猛烈冲击,当时民国政府的严厉压制,近代疾病谱变化的挑战。当时连一些并非医界的学者都认为中医学必然将被淘汰,然而结果并非如此,经历两千多年风雨洗礼的中医学,其竞争能力反而得以充分激发,在通过与兄弟学科的认真较量和与病魔的殊死搏斗,中医学不仅置之死地而后生,反而形成了新的特色优势。其中从整个学科而言,产生了中西医结合新的前程无量的优势学科;从学术流派而言,出现了具有浓郁地域特色生机勃发的新学派,其中最具有代表性的是海派文化组成之一的海派中医,就产生在中西医学碰撞最为激烈的上海。和自然界的物竞天择一样,一门学科的生存和发展,其先决条件之一就是竞争力的强弱有无,如果缺乏,只有被替代的命运。

中华人民共和国成立以后,中医学进入了历史上从未有过的黄金时期,既有政府为中医学发展营造的良好的发展环境,同时又提供了与日新月异的西医学及不断翻新的现代疾病谱一争上下的献身时机。然而当人们回顾逝去的60多年,不得不遗憾地感到,中医学的发展并不尽如人意,大量事实表明中医药学优势特色无论在理论或临床上正在消退。中医药的发展正面临困境。有诸多因素,其中十分重要的原因之一是,中医药学本身竞争能力的日益弱化。其根源有二:一是只求保护,不思竞争。多年来社会上形成了这样一种思潮,对中医不赶快抢救和不采取特殊的政策支持就要消亡。殊不知,中医是国宝,但决非如熊猫一样属于繁殖能力弱、生存本能差需要时刻保护的国宝,更不是放在博物馆中仅供观赏的文物；而是一门自然科学，一门有着辉煌历史和顽强生命力的传统医学，也是一门有着灿烂前景的未来医学。当然，党和国家的必要的扶持，提供一个良好的发展环境和公平的竞争平台，毫无疑问对中医学的发展至关重要，但只偏重于输血而不增强造血功能，过分强调依赖政策这根拐棍，不求自强自立，只可能削弱竞争能力，使中医学失去生命力。因为说到底，任何一门学科的生存发展关键在自身。二是自卑自贬，不敢竞争。在与现代疾病斗争中，由于疾病谱不断翻新，老理论、老经验碰到新问题，又畏于西医的强大，屈就西医。一些中医工作者，也在一定程度上自觉或不自觉的产生依赖思想，或全面撤退或甘唱配角，不敢与之竞争，竞争力逐步退化。据近 3 年统计，上海的中医医疗机构的住院患者其中药所占比例始终没有超过 20%，基本上用西药；门诊中药占比例也在 60%左右。

当今，要真正促进中医的发展，必须全面提高竞争能力。首先是包括中医界在内的一切支持爱护祖国医学的志士仁人，一定要转变观念、立足自强，克服依赖和自卑心理，要将国家的各项中医政策和法规的支持作为提高竞争能力的强有力的措施，要把拐棍变为撑竿跳高的撑竿，充分发扬中医药优势特色，要敢于竞争；其次还要善于竞争，也就是说要扬长避短。有个时期中医界治疗急症十分风靡，认为这是发展中医在临床上的突破口，希望与西医一争高低，其实对于现代急症中医无论在临床经验、技术设备、治疗药物等方面均非西医对手，是一种扬短避长的行为。后来的实践也证明了这一点。张仁教授一直认为现代难治病的治疗和现代人的保健应该是中西医较量的最好战场，中医胜出的可能性大，并且最有可能形成自己明显的优势特色。

（二）学习能力

中医的学习能力是指将整个中医药界视作一个特殊的群体或组织，向历史、现实和其他群体（特别是西医界）学习知识，不断深化和完善对现代疾病的认识，提高掌握和驾驭防治疾病规律的能力。中医学习能力是中医最根本、最核心的能力，也是中医赖以生存和发展的最基本、最主要的动力。从当前来说，更是中医成为一门现代学科的关键所在。

"组织的学习能力"这一概念最早由企业界提出。最近，有人提出国家学习的能力的观点。如同企业在市场竞争的成败最终决定于其学习能力一样，国家作为一个特殊的组织，其兴衰也同样基于它所拥有的学习能力。明治维新后的日本和朝鲜战争后的韩国，都是凭借其强大的学习驱动力，迅速成为强国。

"问渠那得清如许，为有源头活水来"。任何一门学科只有具备学习的能力才可能不断吐故纳新而呈现一派生机盎然。正在从传统科学层次跨向现代科学层次的中医学,具不具备和提不提高其学习能力决定着其发展还是淘汰的命运。学习能力,就中医学来说,主要包括三个方面。

1. 海纳百川的包容能力

"有容乃大",只有包容天地的博大胸怀,才能吸纳来自大千世界的精华,壮大自己。这是学习能力中的基本能力。包容力,实际上也是开放力。目前,要提高中医开放力面临两大难题:

一是开放观念的转变。由于中医学在学科的整个进程中,绝大多数时间都处于相对封闭环境中,同时其所依附的文化背景也是具有一定封闭性的汉文化圈。汉文化圈乃至东亚文化圈,有相当长的一个历史时期在世界上是处于领先地位,因此,老大自居、尊经崇古的观念难以轻易去掉。特别是当我们要向西方学习时,始终背着一个巨大而沉重的历史包袱,充满了戒备和挑剔的目光。中医学同样如此。至今仍有一种提法,认为只要做到真正悟透中医的经典理论和继承丰厚的经验积淀,并能融会贯通于临床,继承与发展也就在其中了。他们忧心忡忡,如过分强调开放,会丢失中医的优势和特色。其实,具有数千载历史底蕴、迄今仍表现出明显未来医学特征的中医学只可能通过全面开放进入世界医学的大循环,逐步成为主流医学,而决不可能因为开放而被淘汰出局的。我国是一个最好的例子,改革开放的结果不仅没有改变我们国家的性质,反而走出一条迅速富强起来的中国特色的社会主义之路。西医学也是一个很好的例子,从这门学科诞生之日起,始终处于开放之中,不仅其发展的速度与整个现代科学并驾齐驱,同时其作为一门医学学科的特色和优势更日趋明显。因此,这种忧虑是多余的。面对现代科学日益全球一体化的今天,中医学一定要从容大气。

二是开放程度的提高。至今中医学对其他现代学科的开放程度仍然偏低,是又一大难题。其主要表现在其理论与技术一时难以和现代其他学科接轨,造成对很多学科诸如数学等的开放程度较低。有的如中医的秘方、秘术深藏民间,临床价值很高但目前的知识产权难以保护,不易开放;中医个性化治疗虽然代表未来医学的方向,但难以向市场经济开放。如果说,开放的观念是主观因素,那么开放的程度不足则有其客观原因。中医学在其形成的早期,具有极大的开放程度,那时候,由于中医学的发展基本与当时的科学水平同步,才出现《内经》这样能将代表当时最高的自然和人文科学的成果熔于一炉而为医所用的经典。之后,由于中国特定的文化背景(重道轻器,人文科学的发达和自然科学的相对落后)和"不为良相便为良医",以儒医为主体人才构成特点的影响,中医学的开放天平明显倾向于人文学科,并与之交融形成独特的中医文化,对自然科学则几乎拒之门外。自明清以来,特别是我国进入近代之后,长期与世界先进国家自然科学的发展严重脱节。本来对自然科学开放不足的中医，表现得更为明显。尤其是当今，现代高新科技突飞猛进，其成果可谓时新日异。由于学科所处层次不同，中医学要扩大开放度日益显得力不从心。如何使中医学科敞开胸怀，最大限度的吸纳这些人类的共同财富，一直是近半个多世纪来中医、中西医结合和关心这门学科的工作者的最大心愿之一，至今仍然困扰着我们。

2. 去粗取精、去伪存真的鉴别能力

在海纳百川的过程中往往是鱼龙混杂，泥沙俱下，必须要加以区别，即哪些能为中医所用。鉴别能力是学习能力的关键部分。应该注意两点：一是要具备把握本质的能力，也就是要抓住那些能促进中医学突破性进展的东西加以学习。在这一点上是有教训的。如在近代，同样是向西方学习，日本把学习的重点放在政治和法律上，清政府则放在技术和器物的洋务运动上。结果证明日本人成功了，迅速崛起而从落后的封建国家跻身于近代资本主义国家的行列，成为亚洲强国。二是应有见微知著的能力，善于面对汹涌而来的高新科技大潮之中，不仅能发现哪些成果是对中医现在有用，而且能预知哪些将会对中医学今后的发展产生重要作用。

在这一点上，二十世纪特别是后半叶，我国的中医、中西医结合及与之有关的科学工作者曾经做了大量的工作。聚焦于中医药的核心理论与技术，诸如气血阴阳、脏腑本质（主要是肾、脾）、脉诊舌诊、治则治法、辨证施治及腧穴定位的规范化直至中药剂型的改革，引入了大量现代科技（主要是西医）的理论、方法和技术进行较为深入和系统的研究，可以说是全方位出击，尽管迄今从根本上说还没有给中医学带来革命性突破，包括总体思路与方法，但所取得的一系列的重大成果则令人瞩目。尤其是为下一步工作取得了大量经验、打下了坚实基础。

3. 为我所用，发展自我的吸收能力

也就是说，能将其他学科的成果转化成为发展中医的养分，这是学习能力的核心部分。目前应解决两个关键问题。

首先是要解决立足根本的问题。这个根本就是中医一定要姓"中"。有人认为中医最大的困境是中医日益西化、日益异化：包括按西医模式培养中医学生（尤其是研究生教育）、按西医方式管理中医医院、以西医标准评判中医、中药西制等，这是十分正确的。目前有两种现象值得注意：一类是学中医的，随着学历的不断提高，不去深入研读中医经典，轻视中医技能训练，却往往妄自菲薄，本末倒置，将所掌握的现代理论与方法，不是为我所用，去发展中医，而是去诠释中医或去验证中医的所谓科学性；另一类不是学中医的，多为利益所驱动，或把中医名词当标签或装饰，以争取科研资助；或照搬西药研制方法搞中药研究，走中药西药化的老路。其结果是殊途同归,使中医在轰轰烈烈的现代化声中走向消亡。

其次是要解决消化吸收困难的问题,由于中医学从科学的角度分析,与现代西医学不同,还是一门传统学科,与现代科学属于两个不同的层次,因此如何吸收其他现代学科的成果,并转化形成具有中医特色的东西,是目前面临最大的难题之一。从中西医汇通到中西医结合整整摸索了一个多世纪,至今仍有"两张皮"的感觉,这还是两门相近学科之间的学习,更遑论向其他学科学习了。特别要指出的是,在学习时一定要摒除急功近利、囫囵吞枣的做法。回顾二十世纪下半叶曾出现过一种"饥不择食"的情况。其中最为明显的例子就是关于经络本质的研究。

总之,中医学要从传统科学层面上升到现代科学层面而真正进入世界医学之林,必须自立自强提高竞争能力,必须勇于学习、善于学习,提高学习能力。

【编者按】

本文发表于《医学与哲学》2004年第11期。文中张仁教授别具只眼地提出了中医学发展所必备的两个能力:竞争能力和学习能力。这当中有三层意思:

首先,不论是自然界还是人类社会,只有具有竞争能力的物种或学科才有获得生存和发展的空间或权利,而要保持旺盛的竞争能力,优秀的学习能力不能或缺,两者相辅相成。中医学科,概莫能外。

其次,由于中医学数千年来一直处于单打独斗、一门独大的生长环境,造成先天竞争能力的不足;同时,中医学始终受较为封闭的儒家和道家文化的影响,吸收人文的能力强而学习科技能力较差。这些均造成竞争力和学习能力较差。

再次,面对全球日益一体化和汹涌澎湃的高科技大潮,对任何一种缺乏自身竞争能力和学习能力的学科,都是严峻的生死考验。对中医学来说,一定要摒弃政策依靠心理,敢于竞争,善于竞争;更重要的提升学习能力,张仁教授提出的海纳百川的包容能力,去粗取精、去伪存真的鉴别能力,为我所用、发展自我的吸收能力等三个方面,是对学习能力的高度概括。

确实,在进入近代之后,我国传统中医学在受到西方医学猛烈冲击,且当时政府及我国西医界(包括非医界)学者质疑之时,中医学科之所以能置死地后生并迸发崭新的生命力,一方面一批又一批有志医者凭借着其深邃、丰富的内涵,坚守阵地、敢于竞争;另一方面,又以海纳百川的胸怀,不断吸收西医的文明成果,不仅屹立不倒,而且不断进取发展。

张仁教授认为,竞争能力和学习能力的实际上涉及每个中医工作者。当前我们肩负的传承发扬的重担,不是轻了而是更重。因此提高我们的学习能力和竞争能力更为迫切。中医的竞争能力和学习能力是相辅相成的。编者认为,提高学习能力更为重要,因为缺乏学习能力,就谈不上竞争能力,只有坚定的中医信念和自信,通过不断的反思和进取,努力吸收不仅是其他医学的优秀成果,还有其他学科值得借鉴的特点。只有这种开明睿智,大气谦和的态度才能获得更多学习成果,将我们的竞争力步步提升。而中医的竞争能力,编者也认为这不仅是我们同现代西医学者的竞争,当然这种竞争应该是取长补短的良性竞争;也是我们与自身观念,如习惯于西化思维或传统思维等单一思维的一种搏弈——应形成一个合理化的中西互补思维。

四、中医学走向世界的思考

中医学迎来了第三个千年期,对于跨入二十一世纪大门的中医学来说,再没有比以下两件大事更为重要了:一是自身的突破和发展,二是真正走向世界。

1. 机遇正在降临

为什么曾经为繁衍世界上人口最多的国家作出过巨大贡献的中医学,东奔西突总是冲不出亚洲,在世界医坛上称雄。其中除了本身的局限之外,一个十分重要的原因,就是外环境,即良好的气候和土壤。值得庆幸的是,这一时刻已经来临,眼前的世纪为中医学大步走向世界提供了前所未有的良好的条件。

据未来学家分析,二十一世纪有两大最明显的特征:其一,自然将成为新世纪全人类的时尚。它包括人类从生活上、心理上趋向自然的返璞归真,也包括科学文化、审美情趣乃至人际交往等的自然取向。人类文明的前两个千年,人们把自然界当作斗争对象,然而当今天一旦真正成为万物之灵,具有改造和征服自然的能力之后,人类开始忽然领悟到自身也成为这种"征服"的受害者,诸如生态灭绝、环境污染等,并且终于认识到人类与自然是共生共存共荣的。其二是融合,将成为新世纪的变化趋向。这里所谓的融合,既包括经济上的一体化,政治上的民主取向和社会发展中的合作意愿,更包括信息交流、文化渗透过程中的彼此学习和互相提高。融合是当今信息社会信息高度流动,各种能量流、物质流、信息流的必然产物。

正是上述两大特征,为中医学带来了机遇。首先回归大自然的时尚,使人们对这门历经数千年发展、亿万人临床实践,最大程度保存原始风貌的医学的价值,有了重新的认识,特别是现代西医学在征服各种危害人类的疾病的同时,所带来的种种医源性和药源性的病症,更促使医学界和患者对毒副反应小、以自然疗法为主要手段的中医学产生浓厚的兴趣。其次,融合作为未来世界变化的主要趋向,医学也不例外。在前面两个千年中所产生的形形式式各种医学,并不奇怪,是基于人类交往手段的落后、互相阻隔的结果;当世界日趋缩小,信息交流日趋频繁快捷,变成所谓"地球村"时,包括中医学和西医学在内的各种医学之间的迅速交融已经不可避免。以上表明,无论是人们的需要还是学科发展的趋势,都要求中医学必须走向世界。

如果说,在两千多年的中医学发展过程中,由于种种原因,曾和大量机遇失之交臂,那么,我以为,这一次机遇是不能再丧失也丧失不起了。

2. 寻找突破口

走向世界,机遇仅提供了条件,方法则是关键;选择突破口,又是关键的关键。

二十世纪七十年代,我们选择针刺麻醉(实际上是针刺治疗疼痛性疾病)作为突破口,获得了十分成功,掀起了至今不衰的全球针灸热,使世界医学界对古老的针灸术刮目相看。那么这一次应该选择什么作为突破口呢? 传统医学的精粹往往是它的实践性,因此突破口必须在临床上找。据张仁教授在国外调查所见,认为主要有以下两个:

(1) 以现代难治病作为治疗上的突破口:在欧洲,绝大多数来针灸或服中药的患者都是为当地西医所束手的现代难治病,诸如病毒性疾病、遗传性疾病、免疫性疾病、内分泌及代谢性疾病和神经系统疾病等。现代难治病的特点是大多病因不明,而又往往涉及多个重要脏器,这些都给以病因治疗为主的西医内科和手术切除为主的西医外科带来难题;而以辨证论治为特点的中医学和具有无穷潜力的中药针灸恰恰在这方面有着独特的优势。目前,中医药在癌症和艾滋病的治疗中崭露头角,就是最好的例证。

(2) 保健是中医学的另一个临床突破口:由于现代社会物质水平的不断提高,人类对生命质量的要求也愈来愈高,健康已逐渐成为第一向往。荷兰某大学曾以"健康、金钱、家庭,何者为第一?"为题向全国居民征答。结果回收到的答卷中有 80% 以上的人将其排列为:健康、家庭、金钱。因此,保健已成为公众普遍关注的事情。中医学对保健的研究与实践,可谓源远流长,不仅创制了气功、太极拳、五禽戏等一系列保健法,而且积累了丰富的养生经验和开发了大量天然保健食品。而现代西医学在这方面可以说是刚刚起步。

中医学在这两方面的优势,不仅仅是现代西医学之短,而且还恰恰适应了当代社会的需要,以此作为突破口,较之二十世纪五六十年代单一以针刺镇痛作为突破口,无论从规模、影响及意义来说,显然是不可同日而语的。

要实现上述两个突破,其必要步骤是全方位、高层次地向国外传播中医学术。这里所说的全方位,是指要打破以往针灸一统天下的局面使包括中医经典理论、治疗方法、中药方剂等统统在内的中医学术全面推向世界；这里所说的高层次，是指改变以往以普及为主的传播方法，其中特别是针灸。目前，针灸师已遍布欧美，仅荷兰亦拥有2 000名之多。但普遍水平偏低，其学术亟待进一步提高。目前，我国某些中医药院校与国外联合办学，开设研究生课程，不失为较好的方法之一。

（3）实现自我完善：中医学进入世界，从客观上来说是与现代西医学相互补充，造福人类；但从主观上说，也是实现其自身完善的需要。中医学是一门传统医学，如前所说，从科学的角度看，这门学科在传统医学层次，它已经属后科学；但从现代科学层次看，它实际上仅处于准科学阶段。如何使中医学迅速从准科学进入常规科学阶段，其中十分重要的一点是打破长期以来自我式的循环圈（即理论上在经典中"划圈子"，临床上在经验中"翻跟斗"）。中医药走向世界，实际上也就是从自我封闭圈加入国际医学大循环。

在国际医学大循环中，一方面通过更广泛的医疗实践来丰富这门学科，另一方面将集中世界人民的智慧、结合现代各种最新学科来完善和发展古老的中医学。这一点在针灸学的近年进展中可得到印证。针灸医学是我国传统医学的一门重要分支学科，也是率先加入国际医学大循环的传统医学学科，已在各个方面取得了前所未有的进展：包括经络穴位的现象和本质的研究、作用机理的研究、各种穴位刺激的革新与应用，各类病症的临床治疗，乃至国际标准化经穴的厘定等。这些进展无不包含了中国和世界各国针灸工作者的智慧和实践。

综上所述，中医药走向世界正面临着前所未有的大好机遇，我们应抓住机遇，寻准突破口，全方位高层次地进击。可以深信，中医药在造福人类的同时，也将在国际医学大循环中，求得完善的发展。

【编者按】

本文曾发表于《医学与哲学》杂志1994年第8期。原题为《关于中医学走向世界的思考》。张仁教授在这里提出了三个重要的观点：一是要抓住机遇，较之以往，随着互联网和高科技时代的到来，全球愈来愈趋向一体化，为中医学走向世界提供了前所未有的平台。如果再痛失机遇，中医可能会从此一蹶不振。因为，任何一门学科，只有获得全球共识，才有可能生存和发展，单靠一个国家保护和扶植是难以摆脱被淘汰的命运。二是寻找突破口，这实际是要求中医学发挥自己潜在优势，只有技高一筹，才有可能造就生存和发展的空间。张仁教授敏锐地提出难病和保健这两点，确有先见之明，他自己也身体力行，在文献研究和临床治疗中，一直将保健和难病作为自己的主攻方向。三是张仁教授强调中医自身完善问题。确实由于学科特点和我国特定的历史环境，中医学的发展与包括西医学在内的现代科学的发展还不够同步,它的丰富内涵还不能被全人类共同认知。最近我们国家已将中医理论的现代科学内涵及其对中药发掘指导价值研究作为未来五年国家自然科学发展重点研究项目之一,因为这不仅是中医学提高科学层次的必由之路,也是中医文化向世界普及的主要途径。

五、中医文献研究的思考

近年来,人们纷纷在讨论中医学的特色问题。如果从科学研究方法的角度考察,中医文献研究倒不失为其特色之一。所谓特色者,应兼特异性和先进性。把文献研究作为一门学科的最主要研究方法之一,不仅在医学科学中,而且在整个自然科学领域中,可以说是十分罕见的,这就是它的特异性;同时,中医文献研究,不仅具有一般的分析综合功能,而且因为其方法融古今之长,又面对积淀数千年之中医宝库,更具有开发新知的功能,这当然是它的先进性。

可惜的是,长期以来,包括中医界在内的相当一部分人士,对中医文献研究有一种偏见甚或说是误解。即把中医文献研究局限于经学方法:对古医籍主要是医经的校正、考据、荟萃、类编、发微、问难、解惑、钩玄等成为其方法的主体。由于经学强调注不破经,疏不破注,恪守师法,形成了信而好古,崇古贱今的价值取向,更窒息了研究空气。其实中医文献研究的领域是很开阔的。

1. 中医文献研究的对象

中医文献研究的对象,包含面十分之广。以时间划分,可分为记载中医药内容的古代医学或非医学典籍(书籍及一切其他载体),近代中医药文献,现代中医药文献;从区域划分,可分为国内中医药学文献和国外中医药学文献;从内容划分,又有临床与理论、中医和中药文献之分。如再细分,国内文献还包各民族医药文献。临床文献,又有不同分科的文献,如内科、外科、针灸、推拿等之别。时间与区域是互相交叉的,如古籍文献中,虽以国内中医文献为主,也有少量国外文献,有为专著,如《东医宝鉴》(朝鲜)、《医心方》(日本)等;有的则载于国内有关的医学典籍之中,如唐代的《备急千金要方》,就记述了不少来自其他国家或民族的医学内容。因此,在开展中医文献研究时,应充分注意到这一点。值得一提的还有"活"的文献研究,如名老中医学术经验研究等。

2. 中医文献研究的目的

中医文献研究,和临床研究、实验研究一样,其总体目的都是为了促进中医药学术的提高和发展,但具体上又可分三类:

一是保存性研究。即通过发掘、收集、整理等手段,使埋在地下的重见天日,错乱的得以校正,散失的得以完整。总之,目的是为了使文献恢复到原来面目,并能够予以妥善保存。近几十年来,这方面已做了大量工作,如马王堆汉墓医学帛书、武威汉墓医学书简的发掘整理,特别是二十世纪八十年代初期,由国家出面对我国重要古医籍全面校勘整理等。名中医经验的保存性或传存性研究,是保存性研究的一种特殊形式,从1990年开始,已纳入了国家重点项目,收到了较好的效果。

二是应用性研究。即通过文献研究,使中医药文献能有效地应用于临床实践。这有高级与初级之分。所谓初级应用性研究,实际上是指对文献的一种初级加工,这在我国古代就开始做了,如王冰对《素问》进行注释,张景岳把《内经》中有关相同内容分门别类,撰成《类经》等;现代更是组织专家进一步把深奥的经文翻译成通俗的白话文。中医学是一门应用科学,使古人丰富的经验迅速为现代人所理解、所应用,显然这项工作是十分重要的,然而,仅仅停留在初级阶段则是不够的。高级的应用性研究,则是通过对有关专题文献全面系统汇集,分析归纳,去粗取精,去伪存真,力求揭示其规律性东西,用以指导临床。近年来,中医学术界所进行的一系列规范化研究,实质上也属于这种高级应用性文献研究。

三是开发性研究。即通过对古今中外中医药文献中的精华进行开发,使之升华,在原有基础上实现理论和实践的突破。开发性研究,既建立于保存性和应用性研究之上,又需与临床研究、实验研究紧密结合。中华人民共和国成立以来,我们所获得的一些重大的中医药成果,多与中医文献的开发性研究有关,如中医基础理论中的脏象本质研究,针灸学中的经络实质的研究,中药学中的青蒿素、大黄、丹参的开发研究等。

3. 中医文献研究的方法

中医文献研究的方法,可分为传统方法和现代方法两大类。传统的方法包括校勘、训诂、释义、辑佚等,主要用于古医籍的研究。随着现代自然科学的迅猛进展,中医文献载体出现了缩微型＋机读型、视听型等多种类型,文献研究的方法也得到了前所未有的进展,除了将现代医学的文献方法引进中医文献研究外,其中电子计算机的应用,正在将中医文献研究的方法推向新的境界。它不仅被用于现代文献的研究,如中国中医科学院情报研究所研制的针灸文献分析和检索系统;而且还被有效地用于古医籍文献的整理研究,获1990年国家中医药管理局科技进步一等奖的《应用电子计算机整理中医古籍的研究》,就是为整理和利用古籍文献资料提供了先进的手段。

总之,中医文献研究一定要在继承的基础上,冲破单一的局面,即目的单一、内容单一、方法单一的局面。特别是随着中医药学的日益国际化,文献和情报的数量急剧上升，如何有效地进行中医药文献研究，如何实现情报文献一体化研究，包括互相补充利用、互相转化等，都是放在中医药文献研究工作者面前十分艰巨而又重要的任务。如果不改变观念，拓宽视野，更新知识，将是难以胜任的。

【编者按】

本文原发表于1991年的《中国中医药报》。张仁教授从事中医针灸文献研究数十年，发表和主编的一系列中医文献书籍，对文献的研究有如下几个观点：

（1）中医文献研究具有特异性和先进性，并且领域是很开阔的，应该是中医学的特色之一。

（2）中医文献是个聚宝盆，研究对象十分广泛，有古代、近代和现代的，有临床和理论的，有国内和国外的，同时也包括以名老中医学术经验研究为对象等"活"的文献研究。

（3）中医文献研究的方法大体有保存性研究、应用性研究和开发性研究。张仁教授注重高级应用研究，在海量的文献中去粗取精，去伪存真，凝练精华，使中医药文献能有效地指导临床实践。但张仁教授更强调开发性研究，认为开发性研究是对中医药文献中精华的升华和突破，应该是文献研究的最高境界，才能彰显中医强大的生命力。如2015年10月5日获得诺贝尔生理学或医学奖的青蒿素研究成果，正是来自晋代著名医学著作《肘后备急方》的启示，是文献开发性研究的典型例子。

（4）张仁教授提倡要转变文献研究的视角、开拓视野、用科学的思路和方法，在继承的基础上扬弃和创新，实现传统方法与现代方法的一体化研究。

以上这些观点，不仅新颖独特，而且有重要的指导意义。张仁教授本身也是实践，他一生撰写的60余部中医针灸专著，就是对古今针灸医学文献全面系统收集、整理、分析、提炼的结果，有助于临床的借鉴与应用。

六、针灸医学的困惑、挑战与对策

站在世纪初的门槛上，回首已经逝去的二十世纪，展望正在行进中的100年，作为一个针灸学工作者，可谓是心潮澎湃难以平静。过去的100年，从时间上来说，在有文字记载以来的针灸发展史上仅仅只占据了二十几分之一，所取得的成果之多之大则是空前的，是任何一个历史时期都无法比拟的。但是，当二十世纪尘埃落定之时，冷静并严肃地作一反思，我们发现在巨大的成就背后却隐藏着不少困惑和缺憾。如果对此不加以认真对待，将对新世纪针灸医学的健康发展带来不可估量的负面影响。

1. 困惑

困惑之一：针刺麻醉是 1958 年我国上海的医务工作者发现的二十世纪一项举世瞩目的针灸学成就。半个多世纪以来，特别是从二十世纪六十年代初至七十年代末，在我国政府的关心和支持下，神州大地的极大多数医院和几乎所有与医学科学相关的研究院所的众多中西医和其他学科工作者均参与此项工作。据不完全统计，对 100 多种手术和 200 余万例患者进行了针刺麻醉的临床实践。至八九十年代，针刺麻醉的研究仍然一直被列为国家五年计划的科技攻关项目。对于一个临床项目，得到国家如此大的重视，动员如此大的力量，进行如此多的临床观察，不仅在我国医学史上是绝无仅有的，而且在世界医学史上恐怕也是空前的。尽管临床观察已经证明镇痛效果是确切的；机理研究完全证实针刺镇痛作用是客观存在的，并对痛觉生理学的发展作出了重要的贡献。然而，令人困惑的是，迄今针刺麻醉仍然作为研究项目停留在实验室中，并且日趋萎缩，正在逐步淡出针灸临床。

困惑之二：经络，现存的文献表明，是 2 000 多年前我国古代医学家发现并命名的。之后总结出来的经络学说，长期以来，有效地指导着针灸临床。经络是什么？这一千古之谜，在二十世纪，引起了世界性的破解的热潮。先是五十年代的日本针灸工作者对经络现象的探讨。接着是六十年代后来被证实为子虚乌有的朝鲜一名科学家的关于经络实质的"发现"。七十年代起，经络研究（包括穴位研究）引起我国政府和相关多学科学者的重视，从全国性的经络感传现象的普查，到列入国家攀登计划。可以说是集中了我国相关的各学科的精英，数以千万元的资助。其投入的人力、物力、财力，并不亚于针刺麻醉。然而，迄今，既未出现对经络现象及其本质有突破性认识的基础性成果，更缺乏可用以指导临床实践的应用性成果。

困惑之三：二十世纪是我国针灸史上针灸临床实践涉及病种最为广泛的100 年。针灸文献是针灸实践和研究的具体体现和深入总结。据统计，从 1908年至 1980 年公开发表的针灸文献为 9 000 篇左右，而从 1981～2001 年的文献量更迅速跃至 25 000 多篇，尚不包括大量的针灸书籍。其中大部分为临床文献。这样大的文献量已经远远超过二十世纪以前我国现存针灸文献量的总和。与此同时，据张仁教授从已有的临床报道中统计，针灸治疗的病症 450 余种，即使按照同一病症报道在 5 篇以上和/或 100 例以上者，也有 230 种左右。明代杨继洲的《针灸大成》总结历代针灸治疗的病症为 89 种，只及现代所涉及病种的 1/5。

然而令人困惑的是，这样庞大的临床病例数量的积累和如此广泛病种的深入观察，并未带来针灸临床医学真正质的突破。迄今，针灸治疗规律并未被全面揭示，针灸确切的适应病症还没有严格界定；科学性强，也就是说具有量化标准、形成规范化治疗方案而且可以重复的针灸治疗病种屈指可数。针灸临床依然停留在传统的经验医学水平。

困惑之四：针灸原理研究的实质性启动是从二十世纪开始的，在这之前可以说是一片空白。早期，日本的科学工作者做得多一些。从二十世纪六十年代，特别是七十年代之后，我国形成了一个针灸原理研究的热潮。以针刺镇痛研究为龙头，带动了对针灸在全身各器官各系统作用机理的全面、系统的研究。这些研究成果，在阐明针灸对机体的调节作用和提升针灸医学的层次等方面有着不可忽视的价值。但是令人困惑的是，从总体上来说并没有确切回答出针灸为什么能治病这一原始命题，包括调节节点和调节路径；特别是，一些临床上的关键性问题，诸如穴位的确切坐标、刺激参数标准化及针药结合的优化等均未能引起重视，从而造成原理研究与临床脱节。

张仁教授把上述现象归纳在一起，称之为"针刺麻醉现象"，其最主要的特点是投入与产出的极不相称，以及始终找不到真正意义上的突破口。

2. 挑战

随着日新月异的二十一世纪的到来和世界开放程度的日益扩大，针灸医学面临的挑战也将是前所未有的。

挑战之一：疾病谱的改变，从治疗传统疾病转变为现代疾病，特别是现代难治病。所谓现代难治病，是指迄今尚未弄清或部分弄清其病因，同时缺乏有效解除手段的一类疾病。其中，相当一部分是由于现代生活方式和生活环境所造成的。现代难治病涉及脏器广泛，具有功能性障碍与器质性病变共存的特点，对人类危害极大。与此同时，现代临床医学科学面临的任务也出现了历史性的转变，已经从单纯治疗到预防、治疗、康复、保健。这对长期以来以治疗传统疾病，并以改善功能障碍为主要实践内容的针灸医学来说，是一个重大的挑战。因为它必须回答这样一个问题：在现代难治病的治疗和为现代人提供健康服务中，特别是在其他医学难以替代的领域里，针灸医学到底占有几分天下？能否成为主流医学？

挑战之二：按照现代科学的要求，一门医学学科要为世界各国所接受并能推而广之，首先是要求在知其然而又知其所以然的前提下，规范化、标准化。同时，现代疾病对医学的要求是，治疗手段的个体化、多样化。如何解决好这对矛盾是针灸医学面临的又一重大挑战。从实践中产生而又经中国古典哲学深加工的以经络学说为主要理论加上 2 000 余年的临床经验积累所构成的针灸医学，不仅在理论的知其所以然和学科规范化标准化上与现代的要求差之甚远,而且在规范化的过程中,其个体化的问题往往会成为突出矛盾。二十世纪六七十年代研究针刺麻醉的规范化方案过程中,明显的个体差异成为拦路虎之一。特别是随着针灸医学服务对象的日益国际化,不同种族和体质所造成的个体差异将更为明显。

挑战之三:寻找最有效的刺激区域和工具。从总体上说,我们是在全盘接受古人遗赠的穴位概念和刺灸技术的基础上并依据古人的思路与方法进行了有限的发展。而且这个发展主要发生在二十世纪下半叶。随着治疗人群和疾病谱的巨大变化,以及对损伤性治疗持谨慎态度的防治观念,按照现代人的要求提出新的思路与方法,对经典穴位的扬弃和已有刺灸工具的进一步创新已经迫在眉睫。

挑战之四:充足的人才储备和完善的人才结构是一门学科生存和发展的关键与基础。作为针灸故乡和针灸大国,我国的针灸的现状并不令人乐观,整体素质堪忧。临床人员中临床水平低下和知识结构单一的情况十分普遍。相当多的研究人员为研究而研究的倾向明显,缺乏创新力。人才结构也欠合理,人多才少、高职称低能力的现象在针灸队伍中并不少见。这些都向二十一世纪针灸医学的发展提出了严峻的挑战。

3. 对策

针灸医学在二十一世纪将如何运行?据我推测大概有以下三种可能:其一为继续由得风气之先的炎黄子孙领衔并进入主流医学在世界医学的大循环中日益完善与发展;其二,像四大发明之一的火药那样,由中国人发明却用于制作爆竹之类,而外国人把它升华为炸弹,中为洋用,由洋人续写新的针灸发展史;其三,因缺乏创新而导致整体萎缩,为主流医学所抛弃,如清末民初,针灸医学重新归隐于民间。对于当代的针灸工作者来说,毫无疑问应该也必须走第一条路。面临上述种种困惑与挑战,我们必须抓住二十一世纪提供的各种机遇,并积极应付。张仁教授提出以下对策,意在抛砖引玉。

对策之一:基础理论研究的突破才能促使针灸医学跃上新的层次。张仁教授认为,调整研究的思路与方法已成为当务之急。首先要寻求突破口。重视中医特色,从针灸学科已经积累的大量的知识中来探索未知是关键一着。这里所说的知识,既包括 2000 余年的医学古籍中的丰厚积淀,也包含现代医学及相关研究工作者的全部实践。经络学说,毫无疑问是最有吸引力的一个突破口。但问题在于对经络学说或者说是经络假说的研究,不是一定要在人体上找到那些古人推衍出来的 12 条乃至 20 条经脉线,而是在于找到之后能不能促进针灸科学的突破性发展。经络学说的重要价值在于,它是基本上专门为针灸学科建立的用以说明针灸对人体调节整个过程的一种独特的理论。因此,从已有的工作看,即使能在人体上找到现代意义上的"线",最多只是生物学上的一个新发现。并不会导致针灸学的突破。经络研究必须寻求新的思路与方法。譬如说,是否可以在厘定穴位确切坐标的基础上,从穴位排列规律来显示其在体表的轨迹,通过穴位作用规律的研究来揭示其内脏和体表的关系。又譬如说,长期以来,对穴位电学特性的研究,都着眼于线性这一角度,近几年来,上海的研究工作者,从非线性的伏安特性出发进行研究,结果发现了不少新的现象。总之,积极探索新的思路和方法已成当务之急。

其次,人类文化遗产,总包含着精华和糟粕两个部分,古今中外概莫能外。针灸学当然不可能例外。这提示我们必须勇于扬弃,既要证实,更要证伪。这样才能真正促进针灸医学的发展。如子午流注学说,其中的纳子法符合现代生物钟理论,值得深入研究;而纳甲法,推衍的成分较多,加之推算麻烦,治疗时间不定,特别是临床效果不确定,故实际应用价值不大,可以在进一步严格验证后将其淘汰。

最后,必须改变曾一度泛滥的为研究而研究的不良倾向,致使相当多的机理研究的结果只停留在论文和奖状上,无助于机理研究的深入,更谈不上突破。

对策之二:全面梳理针灸临床治疗病种,根据针灸对人体的作用特点,可在已经报道的450余种病症中,逐步界定针灸具有独特疗效的病种,针灸为主须以其他疗法配合的病种及针灸可作为辅助治疗的病种。最近天津市的一位学者就目前针灸治疗的病种提出针灸治疗病谱的分类:一级病谱是指可独立采用针灸治疗就能获得治愈或临床治愈的病种;二级病谱是指针灸对主要症状和体征或主要发病环节之一有确切效果的一类病种;三级病谱是指针灸仅对疾病派生的部分症状起到缓解作用而缺乏本质疗效的病种;四级病谱是指针灸疗效不确切或已有新的高效手段而很少用针灸治疗的病种。尽管这些提法有可商榷之处,但已经表明这个问题正在引起重视。除了治疗,系统发掘针灸在预防、保健、康复中的作用并进行恰如其分的界定也同样重要。值得注意的是,针灸治疗中所出现的明显个性差异已为大量针灸临床特别是针刺镇痛的实践所证实,所以在努力揭示群体治疗规律,强调重复性的同时,一定要重视个体化的研究,如体质差异、心理差异的研究,使在临床应用时既有普遍性又能照顾到个体要求。

与此同时,必须将提高临床疗效并卓有成效的推广应用放在第一位。关键在于医学科学研究的成果一定要反馈到临床上来,改变为研究而研究,科研与临床脱节的局面。同时,以高新技术开发新一代的针灸器械,为针灸疗效的提高和临床应用的推广提供有力的武器。针刺麻醉之所以始终跨不出实验室,有多方面原因,张仁教授认为科研成果不能及时反馈到临床,以及缺乏能代替人工的高新针刺麻醉器械是主要因素之一。韩济生教授所从事的针刺戒毒研究则是一个值得推荐可供借鉴的例子。他通过长期基础与临床实验研究,在弄清针刺戒毒从躯体穴位与中枢神经的生理生化过程基础上,发现了 4 个穴位组成的处方,并研制出对这些穴区刺激后可使人脑释放内啡肽的韩氏戒毒仪。这一方法,不仅能有效地进行以调节患者自身物质起作用的绿色戒毒,而且可使一年不复吸率达到 10%,并正在努力促使其上升到 20%(目前不论用何种方法脱毒,复吸率几乎 100%)。

对策之三:重点加强三大规律的研究。主要为穴位坐标规律、穴位刺激参数规律和针药结合优化规律。这是从技术层面提升针灸医学层次的关键一着。所谓穴位坐标规律,是指对全身已发现的穴位,包括传统的经穴和经外奇穴,现代的形形色色被称为微针系统的穴区,如头针穴区、耳针穴区、手针穴区、足针穴区、面针穴区等,应用现代高新技术结合已有临床积累,进行系统的、综合的厘定,并找出其规律,它既是一个整理过程,更是一个扬弃过程。穴位刺激参数规律,要着重研究包括手法针刺、脉冲电刺激及其他刺激方式如声光磁热等各种参数共性规律,这里有传统的手法参数,也有现代的各种刺激参数,如幅度、频率、强度、波长、温度、时间等。同时,也要研究个体特殊规律,包括个体体质及心理差异等。针药结合优化规律,在现有的基础上,探索针灸与中、西药物的最佳结合的内在规律,从而在疾病的防治上,发挥最大限度的增效减毒的协同作用。

对策之四:学科发展是建立在学科竞争的基础之上,而学科的竞争说到底是人才的竞争,这一点在二十一世纪将表现得更为激烈。如何构筑二十一世纪针灸人才高地,已经成为刻不容缓的大事。新世纪的针灸人才,将有 3 个群体组成:具有丰富防治经验和诊疗特色的临床人才,具有创新精神和善于扬弃的基础研究人才,能应用高新科技不断为针灸医学提供新的手段或器械的技术人才。要改变目前在临床人才的培养上途径单一、急功近利的方法,现阶段至少要做到严格的学校专业教学与因材施教的师承教学相结合。从事针灸学科的科研和技术人才,因缺乏对中医学的深切了解,是难以想象的,建议必须在掌握现代最新科学技术知识的基础上,再接受系统的针灸专业训练。

最后要指出的是,前面着重谈的是挑战,然而平心静气的说,新世纪为针灸医学的腾飞带来的更多的则是机遇。从大的背景而言,二十一世纪的主题是自然与融合。自然,将成为新世纪人类的时尚。它包括人类从生活上、心理上趋向自然的返璞归真,也包含了科学文化、审美情趣乃至人际交往等的自然取向。融合,正在成为新世纪的变化趋向。这里所谓的融合,既包括全球经济一体化,政治上的民主取向和社会发展中的意愿,更包括信息交流、文化渗透、学科交叉结合等,从而取长补短,互相提高。大而言之,作为最大限度保持原始风貌、典型绿色医学的针灸医学与人类回归自然的全球性热潮相适应;而随着世界日趋缩小,信息交流日趋频繁快捷,包括针灸医学在内的整个传统的中国医学和西医学的交融将不可避免。小而言之,随着二十世纪人类对传染性和感染性疾病的全面控制,形形色色与现代社会密切相关的现代难治病正在迅速蔓延,现代难治病的特点是大多病因不明、涉及多个系统且多为生理的、心理的、环境的失衡所致。这对于以消除病因或手术切除病变脏器为主,即以对抗为主要手段的西医学提出了难题。而对强调以辨证论治和调整为主要手段的包括针灸医学的中医学来说正好是如鱼得水。

可以深信,在传统科学层次缓慢地发展 2 000 余年的针灸医学将在二十一世纪真正跃上现代科学层次,让我们拭目以待。

【编者按】

本文发表于《上海针灸杂志》2002 年第 5 期。张仁教授的这篇文章真实地反映出了我们针灸工作者面临的一系列严峻考验,首先是困惑,中华人民共和国成立之后,国家曾多次掀起学习针灸、研究针灸、推广针灸的热潮,曾经投入大量的人力物力,有一段时间甚至投入举国之力,却始终没有真正意义上的理论和临床突破,这是为什么? 其次是进入二十一世纪之后,而针灸学正面临着前所未有的挑战:一种是针灸医学本身,如文中所说的疾病谱的改变、规范化、标准化的问题、有效刺激区的寻找和工具的创新、人才的质量和结构问题。针灸能否成为主流医学? 在整个医学领域能占几分天下? 另一种,我们觉得还有国外同行的挑战,历史的经验值得注意,源于我国的四大发明,发扬光大却在西方,张仁教授曾在另一篇文章中忧心忡忡指出,不希望有一天我们的莘莘学子,负笈西行,学习中医针灸。为此,张仁教授在文中积极的呼吁和寻找对策:包括要调整基础理论研究的思路方法,重视中医特色,并注意去伪存真;界定针灸治疗和预防保健病种,并将在临床疗效上卓有成效的成果的推广应用放在首位;加强穴位坐标规律、穴位刺激参数规律和针药结合优化规律这三大规律的研究;构筑二十一世纪针灸人才新高地。二十一世纪的主题是自然与融合,绿色的针灸与其相应。我们认为这些前瞻性建议都是有着重要价值的。可以相信乘着二十一世纪的东风,针灸医学在医学界一定能从目前替代医学或补充医学的位置逐步成为主流医学的一个组成部分。

七、针灸科学研究的思考

针灸医学在二十世纪，主要是后半叶取得前所未有的巨大进展。然而在世纪之交，冷静地回顾一下经验和教训，不仅是十分重要的，而且是极其必要的。

1. 回顾

总的讲，在二十世纪，主要是下半叶，针灸医学在科学研究上做了两件大事：一是针刺麻醉及针刺镇痛机理的研究；二是循经感传现象及经络实质的研究。

第一项研究对针灸医学的发展具有重大的现实意义和历史价值，它表现在开拓针灸临床的新领域；科学地阐明针刺对机体作用的主要机理是对矛盾双方（镇痛和致痛系统）的良性调节（即平衡阴阳）。然而这种调节是有限的。通过调整各种刺激因子（器具、穴位的筛选与组合、各种刺激参数等）可以提高调节水平，但不可能百分之百，并用适当的药物即针药结合可以使这种调节显著加强。不过，针药结合并不一定是互补的，如应用不同类但都具有镇静、镇痛作用的药物，在与针刺结合镇痛时，可以出现增加针效（互补）、撷抗针效（减效）、不发生作用（无影响）3 种情况，因此在针药结合时寻求适当的药物及其剂量是十分重要的。

第二项研究起步于二十世纪七十年代，通过近 30 年的工作，国家投入了大量的人力财力。这项工作的初衷是好的，希望从这个由中国人发现的，并且长期有效指导针灸临床实践的独特的经络理论中探寻和发现一些迄今未知的事物，为生命科学增加新的内容。由于广大针灸学和其他多学科的工作者的不懈努力，确也取得了一系列成果。然而当回过头来作认真反思就会发现，我们实际上已走入一个怪圈或误区。首先，研究的目的始终停留在为寻找经络而探索，而且把范围圈定在 2 000 多年前古人所描绘的经络线上，花费大量精力发现的所谓经络的声（声放射）、光（冷光）、电（低电阻）、热（热图像显示）等特性乃至目前正在进行的一些研究工作，基本上和传统中医学中的经络理论的特性（上下内外联系、双向传导各种生命信息）关系不大。其次，研究的结果难以指导针灸临床。经络理论之所以历经数千年而至今仍不失其重要价值，就在于它不仅能较好地指导针灸临床实践，而且能阐释目前现代医学乃至现代科学尚难以说明的一些人体生命现象。但是已有的主要成果，包括假说，相当部分未能反馈到针灸临床，还看不出对针灸医学的发展究竟有多大的推动作用。最近有人把当前的经络研究比喻成当年欧洲人寻找"燃素"一样，不无道理。鉴于此，张仁教授以为，调整经络研究的思路与方法应是当前首务。

2. 建议

二十一世纪对针灸医学来说是至关重要的。疾病谱的改变,回归自然的思潮,全球性日益增长的医疗费用,都为安全、经济、以调节见长的针灸医学提供了成为世界主流医学的难能可贵的机遇。同时又提出严峻的挑战,也就是说必须加快现代化和国际化的步伐,尤其是现代化的进程。一般地说,从传统科学层次进入现代科学层次是一个漫长而又艰巨的过程,往往要几代人乃至几个世纪的努力。我们应该缩短这个过程。就此张仁教授提出两项建议,抛砖引玉。

(1)针灸医学近期研究的重点:这里所说的近期至少是指此后的 20～50年,要解决的是目前阻碍针灸医学进一步发展的关键问题,实际上也就是解决传统针灸学与现代针灸学的焊接点,其核心可归纳为以下几条规律的研究。

1)刺激点即穴位分布规律的研究:重点是穴位坐标规律的研究,从目前依据古籍整理而成的经穴标准进而成为具有现代科学基础的确切坐标;穴位排列规律的研究,从传统的按经脉线排列进而成为据穴位与脏器相对特异规律排列。这一规律的揭示,不仅使我们对穴位的认识上升到现代科学的高度,而且将是对传统穴位的扬弃和优化,还可能对经脉在体表分布特点作一重新认识。

2)刺激量规律的研究:分为一般刺激量规律和特殊刺激量规律。前者包括时间(持续刺激时间、间隔时间)、强度(捻转提插幅度、频率、力度)、方向(角度、深浅)等量的规律;后者则包括因年龄、体质、病情、病症等不同而给予不同刺激量的规律。刺激量量化规律的研究,可以使针灸学从实践与演绎相结合的经验医学中逐步摆脱出来。

3)针灸与药物结合规律的研究:针刺镇痛研究和大量临床实践已初步证实下列两点:其一,针灸防治疾病,主要是通过对人体的调节作用而实现的,这种调节尽管可因穴位组合的最佳化和刺激参数最优化而得以最大限度加强,但总是有一定限度的。因为任何一种调节的结果,都不可能使对抗的另一方消失。应用适当的药物配合,可弥补单纯针灸调节的不足。其二,如前所述,针灸配合药物可以出现 3 种情况,即对针灸治疗作用增效、减效和无作用。因此,探索针灸与药物结合的优化规律,发现各类病症的针灸增效药物,对提高针灸法效,促进针灸医学的发展有重要意义。

张仁教授之所以把上述 3 条作为近期研究的重点,除了它们是影响当前针灸医学发展的主要因素外,还在于有着重要的临床价值,并且通过二十世纪科学工作者的努力,应该说已提供了相当好的研究基础。

(2)针灸医学远期研究的重点:所谓远期,可能要 50 年或更长的时间,研究的最终目的是使针灸医学真正为世界人民所接受,进入世界医学之林。

1）刺激方式的变更：从历史演变过程看，刺灸方式发展的总体特点是由刺激强、损伤大逐步转向刺激轻、损伤小。针具由粗大变纤细，灸则由着肤灸至隔物灸至离肤灸（艾条悬起灸），近年又出现无损伤的穴位激光照射，即所谓的激光针灸。由于生活质量的不断提高，针灸刺激方式的革新已势在必行。无损伤、无不适（并非无感觉）而又能达到针灸标准刺激量的针灸方法应出现。由计算机控制刺激量的能产生特定刺灸感的激光照射仪有可能风行针灸界。

2）处方规律的揭示：针灸处方规律实际上是前述 3 条规律的综合。它包括在充分考虑个体因素、疾病因素等基础上，进行针灸刺激点（穴位）的最佳组合和刺激量的优化选择，包括与之配合的药物或其他疗法的筛选，并揭示其规律。这一处方规律，既是标准化的，又有个体医学的特点。

3）机理研究的深入：从已有的基础看，现阶段针灸机理的研究着重在阐明针灸刺激在神经、内分泌、免疫网络中的调节框图。随着 2000 年 6 月 26 日人类基因组的工作草图的公布，使得绘制针灸对人类基因调控的框图成为可能。

中国传统医学真正要成为世界上的主流医学之一，其先决条件之一就是必须进入国际医学的大循环。在这一方面，针灸学过去和现在都充当着中医学排头兵的角色，将来也必然是急先锋。

【编者按】

本文发表于《上海针灸杂志》2000 年第 6 期，原名《面临新世纪的思考—关于针灸学科学研究》。张仁教授平时常提到，古人留给今天的针灸工作者三个谜：经络到底是什么？穴位是怎么回事？针灸为什么能治病痛？我们的科研实际上就是围绕着揭开这三个谜底而进行的。这里，从宏观的角度针对目前针灸临床和科研研究领域的现状，张仁教授提出了近期和远期的研究重点。从经络研究思路的变更、穴位坐标的寻找、刺激方式的更新、处方规律的揭示、针药结合的最优化，无一不是紧密围绕临床这条针灸发展的生命主线，体现了张仁教授的深入思考和殷殷期盼。

八、针刺麻醉研究思路的反思

针刺麻醉的发现是我国传统的针灸医学在现代的一次重大突破，是二十世纪针灸学科中最重要的原创性成果。表现在：加速针灸学科的现代化进程；促进神经生理学特别是痛觉生理学的发展；促进针灸再次走向欧美并由此真正走向世界。然而，迄今，其发展道路之曲折可谓颇为罕见。对针刺麻醉研究的整个发展过程作一点回顾和思考，以加深我们对针刺麻醉的历史认识，更好地促进这门学科的发展，并可为其他学科的研究、发展所借鉴。

1. 原始思路——源于药物麻醉

在汗牛充栋的我国古代针灸文献中,我们没有找到有关针刺作为手术麻醉方法的记载。世界上第一个提出针刺可用于麻醉的是韩国人宋台锡。他曾在塞浦路斯医科大学外科研究室工作过,对药物麻醉种种危险的副反应比较了解。后来他担任韩国针灸学研究所所长,在针灸研究的实践中发现针刺某些患者的某些穴位时,患者会发生一种类似催眠的状态,有时可深睡数十分钟。于是他联想到,这种状态和药物全麻时有类似之处,是否同样可以用它进行外科手术? 于是,他将这一设想写成论文,发表于 1955 年第 10 期的《医道の日本》上,题为《完骨穴有卓越的催眠和麻醉作用》。这种把全麻和针刺催眠这两种具有共同的意识丧失特征的情况联系起来考虑,并大胆设想进行外科手术,不能不说是一种科研思路上的飞跃。然而,这只能停留在纸上谈兵,在实践中却是行不通的。首先,这种说是催眠,但从他所介绍的几个病例看,实际上相当于重度晕针的状态,缺乏普遍性,并非多数人可以被诱发的;其次,人处于晕针状态(据宋台锡描述有脉搏增快,颜面苍白,呼吸微弱,甚至急剧虚脱等表现),本来就是机体失衡的反映,如再进行创伤性外科手术,岂不加重失衡,后果难以设想;再次,进行任何外科手术都需要一定时间,而针刺所致的晕针时间不可能较长,且难以控制。因此,包括宋台锡本人在内,谁也没有尝试过在针刺"催眠"状态下做过手术。

当然,传统的麻醉观念对针刺麻醉思路仍然有较大的影响,在相当长的一段时间内,学术界对患者清醒状态下通过针刺进行手术的事实算不算麻醉,争议颇大。我国最早曾在北京的一家医院进行过针刺麻醉下肺切除手术,由于受到药物全麻观念的影响,结果以失败告终。

2. 早期思路——从止痛到防痛

早期产生在患者清醒状态下用针刺代替麻醉药的思路,不是来自传统药物麻醉,而是受针刺可以解除各种疼痛的作用所启示。1958 年我国正处于"大跃进"时代,上海的一些综合性医院在外科手术(包括五官科在内)中,推行用针刺行手术后止痛。受敢想敢干思想的影响,上海第一人民医院的一位年轻女医生尹慧珠突发奇想:既然针刺能制止已经发生的疼痛,那么,针刺就应该可以防止疼痛的产生,包括手术疼痛。正是这种逆向思维,促使她于当年 8 月 30 日,在一份手术病历的麻醉方式项下填上了"针灸(合谷)"的字样,从而成为世界上第一份针刺麻醉病历。患者是在不用任何药物并且在清醒的状态下,只在合谷穴上扎了根不锈钢针,而基本上没有痛苦地摘除了病变的扁桃体。用针刺某些穴位代替麻醉药物,使患者在清醒状态下进行手术的方法,不仅在该院其他患者的身上得到证实,而且在国内其他省市也得到了重复,还在不同的手术中也得以验证。特别是,在互不知情的情况下,西安等地也几乎在同时发现了这一方法,表明针刺麻醉的发现既不是偶然的,也是可行的。

3. 中期思路——仅靠针刺

针刺麻醉初战成功,紧接着,西安、武汉、南京等地到处捷报频传。针刺的神奇作用使人们为之倾倒,而针刺的经济、安全和简便更引人向往,造成科研思路的天平从药物完全倒向了毫针。随着实践的增加,逐步形成这样一种共识:通过对穴位的筛选、处方和刺激参数的规范,针刺将代替药物进行麻醉。为了使这一奇迹早日实现,我国针刺麻醉工作者从二十世纪六十年代初直到七十年代后期进行了长达近20年的探索,完成手术200余万例,包括100多种手术。但无论应用何种穴位组方、刺激方式或参数,虽可在一定程度上提高痛阈,但无论怎样也不能达到如药物麻醉那样无痛,针刺麻醉工作者们始终消除不了镇痛不全这一关键问题。

这是为什么? 通过机理研究,终于弄清了这样一个事实:针刺镇痛作用的存在是有物质基础的,是不容置疑的,然而,针刺镇痛的作用是有限的。在人类的中枢神经系统中存在着一个痛觉调制结构,体内还有着两种互相对抗的镇痛物质。由于针刺是一种生理性的外因调节,它要借助机体本身的力量来发挥调节作用,而不像药物麻醉可以将生理反应完全阻断。正因为如此,针刺既可以激活体内原有的抗痛结构,又可部分激活对抗镇痛的机制,所以,不管在何种情况下,都不允许机体进入无痛状态。也就是说,单纯靠一般的针刺作用是不可能完全取消手术引起的疼痛和疼痛反应的。

随着上述事实被人们越来越清楚地认识,单纯用针刺麻醉进行手术的思路也就越来越暴露出其局限性。

4. 后期思路——针药结合

从二十世纪七八十年代初开始,针刺麻醉工作者的研究思路又回到曾一度被抛弃过的药物麻醉上。人们设想,是不是可以在针刺的同时加上小剂量镇痛药物,以补充其镇痛不足,既可发挥针刺对机体的良性调节作用,又能获得药物的肯定的止痛效果,由于是小剂量药物,在一定程度上还可以避免药物麻醉的副反应。真可谓扬长避短,两全其美。这就是后来被称作针药复合麻醉或针刺复合麻醉的针药结合的麻醉方法。

针药结合的复合思路显然要比上述单一思路棋高一着。其实这一思路的萌芽出现在1966年,但基于认识上或其他种种原因,当时并未被重视,一耽搁便是十余年。直到1981年的北戴河针刺麻醉临床研究工作会议上才得出结论:"多年来从筛选穴位和刺激参数方面的探讨表明,单纯依靠穴位针刺不能满意解决镇痛不全的问题,针刺复合麻醉应该是有效的镇痛方法之一。"这一观点很快得到针刺麻醉界的认同。

那么针药结合的针刺复合麻醉是不是真的就十全十美了呢?事情似乎并不是这样。随着实践的增加,人们发现,不少针刺复合麻醉手术中不是总能取得预期效果的。有的效果并不比单纯针刺好,有的加用小剂量镇痛药物效果反不如不加药物。问题的症结究竟在那儿?

5. 当前思路——镇痛药物作用的多样性

二十世纪八十年代中期,上海医科大学(现复旦大学上海医学院)针刺原理研究所的科学工作者在动物实验中发现了这样一个有趣的现象:具有肯定镇痛作用的一些药物,当它们在辅助针刺镇痛时却出现了分化,尽管多数药物与针刺有协同镇痛作用,但也有相当的一些药物却产生拮抗针刺镇痛的效果,而另一些药物则加与不加对镇痛效果毫无影响。通过上海医科大学及其他一些单位反复在动物模型及临床上的观察,目前已肯定,被现代医学认为具有镇痛作用的药物,在辅助针刺镇痛时可分为三类:一类为药物作用和针刺镇痛相拮抗,称为针刺麻醉减效药,现已发现有氯胺酮等6种;一类系能增强针刺镇痛效果的药物,称为针刺麻醉增效药,已被证实的有芬太尼等16种;还有一类对针刺麻醉不产生影响的药物,称为针刺麻醉无影响药,已观察到的有舒必利等3种。

6. 没有结束的结语

在镇痛问题得以基本解决之后,事与愿违,针刺麻醉并未能真正进入麻醉队伍;相反,从二十世纪八十年代后期开始,针刺麻醉走向持续的低潮。曾提出过的针刺麻醉的主攻方向用于难度大的手术及针刺麻醉在手术过程中的良性调节作用的研究思路均难以使针刺麻醉走出实验室,真正在临床中广泛应用。这是为什么?从表层分析:针刺麻醉存在个体差异明显,难以规范的不足;操作麻烦,难以推广;还有医者和患者的观念等。但从深层次看,还是个思路问题,也就是寻找突破口的问题。

综上所述,我们至少可以得出以下几点启示:

(1)科研思路对一门学科有着至关重要的意义,其正确与否,往往关系着该学科的发展与停滞、兴盛与衰亡。可以这样说,针刺麻醉的发展如此之曲折,在某种程度上是由于其科研思路所决定的。

(2)科研思路的产生有两条途径:一种来自传统的理论与经验,如针刺麻醉的早期思路;一种则是在实践中总结的,如对三类不同作用的辅助麻醉药物的发现。这两条途径都不可偏废,但后者更为重要。

(3)在科学研究中要善于不断总结和发现新的思路,切忌墨守陈规,因循守旧,搞一点论。针刺麻醉研究中,正由于抓住单纯针刺镇痛的思路不放,导致十余年徘徊不前。相反,在针药结合的针刺复合麻醉研究过程中,因为思路活跃,不断探索与开拓,几年时间就有新的发现,使针刺麻醉研究的沉闷空气有所突破。

【编者按】

　　本文曾发表于 2006 年第 31 卷第 6 期的《针刺研究》。张仁教授对针刺麻醉情有独钟,早在七十年代就亲历针刺麻醉手术,二十世纪八十年代中期对针刺麻醉做了深入的调查研究,出版了《中国针刺麻醉发展史》一书。张仁教授在该书中全面论述了针刺麻醉的起源、奠基、形成及巩固的整个过程,并介绍了建立和发展我国针刺麻醉科学体系做出过重要贡献的人物。该书由于内容翔实、资料严谨、立论客观、观点新颖,曾多次获得全国和省市级奖项,为针灸界和医学史界关注。30 多年来,张仁教授一直对这一成果进行持续的追踪观察,不仅在多次学术讲座介绍针刺麻醉的进展,并于 2004 年撰写了《寻找针刺麻醉第一人》和2005 年根据英国 BBC 广播电台到上海交通大学医学院附属仁济医院录制心脏针刺麻醉手术的情况,撰写《针刺麻醉有新篇》一文,均发表于《新民晚报》上,向广大读者进行宣传。

　　针刺麻醉是我国传统的针灸医学在现代的一次重大突破,是二十世纪针灸学科中最重要的原创性成果。但目前的临床运用并不广泛,甚至有点悄无声息。从表面上看,原因好像是由于针刺麻醉存在个体差异明显、难以规范、操作麻烦、难以推广及医患观念等,但张仁教授认为,从深层次看,还是个思路问题,必须寻找突破口。科研思路的正确与否直接关系到学科的发展与盛衰,要开放思想,在实践中不断总结和发现新思路,就一定会有突破。

　　值得一提的是,针刺麻醉研究在沉寂了近 40 年后,重新进入医学专家的视野:由北京大学神经科学研究所所长韩济生院士担任首席科学家,在北京大学、复旦大学、首都医科大学、上海交通大学、中国中医科学院针灸研究所、浙江中医药大学、上海中医药大学等共同参与下,国家重点基础研究发展计划("973 计划")项目"基于临床的针刺麻醉镇痛的基础研究"于 2007 年底正式启动。通过近十年的工作,已获得一系列成果。可以深信,针刺麻醉的春天终究是会到来的。

九、针灸是一种文化

2010 年 11 月 16 日,肯尼亚共和国首都内罗毕。

中国申报的两个项目:保护人类生命的中医针灸和展现人类生活的中国京

剧。在这一天,在内罗毕,正式通过联合国教科文组织保护非物质文化遗产政府间委员会第五次会议审议,被列入"人类非物质文化遗产代表作名录"。

这至少表明三点:一是,绵延数千年传承至今的针灸医学,孕育于中国传统文化土壤,这一点,已成为国际共识。二是,针灸不仅是一种具有预防、保健、治疗与康复功能的临床技术,而且还是人类有关生命和自然界与宇宙的知识与实践最具代表性的文化表现形式之一。三是,针灸是一种对人类作出过重要贡献的具有重要价值的代表性文化遗产。这对于针灸医学的传播与发展有着十分重要的意义。

其实,我国的针灸在它出现之后,就很快地融入了中华文化,特别是儒道文化。长沙马王堆出土的2 200多年前的一前一后的两部《脉灸经》,就是阴阳学说逐步融入的最好的例证。《黄帝内经》是针灸文化形成的一个标志。将"气""天人合一""阴阳"等大量儒道哲学概念作为文化的元素被引入了针灸,大大提升了针灸学的价值,使针灸获得了自己的指导理论:经络学说。从而揖别了以经验积累为主的一种疗法,成为一门学科。经络学说的产生,虽有古代解剖实践作基础,但主要得益于上述三个哲学概念。如经脉为什么是十二条,正是从"天人合一"而来,因为它"合之十二月、十二辰、十二节(气)、十二经水";"阴阳"使经络有了不同属性,且使十二经脉形成了如环无端的完整系统,"气"的循环往复,成为经脉中平衡调节的主要的物质基础。

在针灸医学漫长的发展过程中,在吸收中华优秀文化的过程中不断完善自己。如子午流注学说,是天人合一说从基础阐释进入临床应用的一种提升。金元时期著名针灸家窦汉卿所撰的《标幽赋》是从文化的视角全面概括针灸医学内容与特点的名篇。

1. 因为是文化,才能永世传承

关于针灸的起源,目前有不少的解释。但不容置疑的是,它应该是始于人类治病经验的积累。从已有的出土文物和文献及现存的古籍记载,都表明了这一点。但值得注意的是,在其他的一些古文明国家也出现过类似的治疗工具和方法。因此至今仍有关于针灸起源的争论如日本的"印度说"和美国的"欧洲说",还有"非洲说"等。

其实,单纯的一种方法和工具,是可以迅速被更先进者所代替,只能昙花一现。因此,在世界各地可能产生过类似于我国针灸拔罐的治疗技术或治疗工具,但由于缺乏赋予更多的文化内涵,而在历史长河中被淘汰。表明,缺乏传承与发展是谈不到所谓起源的。因为没有"流"也就无所谓"源"了。只有成为一种文化才可能传之久远。

2. 因为是文化，才能广泛传播

依据古文献记载，我国的针灸医学，在公元四五世纪传至朝鲜再传至日本；在公元十六世纪经印度尼西亚传至荷兰而进入欧洲大陆。一个重要的现象是，在日本不但生根、开花、结果，而且即使遭遇明治维新以来的沉重打击，仍卓然立而不败。相反，在欧洲，虽也热闹过一阵，迅速归于沉寂。这一起一落，关键就在于文化背景的异同。

二十世纪七十年代，借助针刺麻醉，针灸又一次传向欧美大地，引发持续至今的世界性的针灸热潮。应引起我们深思地是，长期以来我们看重的是临床技术和方法的传播，而不太重视针灸文化或者说中华传统文化的传播，就很有可能重蹈覆辙。这样的历史教训太多了。清末的洋务运动的失败就是1例：只着眼于坚船利炮的引进，而不重视对西方文化成果实际上也是人类文化成果的共享。

3. 因为是文化，要求不断创新

尽管目前有关文化的定义有多种阐述，但有一点是共同的，即文化是在不断创新中发展。这个创新过程，包括借鉴、吸收和融合及自我更新过程。这一点，在进入近现代之后，在传统文化层面上，针灸学的发展具有表率作用。近代较为突出的例子是海派文化与针灸文化结合而产生的海派针灸文化。二十世纪初在以上海为中心的长三角地区形成的海派针灸文化，是传统的针灸文化和近代西方文化碰撞和融合后形成的独特文化表现形式。由于这一文化的开放性、创新性、主体性、多元性等特点，使近代长三角地区引领了相当长一个时期的针灸医学发展潮流，并积极的影响现代针灸医学进程。因此，我曾建议通过对海派针灸的研究和传承，进一步扩大到整个现代针灸文化的构建，成为提振针灸文化的一个突破口。

近年来，国内外的一些学者对我国一直引以为豪的作为具有世界影响的文化标志的四大发明不断提出质疑之声。如2001年被世界教科文组织认定的世界最早金属活字印刷品发现于韩国清州；埃及的纸莎草纸，比蔡伦纸早3 000年；还有最颠覆性的一条是全世界用的是黄色炸药，而中国人发明的是黑火药，这是完全不同的两个系列。曾被认为指南针的前身的司南迄今只是个神话。因此，学术界现在已开始重新思考四大发明。有些学者还提出新的四大发明，其中，有一大发明就是中医，因为它曾经对中华民族作出过非常之大贡献，且至今活力四射。张仁教授觉得至少针灸是当之无愧的。

负载着文化使命的针灸医学，任重而道远！

【编者按】

本文是张仁教授为其所撰《现代难病针灸》一书的序言。这里强调的是针灸学的文化属性。长期以来,我们往往重视的是针灸的医学属性,把它看做是一门治病救人的技能。这实际上是贬低这门学科的价值。因为仅仅是一种传统的技艺,在不断大浪淘沙、日新月异的历史长河中,不可避免被淘汰或被边缘化的命运。正如张仁教授指出,只因为它是一种文化,所以才能流传至今,才能不断更新发展,才能广为传播。二十世纪七十年代,曾把中医针灸,称之为"一根针、一把草",后来又在多种红头文件中,将中医针灸说成"简、便、廉"的一项医疗技术,这种貌似宣扬中医针灸的说法,实际上是抹杀了博大精深的针灸医学。作为针灸工作者,对此应当有清醒的认识。

十、传承与创新——针灸古籍文献启示录

传承是一门学科生生不已的命脉。创新是一门学科不断脱胎换骨的动力。没有传承,这门学科将逐渐湮灭;缺乏创新,这门学科始终停滞不前。

中医药传承依靠三个途径:文献、家传、师授。从数千年的中医发展长河观察,文献是最关键也是最重要的途径,无论是古代还是现代。

针灸古籍文献,据已故针灸医史专家王雪苔先生统计,达504种,均为针灸专著。

其中包括非针灸著作中的针灸内容在古代曾作单行本刊行者,如《备急千金要方》之卷29至卷30曾以《孙思邈针经》刊行过;或是针灸专卷,有独立的书名并被书目著录者,如《古今医统大全》卷6之《经穴发明》等。其跨度为2 680年(公元前770至公元1911),约占中医药古籍数(20 000册左右)的1/40。

不同时期代著作数量及存佚情况

时　　期	著作数	失佚数
春秋至汉魏(1034年)	20	15(75.0%)
两晋至五代(695年)	66	58(87.9%)
宋辽金元(884年)	84	51(60.7%)
明代(276年)	108	62(57.4%)
清代(267年)	226	94(41.6%)

年代越远,针灸古籍密度也越低,如春秋至汉魏时期的针灸古籍密度仅为1.9%(平均百年密度);以后,随着时代拉近,针灸古籍密度也逐渐增高,两晋至五代为9.5%,宋辽金元20.6%,明代为39.1%,清代竟达84.6%。

原因大致有二:一是医生的数量不断增加;二是重视通过文献传承。

不同历史时期的针灸古籍存佚状况,总体是存少佚多(44.5/55.5)。年代越远越存少佚多,清代则是存略多于佚。原因:① 时间跨度长(战乱、朝代更替);

② 载体的保存困难;③ 文献本身的价值。

现存针灸古籍的内容来看,大体可分为 17 类,即通论类、门径类、纲要类、经络腧穴统论类、经络专论类、腧穴专论类、针灸统论类、针法专论类、灸法专论类、太乙神针类、证治类、子午流注类、医案类、避忌类、杂论类、音释类、丛书类等。可总括为四大类:① 通论大类(包括通论、门径、纲要等类)。② 经络与腧穴大类(包括经络腧穴统论、经络专论、腧穴专论等类)。③ 针灸与证治大类(包括针灸统论、针法专论、灸法专论、太乙神针、证治、子午流注、医案等类)。④ 其他大类(包括避忌、杂论、音释、丛书)。

历代针灸古籍类别分布

历史时期	总　数	通　论	经络腧穴	针灸证治	其　他
春秋至汉魏	20	5	5	9(45.0%)	1
两晋至五代	66	12	23	23(34.9%)	8
宋辽金元	84	18	22	40(47.6%)	4
明　代	108	36	40	28(25.9%)	4
清　代	226	59	104	61(27.0%)	19

分布特点:四大类的分布情况,在不同的历史时期有明显的差异。经络与腧穴类,在春秋至汉魏时期,只占当时针灸古籍总数的 25.0%,以后随着时代拉近,比重逐渐增加,迨至清代竟达 46.0%。而针灸与证治类的变化恰好相反,在春秋至汉魏时期,占当时针灸古籍总数的 45.0%,以后随着时代拉近,比重逐渐减少,迨至清代竟然降至 27.0%。两大类一升一降,形成明显的剪刀差。

原因:

(1) 尊经崇古:宋代以来尊经崇古之风日盛,表现在针灸专著的撰写方面,医者大多热衷于祖述古典大义,汇集前代资料,而不注意总结自己的临证经验与心得体会。此风明、清之后更甚。

(2) 避难就易:撰写经络与腧穴类专著,只要汇集前代资料,即可完成;而撰写针灸与证治类专著,则需要结合自己的经验体会。前者易而后者难,人们往往避难而就易。

几点思考:

1. 从针灸古籍考察针灸学科传承特点

传承类型:保存性传承、应用性传承、创新性传承。

传承特点:保存性传承多、应用性传承少、创新性传承更少。

2. 对现代中医针灸传承的启示

不只是技艺更重要的是思路与方法:与一般的传统技艺不同。不能仅停留在掌握前辈的技艺上，还要有不断开拓创新。这是目前传承工作最缺乏的。

【编者按】

本文是张仁教授在上海市针灸学会一次学术会议上的报告。传承与创新，一直是探讨传统学科发展的绕不开的话题。张仁教授从传承最主要的途径一文献传承对这一问题进行别开生面的探讨，根据现存504种针灸书籍统计，发现了两个特点：一是尊古崇经，也就是后人抄前人的多，实际上就是两个凡是，凡是经典著作总是对的，凡是前人的东西总是好的；二是避难就易，新观点、新经验、新方法、新发现少，因为这些要花时间与精力，而汇集资料、"炒冷饭"，不动脑筋，简单得多。因此，少数有些新见解的书就成了名著。而正因为如此，使得经历了数千年传承的针灸学，发展非常缓慢。

基于此，张仁教授提出，要加速针灸医学的发展与传播，必须把创新放在第一位。

第二节　难治性眼病效方验案集萃

一、角膜病

【效方】

1. 组成

主穴：① 上睛明、攒竹、翳明、球后。② 太阳、耳尖。

配穴：肝、肾、眼、目1、目2、耳中（均为耳穴）。

2. 操作

先取主穴①针刺，以0.30 mm×（25～40）mm毫针，翳明穴针至酸胀感往颞侧放散，上睛明直刺至1.2寸，以眼球有酸胀感为度。攒竹由上往下平刺，至眼区有胀感。新明1和攒竹分别接通电针，连续波，强度以患者可耐受为宜。留针30分钟。取针后，主穴②中任选一穴，用粗针刺激性血，放血5滴。对治疗间隔长者加用配穴，以磁珠贴压。嘱其每日自行按压3次，每次每穴1分钟。每周2～3次。

体会： 针灸治疗角膜炎文献报道不多，张仁教授也是近年才开始试治，上述处方尚有待进一步完善。其中主穴①实为张仁教授用于难治性眼病的一个基础方，主穴②则主要用于清热解毒。耳穴是从维持针刺效果考虑。从已有临床看，确有一定效果。

在操作上,也同样主张综合多种方法。对于由于角膜营养不良所致的角膜病,张仁教授还应用穴位注射某些相应的药物,也取得较好的效果(下面验案中将提到)。

【验案】

案 1. 角结膜炎

堵某,女,27 岁。2007 年 12 月 15 日初诊。

主诉:双眼眼红痛不适 2 年,加重并伴视力下降 2 个月。

现病史:患者自去年年初起,由于戴隐形眼镜时间过长等原因,出现右眼红痒痛不适,局部经滴眼液治疗,不日就能缓解。但今年以来发作渐渐频繁,每 2~3 个月发病一次,疗程延长而且难愈。两个月前左眼又觉发痒,时有干涩、异物感,右眼随之亦作,渐渐变甚,自行林可霉素眼药水滴眼后无效,反而加重,出现疼痛,呈针刺样,兼见羞明、流泪、眼红、视物模糊,经眼科医生检查确诊:"结膜炎合并角膜炎"。虽然经过抗生素滴眼液、眼膏的治疗,但是两眼依然红而隐痛不适,视力下降未复。无奈求助于针灸治疗。

检查:睑结膜轻度充血、球结膜轻度睫状充血,角膜见点状浸润影。左眼矫正视力 0.3(原 0.9),右眼矫正视力 0.8(原 1.0),眼底无异常。

治疗:按上方取穴,由于患者求治心切,隔日 1 次,仅取主穴。操作手法同前,耳尖、太阳,取双侧,交替以粗毫针用刺血法。患者经首次治疗后,双眼红痛不适等症状即现明显好转。经每周 3 次 1 个疗程(10 次)的治疗,视物也变清晰。左眼矫正视力至 0.7,右眼矫正视力 1.0,但左眼外上部分睑结膜仍微红。再经 1 个疗程(每周 2 次)巩固治疗,双眼视力完全恢复,睑结膜充血消失。考虑患者反复发病,故继续每周 1 次针治,又治 4 次。痊愈。

案 2. 角膜溃疡

蔡某,男,31 岁,建筑设计师。2008 年 2 月 5 日初诊。

主诉:双眼视物模糊、异物感 11 年,加重 1 年余。

现病史:患者母亲及舅父有遗传性角膜溃疡史。患者于 1997 年打羽毛球时,不慎碰伤右眼,即出现红肿不适,眼不能睁开,经某三级医院诊断为外伤性角膜炎,用西药治疗后好转,但始终不能痊愈。工作稍一劳累或用眼一多即可发作,逐渐延及左眼。2005 年,经确诊为双角膜变性,右角膜溃疡。近 1 年来,症状日益加重,双眼难以睁开,畏光流泪,视物不清,尤以右眼为甚。已经约 9 个月不能工作,病休在家。医院建议在适当时机作角膜移植。此次由其父母亲陪同慕名前来张仁教授处就诊。

检查： 双眼角膜欠透明，右眼角膜近瞳孔处有一如米粒大不规则呈地图状瘢痕，为白色上皮堆积物。脉舌无明显异常。

治疗： 对上述效方略有变动，主穴分为两组：① 新明1、上晴明、攒竹、翳明；② 太阳、球后。配穴同效方。因为患者家住远郊，只能每周来治疗1次，故每次主配穴均取。先取第一组穴针刺，操作同上。留针30分钟。取针后，太阳与球后，每次取一穴，两穴轮换，分别以丹参注射液或维生素 B_{12} 注射液（0.5 mg/mL）行穴位注射，每侧太阳穴注入1 mL 丹参注射液，每侧球后穴注入维生素 B_{12} 注射液0.5 mL。再取一侧耳穴，行磁珠（380高斯）贴压，两侧交替。要求每日按压3次，每次每穴按压1分钟。首次针后，患者自觉双眼轻松异常。可以睁开视物。经5次针刺后，症状基本消失，只是右眼的白色堆积物尚存，但已能上班工作。至4月14日，患者突感右眼的遮蔽物消失，一下视物清亮。4月15日复诊时，右眼角膜上的白色上皮堆积物已全部消失，唯其基底部角膜略较毛糙。嘱其继续每周针刺1次，以巩固和促进疗效。

原按： 上述两个验案，均为张仁教授近期所治，且病程，一为2年，一已达11年之久，均为西医所束手。特别是后者，为编者首次治疗的遗传性角膜溃疡患者。在选穴组方时，首先采用张仁教授治疗难治性眼病的基本处方（即第一组穴），行针刺治疗。因为考虑到增加眼区的营养和加强活血去瘀的作用，所以选维生素B和丹参注射液行穴位注射（每两组穴）。因患者要求每周治疗一次，为了维持疗效，故采用耳穴贴压法。竟然取得间想不到期好的效果。可供读者进一步临床验证。

张仁教授得到的启示是：① 针灸治疗的潜力很大，要不断在临床上探索。如后一患者，西医认为右眼角膜近瞳孔处有一如米粒大、不规则呈地图状瘢痕的白色上皮堆积物不可能消退，已决定采用角膜移植。结果角膜自行脱落，连患者自己也意想不到。② 要因症而异，上面两个验案，虽都属于角膜病症，但其病因、病理、症状还是有一定区别，因此在运用效方时，不能一成不变，在基本方的基础上，无论取穴操作都要有所变化。这是针灸治疗的关键之一。

【编者按】

角膜病是一致盲眼病，包括角膜炎症、角膜变性与营养不良等。多由于某种原因感染性致病因子由外侵入角膜上皮细胞层而发生的炎症。由于角膜具有透明性、透光度、屈光性及神经感觉等功能，加之角膜因无血管分布抵抗力较低的生理特点，因此角膜病不仅对视力造成的损害严重，而且一旦病具有变化快、痊愈时间长，并可累及周围组织而发生并发症。

中医学中，将角膜归为黑睛，据不同症候而分别被命名为"赤眼生翳""聚开障""混睛障""聚星障"等。在古医籍中,针灸治疗本病,在唐代开始就已有所记载。现代针灸治疗本病,最早报道见于1959年。

张仁教授治疗该病选用的是难治性眼病的基础方之一,异病同方是张仁教授的一个重要的学术思想,是指病位及病机均较一致的不同病症应用同一基本方。但是同中有异,对于该类病张仁教授在取穴和操作上重视放血疗法的运用,如本处方主穴②,就是取适用于放血的穴位:太阳和耳尖,具体放血要求用粗针头浅刺,多挤出黑血。在临床上曾见一例颅神经手术损伤的患者,眼睑长期闭合不全,角膜大块溃疡,张仁教授还加用耳穴中的眼穴以细三棱针放多滴血,每每在挤出黑色的血滴后,患者感觉眼睛会舒适许多。上面两个病例同属于角膜病,取穴和操作基本相同,但具体治疗时因症而异,后一个病例由于病程长,因此选维生素B_{12}和丹参注射液行穴位注射,以增加眼区的营养和加强活血去瘀的作用,几种方式协同作战,突显疗效。张仁教授这种临证不拘泥于一法,随症灵活运用的思想,给我们很是一种启迪。

二、眼肌痉挛

【效方】

1. 组成

主穴:阳白、印堂、鱼尾、攒竹。

配穴:风池、(头)临泣、三间。Meige综合征加水沟、百会、上天柱。

2. 操作

早期治疗,主穴加配穴风池,待症情有好转后,仅取主穴;如效不显,加用配穴(头)临泣。取0.30 mm×(25～40)mm毫针。阳白用25 mm毫针,针尖向鱼腰穴方向斜刺,行捻转手法,使局部产生热胀。鱼尾以40 mm毫针透攒竹。攒竹用十字刺法,以25 mm毫针透上睛明,分别由穴区上、内侧各0.5寸处,即由上向上睛明、由内向鱼腰各平刺透刺1寸,捻转得气后留针。风池向目外眦进针,用徐入徐出之导气法,促使针感向额部或眼区放射,然后留针。(头)临泣以25 mm毫针,平透向目窗穴。三间直刺1.2寸,较大幅度提插至明显得气。水沟以25 mm毫针针尖向上,快刺进针约0.5寸,用捣针术至双眼有湿润感后留针。上天柱,以40 mm毫针向同侧瞳孔方向进针约1.2寸,用同风池手法,至针感向前额传导。百会以25 mm毫针由前向后平刺,进针0.8寸。鱼尾与阳白(或攒竹)为一对,接通电针仪,疏密波,强度以眼肌明显收缩且患者可耐受为度。留针30～40分钟。每周2次。

体会:眼睑痉挛症,相当于中医的胞轮振跳,多与肝血不足,致胞睑筋脉失养,血虚日久生风,风性动摇,牵拽胞睑而发生振跳抽搐不已。在取穴时,一是着重局部取穴,近取攒竹、鱼尾,益气补血,以促进睑胞滋养;二是中取阳白、风池、(头)临泣,均为胆经穴,肝胆互为表里,以抑制内动之肝风。

操作上,则以透刺与电针同用。透穴刺法具有"接气通经"之功,协调阴阳、疏通经络,使经气流通、上下相接,电针法而用疏密波更有助于提高本病症的针刺疗效。不少患者反映,电针之后眼睑自觉舒适异常。对一些病程长者,也可结合皮肤针叩刺。方法是:沿眉毛下方,轻度手法往复叩刺 20~30 遍,以局部潮红为度。

Meige 综合征又称睑痉挛—口下颌部肌张力障碍,较之一般眼肌痉挛更为难治,据张仁教授长期摸索,加用水沟及上天柱两穴,施用较强刺激后,往往患者当即能眼开痉停之效。但以即时疗效为主。

多年来的经验表明,上述两病症,均须患者长期坚持,一般要求半年以上。就疗效而言,眼肌痉挛多可痊愈,且远期疗效亦稳定。Meige 综合征,张仁教授曾治 10 例,结果 2 例显效,5 例有效,3 例无效。尚无痊愈病例,有待进一步探索。

【验案】

案 1. 刘某,女,48 岁,银行职员。2003 年 8 月 14 日初诊。

主诉: 双侧上眼睑抽动 1 年余。

现病史: 1 年多前无明显诱因出现双侧上眼睑不自主抽动,以左侧明显。开始症状不重,不以为意。之后,逐步加重,发作频繁,休息时略有减轻,遇劳则甚,开始时,尚可使用电脑,之后不仅无法观看电视或电脑,甚至阅读书报时也难以睁眼。早起尚可,午后或疲劳后加重。外院诊断:眼肌痉挛。对症治疗效不显。最近,双侧上眼睑抽动日益加重,难以睁眼视物,已无法工作和严重影响日常生活;兼见头晕头痛。纳可便调,夜寐尚可。慕名来张仁教授处求治。

检查: 形体中等偏瘦。微睁双眼,双上胞睑时而牵拽跳动,不能随意控制,胞睑皮肤正常,眼外观端好。左右裸眼视力为 1.0、0.8,双侧瞳孔等大等圆,对光反射存在,眼底正常。舌质红苔薄白,脉细略弦。

治疗: 患者采用上方治疗,首次针刺去针后眼睑抽动,暂时消失,但不久又复发,而发作频次则稍有减少。继续依上法治疗,1 个疗程后,日久缠身的眼睑跳动,基本得以控制,抽搐逐渐变疏,不再畏光,可以较长时间应用电脑。遂因工作过忙而停治。1 个月后,复诊,自诉因一次加班工作时间过长,加之久视电脑后,症状复发如旧,因无法接触电脑乃至纸质文件,已病休在家。继用上法,因患者每次发作时双侧颞部胀痛,增取双太阳穴,以 0.30 mm×25 mm 毫针直刺,并嘱其坚持规律治疗。针后,即感症状又复减轻。1 个疗程后,眼睑抽动基本控制,可以上班,但仍不敢多使用电脑。2 个疗程后,症状完全消失。已可正常工作。改为每周 1 次以巩固疗效。随访至今再未复发。

原按: 本病针刺起效较眼疲劳为快,效果也较显著,但要求坚持治疗。本例患者,因中断治疗而造成复发。此类情况在张仁教授所治疗的病例中并不少见。另外,据包括本例在内的患者反映,针后,症状虽可立即消失,但只能维持 1~2 天,又复加重。因此开始治疗时,张仁教授要求患者能隔日 1 次,以维持针效。待稳定后,改为每周 2 次,至症状完全消失后还应每周或半月针刺 1 次,以防止复发。本例患者,在痊愈之后,曾坚持每周 1 次达半年之久。

案 2. 吴某,男,61 岁,退休职工。2010 年 4 月 19 日初诊。

主诉: 双眼难睁 2 年半。

现病史: 患者于 2007 年 10 月初,出现左眼自发性跳动,未加重视,半月后,未见好转,且转为双眼间歇性抽动。即去某地段医院就诊,医生开了一些滴眼液(药名不详)。点后无效。1 个月后,症状加重,时而因抽搐加重不能睁眼。至上海市某三级专科医院诊治,诊断为眼睑痉挛,先行药物治疗无效。后行肉毒杆菌注射。注射后,症情好转。但 3 个月后复发,症状更为加重。患者曾用多种中西方法和药物治疗,均未见效。近几月,改用针灸治疗亦无明显效果。目前已无法单独出门,连吃饭时,需一手拨开眼睑,另一手方能夹到菜。此次因眼看不清下台阶时摔了一跤,经中医科护士介绍,来张仁教授处治疗。

检查: 体形瘦高,双目紧闭,眼睑抽动不止。须上下眼睑须手指用力扳开方可睁眼。双眼结膜及角膜均无异常,双侧视力分别为 1.5、1.2。眼底正常。舌质淡尖红,苔白略腻,脉略数弦。

诊断: 眼睑痉挛。

治疗: 用上述效方治疗,首次治疗后,自觉睁眼时间有所延长,患者信心大增。但又以同法治疗 6 次,症情未见进一步改善。患者想打退堂鼓。张仁教授鼓励其再坚持治疗一段时间,根据其思虑过重,改风池穴为安眠穴(穴在风池与翳风穴之中点),针法同风池,加百会。从第 8 次起,症情明显好转,针至 12 次时,可不用其夫人陪同,单独来门诊就治。至第 15 次,眼睑痉挛基本消失,偶有发作,时间亦短。之后,嘱每周治疗 1 至 2 次,又巩固 8 次。前后共治疗 3 个月。两年痼疾,即告痊愈。至今 3 年余未见复发。

原按: 本例患者是张仁教授所治 20 余例眼睑痉挛患者症状最重,获效最为显著的 1 例。其中重要的经验是：一要求患者能坚持治疗,不能浅尝辄止,从前后实践均表明,本病治疗一般需 3 个月左右,使患者有一定思想准备。二是在取效不明显时,要针对患者情况,适时调整穴位。本患者因长期患病且治之无效,家庭经济情况又较差,压力较重,而本病作为一种功能性疾病,与精神因素相关性亦大,因此张仁教授加百会配印堂(原效方穴)、改风池为相邻之安眠,加强镇静之效。结果收到意想不到的疗效。

【编者按】

眼肌痉挛,又称眼睑痉挛,是一种原因不明的面神经支配区肌肉出现不能自主的痉挛性病症。两眼多同时发生,也有单眼发病的。劳累或用眼较多时症状加重。本病多见于中、老年,为眼科常见病之一。目前西医采用肉毒杆菌毒素 A 小剂量注射治疗,虽有效果,但有一定副反应,且易于复发,一般只能维持 2～4 个月。

中医学中,本病称胞睑振跳,又名目睛瞤动、脾轮振跳(《证治准绳》)和胞轮振跳(《眼科菁华录》)。在古代医学文献中,针灸治疗本病,首见于《针灸甲乙经》。现代针灸治疗本病,较早的文献见于二十世纪八十年代初。

张仁教授在治疗眼肌痉挛的独到之处是：首先是强调透刺针法。张仁教授称三透法即阳白透鱼腰、鱼尾透攒竹、攒竹十字刺法,意在"接气通经",起到一经带多经、一穴带多穴的整合作用,达到增强针感,提高其治疗作用;还能够加强表里经及邻近经脉的沟通,协调阴阳、疏通经络,促进经络气血的运行。这是张仁教授多年的经验总结。除了三透法外,我们发现临床上,张仁教授还常常因人而异,如 1 例严重的眼肌痉挛患者,几乎整天无法睁眼,需戴一种称之为"双眼皮眼镜"用力将双眼睑撑开才能睁眼,他用三透法效果不明显,发现在针刺口禾髎透颧髎后,双眼即可部分睁开,于是便加用该组透穴,取到了较明显的效果。其次是电针的应用。依据张仁教授的经验,应当在阳白加脉冲电刺激,采用疏密波,必须要将频率调至额部肌肉有节律的明显向上提拉的感觉,既加强针感又可达到松解痉挛肌群的作用,治疗结束后,患者往往有局部异常轻松的感觉。再次是手法的运用,针刺到一定部位,得气之后,立即施较强的提插加小捻转手法,使患者前额或眼区局部保持有较强烈的酸胀热针感。如风池、上天柱以 40 mm 毫针向同侧瞳孔方向进针约 1.2 寸,以徐入徐出导气手法反复施行,幅度相对较大,促使得气感向前额或眼眶放散。水沟穴,以 25 mm 毫针针尖向上,快刺进针约 0.5 寸,用捣针术至双眼有湿润感后留针。张仁教授还告诉我们,患者的心理因素与本病的关系也十分密切,因此辅助治疗方面也毫不懈怠。首先要顾及患者心理疏导,情绪安抚,增强了患者治疗信心。其次,对病程长、难治程度较高的患者应当提前告知疾病的预后转归,进行正确引导,使患者能坚持长期规律的治疗,不致半途而废,有利于取得理想疗效。

三、眼干燥症

【效方】

1. 组成

主穴:新明1、上睛明、下睛明、瞳子髎、攒竹、风池。

配穴:正光1、正光2。

2. 操作

每次主、配穴均取。选用0.25 mm×(25～40)mm毫针。新明1穴,操作时一手拇、食两指夹住耳垂下端向前上方退拉45°,另一手持针,针体与皮肤呈60°向前上方45°快速进针破皮后,缓缓斜向外眼角方向进针约1.2寸,先行导气法,徐入徐出,并用轻巧的手法反复仔细探寻,以求得针感向眼眶内或太阳穴部位放射,以该区域出现热胀舒适感,然后提插加小幅度捻转手法运针1分钟,捻转频率120次/分,提插幅度1～2 mm。上睛明和下睛明(睛明穴下0.2寸)均浅刺,垂直缓慢进针至局部得气为度,不捻转,握住针柄守气1分钟。瞳子髎穴,先直刺0.8寸,略作捻转提插,至有明显酸胀感后,运针半分钟,再向耳尖方向平刺入0.7～0.8寸,找到针感后留针。攒竹穴向上睛明穴透刺,针深0.8寸左右。风池穴,针尖向同侧目内眦方向进针,经反复提插捻转至有针感向前额或眼区放射。

上述穴位均取,针法要求针感明显,刺激宜中等度,力求达到气至病所。两侧瞳子髎、攒竹,分别接通G6805多用治疗仪,用疏密波,频率60～200次/分,强度以患者可耐受为度,所有穴位留针30分钟,去针时再行针1次。配穴用皮肤针在穴区直径为1.0 cm范围内作均匀轻度叩打,每穴点叩刺50～100下,以局部红润微出血为度。上法每周2～3次。3个月为1个疗程。

体会:张仁教授在近年来治疗本病有40余例,取得以下经验:一是眼干燥症病因复杂,针灸对一般功能异常所致的眼干燥症疗效明显,而对因性激素降低或自身免疫性疾病所致者,疗效较差。但对后者也有一定效果。张仁教授曾治疗过一名进入绝经期的患者,曾采用植入泪小点栓子等多种方法治疗,均未见明显疗效,经用针刺治疗(配合三阴交、地机等穴),虽未获愈,但症状显著改善。二是要求坚持治疗,一般需3个月左右。开始可每周3次,但取效后改为每周2次。在治疗期间要求患者少用电脑和手机。即使临床获愈后,也要注意用眼卫生。总体来说,针灸对本病有较好的远期效果,如果复发再治仍可取效。三是上述为基本方,在临床上宜根据症情进行加减。如上述患者,就配合调经的穴位。另如一例女性青年患者,表现为以上眼睑异物感明显的眼干燥症并伴情绪忧郁等,用基本方治疗效果不明显,后加用上明、印堂、百会后,症状迅速改善。

【验案】

案. 徐某,女,28岁,留学生。2012年4月20日初诊。

主诉:双眼干涩已半年余,出现烧灼感近1月。

现病史:患者左眼有弱视史(视力0.5)。半年来,因写作硕士论文,用电脑时间较长,自觉双眼干涩不适。点滴眼液后,可缓解。3个月前,经导师介绍,在一家知名财务公司实习。因需同时观看三台电脑,双眼干涩症状加重,且有烧灼感,症状日渐加重。去学校医院诊治,未见效果。因难以继续学习和工作,经父母同意回国求治,并来张仁教授处希望针灸治疗。

检查:双眼球结膜潮红。经泪液分泌试验:左眼为2mm/5分钟,右眼3mm/5分钟,泪膜破裂时间各为4秒。

诊断:双侧眼干燥症。

治疗:用上述效方治疗,因考虑左眼有弱视史,加用承泣穴,深刺1.2寸,使眼球有明显酸胀感觉。首次针入后,患者即感双眼有泪液分泌,舒适异常。每周3次。治疗6次后,泪液分泌试验:左眼为5mm/5分钟,右眼6mm/5分钟。通过2个月治疗后,症状完全消失,经检测泪液分泌试验及泪膜破裂时间均告正常。患者害怕复发,又坚持巩固1个月。2013年10月,患者回沪探亲,告知,一年多来该病再未复发。

【编者按】

眼干燥症又称干燥性结膜角膜炎,指任何原因引起的泪液质和量异常或动力学异常,致泪膜稳定性下降,并伴有眼部不适,引起眼表病变等特征的多种病症的总称。

临床表现为眼部干涩感、异物感、烧灼感、痒感、畏光、眼红、视物模糊、视力波动及视疲劳等,轻者影响工作和生活,严重者可导致眼表,尤其是角膜组织干燥直至溶解、穿孔,从而危害视功能。我国的近年一项眼干燥症流行病学调查报道,眼干燥症患病率已达12.9%(详见《干眼症患者增多原因的初步调查》)。

眼干燥症归属中医“白涩症”的范畴,提出目涩与泪液不足相关。现代针灸治疗眼干燥症,较早的临床报道见于二十世纪九十年代的中期。张仁教授认为眼干燥症可以成为一个有潜力的新的针灸病谱。

张仁教授治疗眼干燥症的特点如下:

（1）取穴有其解剖学基础：眼泪来自泪腺，泪腺位于眼眶外上方泪腺窝里，瞳子髎这个穴位就紧贴着泪腺；眼泪产生后，通过泪道排泄。泪道由泪小点、泪小管、泪囊和鼻泪管组成。泪小点在上、下眼睑缘内侧各有一个，眼泪由泪小点进入泪小管，然后进入泪囊，贮存备用。而上、下睛明正好在泪小管和泪囊的附近，攒竹穴靠近泪囊。在这些穴位上行手法可以促进泪液的产生和分泌。瞳子髎和攒竹的疏密波电脉冲在给患者一个舒适感觉的同时，持续不断进行穴位刺激。

（2）上睛明和下睛明的针刺深度与眼底病治疗不同，均是浅刺，以局部得气为度。眼部穴位操作不当极易引起眼眶皮下出血，产生"熊猫眼"，影响美观，很多年轻的患者因此望而却步。张仁教授在操作时，迅速刺入皮下后则缓慢送针，不捻转，握住针柄守气1分钟，这样既可取得理想疗效，又大大减少眶内皮下出血。我们临床观察到眼病患者情绪的忧郁、焦虑程度远远大于其他患病者，张仁教授在临床治疗时总是尽量给患者一个放松舒适的治疗体验，同时又把损害降到最低限度。

（3）该治疗方案只是一个基本方。眼干燥症的病因较复杂，涉及内分泌、药物、感染、手术、外伤、全身疾病及生活工作环境等因素。张仁教授会根据患者的全身症状辨证加减用穴。

（4）对该治疗方案的临床观察研究，我们2010年曾获得上海市卫生局中医药科研基金资助。研究结果提示：该法有较好的临床疗效，能改善患者的临床症状，增加泪液分泌量，延长泪膜破裂时间，增加泪河的高度，改善角膜病变程度，改善眼部的耐受性，并对眼睛无不良反应，是一种依从性好的治疗方案。

四、单纯性原发性青光眼

【效方】

1. 组成

主穴：① 新明1、新明2、上健明、目窗、天柱；② 医明、太阳、球后、四白、临泣、风池。

配穴：行间、还睛。

2. 操作

主穴每次取一组，交替轮用。配穴在效不显时加用。新明1、新明2针法：取（0.25～0.30）mm×（25～40）mm毫针，新明1穴在耳垂后皱折中点进针，左侧穴要求术者以右手进针，右侧穴要求术者以左手进针。针体与皮肤成45°～60°，向前上方快速进针，针尖达耳屏间切迹后，将耳垂略向前外方牵引，针体与针身纵轴成 45°向前上方徐徐刺入。当针体达下颌骨髁状突浅面,深 1.0～1.3 寸时,耐心寻找满意的针感,针感以热、胀、酸为主;如针感不明显时,可再向前上方刺入 0.5 寸,或改变方向反复探寻。针感可传导至颞部及眼区。手法均采用捻转结合小提插,以拇、食、中三指持针,拇指向前呈等腰三角形旋转式捻转,针转幅度 2～2.5 转,针提插幅度 1 mm 左右。新明 2 穴在眉梢上 1 寸旁开 0.5 寸处。找准穴区后针尖与额部成水平刺入,缓慢进针 0.5～0.8 寸,找到酸、麻、沉、胀感后运用揉针手法,即快速捻转结合提插手法,使针感进入颞部或眼区,针感性质与新明 1 穴同。两穴均用中等刺激每分钟捻转 80 次左右。余穴均 0.25 mm×(25～40)mm 毫针,上健明、球后进针 1.0～1.2 寸,得气即可,刺激宜轻,不宜做提插捻转,防止出血;太阳穴直刺进针,目窗、临泣穴,沿皮向后平刺至帽状腱膜中,以触及骨膜感觉疼痛为好;风池、医明及天柱穴向正视瞳孔方向刺入,用徐入徐出的导气手法,使针感向前额或眼区放散。还睛穴,直刺至出现酸胀感为度;行间穴进针后,针芒略向踝部,然后采用提插加小幅度捻转法,使针感明显,刺激宜重,运针半分钟。留针后双侧新明 1、目窗(或临泣)穴各为 1 对,分别连接电针仪,连续波,频率 4 赫兹,强度以患者可耐受为宜,通电 30 分钟。每周 2 次。

体会:本方适用于单纯性开角性青光眼,编者发现,对正常眼压青光眼,效果更为显著。组方中,除选用治疗眼疾的效穴新明 1、新明 2 外,风池、目窗、临泣为足少阳胆经之穴,具有清火明目功效;针足厥阴肝经之荥穴行间穴,可使上逆之肝气下行,以利降低眼压;经外穴为降眼压之验穴;天柱,属足太阳经,足太阳之脉"入项连目系",疏通眼部经气;局部取上健明、四白穴,疏调目系,行气活血降压;经外穴还睛穴,位置在上臂三角肌端前沿,臂臑穴前 0.5 寸处,和行间穴均是明目降眼压的验穴。特别是行间穴,有关降眼压的文献资料颇多。对闭角性青光眼有较为明显效果。现举一例佐证:

金某,男,64 岁。2013 年 6 月 14 日初诊。主诉:右眼剧烈胀痛视物模糊伴不能成眠 1 周。数日前因生气后,出现右眼胀痛不适,曾用热敷及点消炎滴眼液无效。后经上海市某三级专科医院检查,测眼压右侧为 54 mmHg,左眼 18 mmHg。诊断为:急性闭角性青光眼(右)。因眼压过高,建议先行降压治疗再行手术。但经滴降压滴眼液和输液等治疗 5 天,眼压仍居高不下,头颞部胀痛及失眠等症状未减,要求试用针刺。用上方主穴②治疗,太阳穴以 0.30 mm×50 mm 毫针沿皮透向率角,进针 1.8 寸,加安眠穴。第二天复诊,头部胀痛显减,已可安睡 6 小时,右眼眼压为 50 mmHg,左眼 16 mmHg。加针双侧行间穴。第三天复诊,右眼眼压降至 24 mmHg,诸症进一步减轻。继加行间穴。第四天复诊,双眼眼压均降至 14 mmHg。即被收院行手术治疗。术后恢复良好,惟视力仅为指数/50 cm,继续针刺(去行间穴)1 个疗程,已恢复至 0.12。目前仍在治疗中。

由于青光眼眼压的变化,与情绪密切相关,针刺过程中心理疏导必不可少。记得二十世纪九十年代曾治疗过一名患者,经针刺后,眼压已回复至正常,结果恰好日本发生阪神大地震,其留学的女儿三天无音信,她一急,眼压立即增至 30 多毫米汞柱,后来得知女儿安然无恙,经针刺后,眼压又恢复至正常。

值得一提的是,坚持长期、规律的治疗也是十分重要。

【验案】

案 1. 朱某,女,24 岁。2010 年 5 月 19 日初诊。

主诉:目胀、视物模糊 2 月余。

现病史:2 个月来无明显诱因反复出现眼压增高,被某专科医院诊断为慢性开角型青光眼。常使用甘露醇静脉滴注及盐酸左布诺洛尔滴眼液和醋甲唑胺片,眼压控制不佳,右眼眼压一般在 23.5～26.5 mmHg 之间,左眼眼压在 38.5～40 mmHg 之间。2010 年 5 月 19 日前来就诊,诉目胀、视物模糊、时有头痛。

检查:双角膜透明,前房(-),角膜后壁沉着物(KP)(-),眼底视盘近视改变,杯/盘比(C/D)=0.5;视力右眼 0.3,左眼 0.5;神经纤维分析示:双眼上、下方视网膜神经纤维层(RNFL)变薄。左眼视野受损明显,右眼视野有损害。

诊断:慢性开角型青光眼。

治疗:以上方治疗 2 次后,于 2010 年 5 月 22 日用非接触式眼压计(NCT)复查眼压,结果见右眼眼压为 14 mmHg,左眼眼压为 13 mmHg。维持治疗,每周 3～4 次,左、右眼眼压均维持在 13～14 mmHg,未出现过明显波动,视野复查亦出现明显改善。

原按:本例为早期发病的病例,治疗效果显著。张仁教授认为:争取本病的早期针灸治疗十分重要,往往能取得事半功倍的效果。一般来说,病程越短,疗效越好。早期针灸干预,再加上患者的积极配合,多可在较短时间内控制眼压,眼部症状也会明显改善。

案 2. 沙某,男,62 岁,退休职工。2007 年 3 月 31 日初诊。

主诉:双眼视物模糊,视野缩窄伴头部胀痛已多年。

现病史:6 年前经某专科医院确诊为慢性开角型青光眼。用盐酸卡替洛尔滴眼液等多种药物治疗,难以控制症状。眼压始终保持在 23～28 mmHg,视野进行性损害明显。因其夫人在张仁教授处治疗,经介绍前来试治。

检查: 双眼眼压分别为 25 mmHg(左)和 27 mmHg(右),视野:双鼻侧视野缩小,且向心性缩窄。C/D 比为 0.8。

诊断: 慢性开角性青光眼。

治疗: 用效方主穴,两组交替轮用。每周 2 次针灸治疗,根据张仁教授要求除了经常测眼压外,每 3 个月做视野检查 1 次。1 年后,眼压一直维持在 16～19 mmHg,视野不断改善。所用药物,由 2 种逐步减为 1 种,并从 2 年半前完全停用。针刺治疗从第三年起已改为每周治疗 1 次,为了维持疗效,加用耳穴:眼、目 1、目 2、肝、肾、神门、耳中。用王不留行子贴压,每次取一侧耳,两侧交替。嘱其自行按压,每天 3 次,每次每穴按压 1 分钟。至今已坚持 6 年。眼压稳定于正常水平,视野明显扩大,C/D 比由原 0.8 缩至 0.5。

原按: 上例是开角性青光眼患者中坚持治疗最长的一例。至少表明以下几点:一是针灸不仅对眼压的改善有效,而且对其他相关指标的改善也有效。二是在各种症状体征改善之后,停用药物而单以针灸治疗也是有可能的,当然,必须慎重,应不断检测各项指标,而且仅适用于长期坚持的患者。三是对本病患者,针灸治疗要求能长期坚持,为了使之能坚持,延长针刺的间隔时间,并采用耳穴贴压等法来维持疗效应该是一种行之有效的方法。

案 3. 王某,男,45 岁,大学教师。2010 年 3 月 11 日初诊。

主诉: 左眼胀痛不适伴视物模糊反复发作 12 年,加重 3 天。

现病史: 患左眼虹睫炎病史 12 年,反复出现左眼胀痛不适,左眼眼压在 25～34 mmHg 之间,被某专科医院诊断为左眼青光眼睫状体炎综合征。一直用盐酸卡替洛尔滴眼液等药物控制眼压。2010 年 3 月,出现左眼不适症状加重,左眼羊脂状 KP(＋),尿水闪辉征(Tyn)(＋),药物治疗病情控制不佳。至张仁教授处求治。

检查: 左眼结膜充血,左眼角膜羊脂状 KP 多枚,NCT 眼压:右眼 20 mmHg、左眼 31 mmHg,前房(－),矫正视力右眼 1.0、左眼 0.8。

诊断: 青光眼睫状体炎综合征(左眼)。

治疗: 用效方两组交替治疗,嘱其每周治疗 3 次。经 3 次治疗后,左眼结膜充血减轻,左眼眼压降至 14 mmHg、右眼为 18 mmHg,左眼角膜仍可见羊脂状 KP 1 枚,前房(－),Tyn(－)。3 月 25 日复查时见左眼结膜充血明显减轻,左眼角膜 KP(－),前房(－),Tyn(－),一直维持治疗至 8 月,眼压正常,角膜透明。

后去德国讲学,停止针灸,仅用药物治疗,导致旧疾复发。2010 年 12 月 14 日回国后复诊,NCT 眼压:右眼 19 mmHg,左眼 35 mmHg,左眼角膜可见羊脂状 KP 6 枚,Tyn(—),用盐酸卡替洛尔滴眼液、妥布霉素地塞米松眼膏不能控制,12 月 17 日前来针灸治疗,经 2 次治疗后,12 月 28 日查,NCT 眼压:右眼 19 mmHg,左眼 16 mmHg,左眼角膜 KP(—)。后一直维持治疗半年,病情控制理想。

原按:本案为青光眼睫状体炎综合征(简称青睫综合征)的治疗。本征多见于 20~50 岁的青壮年,确切病因不明,单眼发病多见,以轻度睫状体炎和高眼压为主要特征。表现为患眼轻度不适及视力下降,虹视,偶或有轻度睫状体充血,角膜上皮水肿,并可见羊脂状 KP 少许等。张仁教授前后共治疗本病症 5 例,疗效亦颇为显著,且起效较为迅速。但本征易于复发,一定要坚持长期治疗。

【编者按】

原发性开角性青光眼,又称慢性开角性青光眼、慢性单纯性青光眼,包括"正常眼压性青光眼"和"高眼压性青光眼"两类。本病早期几乎无自觉症状,只有在病变进展到一定程度时,可出现头痛、眼胀、视物模糊等。其基本证候为眼压升高(多在中等水平)、视野缺损和视盘凹陷进行性扩大和加深,多累及双眼,以 20~60 岁之间常见,且具有家族倾向。据统计,目前全球共有约 5 300 万原发性开角型青光眼患者,我国原发性开角型青光眼患者约有 2 700 万。

原发性开角性青光眼相当于中医学的"青风内障",又名"青风"。针灸治疗青风内障,在《秘传眼科龙木论》中有明确记载。现代用针灸治疗青光眼的报道,始见于 1956 年。

张仁教授综合各家所长,结合自己临床经验,总结出本病的有效方。特点是近部和中部取穴相结合,经穴与奇穴结合的方法。主、配穴共 13 个穴位,其中 7 个奇穴,6 个经穴。在操作上,讲究手法的运用和针感,以气至病所为最佳。

张仁教授认为心理疏导很重要。对于一些新来的患者,张仁教授总会用形象的方式向他们解释病情和治疗,并介绍新旧患者相互交流,患者很快会从无助、低落的情绪中解脱出来,积极接受治疗。一般来说,病程越短,疗效越好。早期针灸干预,再加上患者的积极配合,多可在较短时间内控制眼压,眼部症状也会明显改善。长期的坚持治疗,视力和视野也会有一定程度好转。对于用药物治疗的患者,一般情况下,即使是眼压控制正常了,视野也会逐渐缩小。

我们对张仁教授的治疗处方采用自身前后对照的方法进行了回顾性研究,收集了 2005~2016 年间来源于上海市气功研究所医疗门诊部、上海市中医医院名老中医特诊部、上海市中医文献馆,以及上海中医药大学附属岳阳中西医结合医院特诊部门诊的原发性开角型青光眼病例28例（共53眼）。观察记录治疗3个月前后患者眼压、视野平均缺损、视野平均光敏感度、视力、视功能损害眼病患者生存质量量表评分的情况。结果提示：该针灸处方对治疗原发性开角型青光眼有确切的疗效，总有效率可达到86.89％。该治疗方案可以有效降低原发性开角型青光眼患者眼压，有效的控制视野平均缺损（MD）和视野平均光敏感度（MS）的恶化程度，有效控制视力下降。疗效同年龄、病程、针刺时间均没有相关性，但同治疗时间/病程的比值有着正相关，相同的病程长短，接受治疗时间越长，疗效越好。以上可以说明患病后越早接受治疗效果越显著。

该法还能明显提高患者的生存质量。我们从患者对治疗前后生存质量量表的评分中可以看出，治疗后患者对生活的满意度大大提升，无论是从自觉症状和生活影响方面，还是精神状态方面，都有着非常明显的改善。针刺治疗不仅仅缓解了患者身体上的痛苦，对患者的心理层面也有独特的治疗，这样的一个良性循环对患者康复作用有着不可小觑的影响。

五、虹膜睫状体炎

【效方】

1. 组成

主穴：（头）临泣、承泣、丝竹空、太阳、耳尖。

配穴：新明1、风池。

2. 操作

主穴，开始治疗时均取，随着症状的好转，每次取3～4穴，配穴，每次取1穴，两穴交替。（头）临泣，以0.35 mm毫针，针尖向前额方向斜刺进针0.8～1寸，施以泻法，以局部明显胀重为度；承泣，以（0.25～0.30）mm×40 mm毫针，略斜向上刺入1～1.2寸，至眼球有酸胀感；太阳、丝竹空针刺时，宜采用强刺激泻法，一般垂直进针0.8～1.0寸，反复提插捻转直至局部出现明显酸胀感，予留针，太阳穴去针时可挤压出血；耳尖宜选用刺血疗法，即常规消毒后，手指反复揉捏耳尖至充血，将耳前折，以三棱针或粗针对准穴位，迅速刺入深1～2 mm，不留针，出针后用手指挤压，出血数滴。新明1、风池穴的操作手法如前所述。除耳尖穴外，均留针20～30分钟。开始时每周3～4次，之后，随症状好转可改为每周2次。

体会：上方用于虹膜睫状体炎的急性发作期，本病为热毒伤阴。在取穴上，以清解热毒、滋阴降火、凉血化瘀为主。取胆经之临泣、风池，重在祛肝胆之风火邪毒；取丝竹空，则在清三焦之热毒；承泣则用以解阳明之毒邪。耳尖、太阳均为经外穴,是历代用于活血清毒的要穴,取其并出血,意在去血分之热毒。新明1为治多种眼病的验穴。

操作上以针刺泻法与刺血相结合。张仁教授的经验,尤其是耳穴,早期可双耳均取,每耳可挤血10余滴,往往有较为明显增加的止痛消炎的作用。

和青光眼一样,本病以早期针灸治疗为佳,且应针药结合,与其他中西医方法结合运用。临床痊愈后,宜用针灸巩固治疗一个时期。

【验案】

案1. 金某,男,35岁,公司管理人员。2003年5月19日初诊。

主诉: 左眼红痛、视物模糊3个月。

现病史: 因工作劳累,近来时觉头痛眼胀,眩晕不适。不久晨起发现左眼充血,眼痛较剧,并伴有畏光流泪,视物模糊,视力下降。前往眼科就诊检查,确诊为:左眼虹膜睫状体炎。但经激素等抗炎对症治疗,效果不显,至今左眼仍有充血、隐痛,视力未复。前来张仁教授处求效于针灸法。

检查: 健康状况良好,疲倦貌,左眼球结膜、睫状微充血,瞳孔明显较右侧缩小,对光反应略迟钝,左眼矫正视力为0.2(原为0.8),右眼矫正视力1.0(无改变)。舌红苔微黄,脉弦数。

诊断: 虹膜睫状体炎(左眼)。

治疗: 采用上方治疗,每周2次。首次治疗后,自觉隐痛明显减轻。7次后,左眼充血、隐痛消失,视力渐见恢复。停用耳尖穴。治疗2个月后左眼矫正视力为0.5。左眼红痛未作,左侧瞳孔也逐渐恢复至正常。后因工作繁忙,每周只能坚持一次针治,接受针治3个月后左眼视力完全恢复。鉴于虹膜睫状体炎的易复发性,患者平时双眼易觉疲劳,每于劳累后,左眼时有隐隐作胀疼痛,故坚持每1~2周1次的不间断治疗,至今无眼红眼痛,视力保持。

原按: 本例来诊时,已过急性发作期,用针灸治疗效果虽仍较显著,主要症状都已消失,但患者在劳累后左眼易于疲劳及胀痛感,针刺后,症状一即可消失,但未能能根除。张仁教授曾治疗一例急性期患者,在药治疗的基础上,用上方治10次,结果痊愈,一直未能发作,表明争取治疗时机十分重要。

案2. 殷某,女,63岁。2009年7月29日初诊。

主诉: 双眼红痛、畏光、流泪反复不已4年。

现病史: 患者2005年5月底,因左眼充血、疼痛、畏光、流泪、视物不清,前往上海交通大学医学院附属瑞金医院眼科就诊,经查确诊为虹膜睫状体炎,予药物治疗后症缓。1个月后右眼亦发生类似症状,拟虹膜睫状体炎予相应治疗。

虽经积极治疗症状暂时缓解,但此后双眼反复出现红痛、畏光、流泪,视力逐渐下降,从原来的 1.5 降到了 0.7～0.8,西医药物治疗一直维持。2008 年 10 月底眼科复查炎症缓解,但因仍有眼痛、视物模糊,还须每天放瞳 1 次,并用双氯芬酸钠滴眼液滴眼每天 1 次。2009 年 6 月日左眼出现一个较大的飞蚊,有严重闪光,因而到处求医未果。今慕名前来求治。

　　检查:身体健康,神清语明,双眼外观无异常,左右裸眼视力均为 0.6。双眼轻度睫状充血。舌红苔薄脉弦。

　　诊断:虹膜睫状体炎。

　　选上法针刺,首次针后即诉眼前一亮,视物变清晰。后每周坚持针灸治疗 2 次。自接受针灸治疗后,未再出现眼红畏光流泪症状,眼痛渐见减轻,视力较前提高。10 月 27 日上海市眼病防治中心再次复查,双眼已无炎症,建议停用散瞳等任何药物。因担心复发,患者仍然坚持接受针灸治疗,后病情稳定,眼痛消失,双眼裸视力恢复到 0.8。2011 年 10 月起,改为每周 1 次治疗,至今虹膜睫状体炎未再复发,视力保持,飞蚊症还存在,但未加重。

　　原按:本例患者,自首次针灸至今已经 4 年余。仍坚持每周治疗 1 次。4 年来,每半年去原治疗医院复查一次,均未见复发,且视力保持良好。表明针灸治疗也存在一种维持量,即对某些难治病,在恢复至一定程度之后,可以采用延长针刺间隔时间的方法,既能保持疗效,又使患者可以接受长期治疗。此法张仁教授在临床上屡试不爽,值得进一步研究。

　　【编者按】

　　虹膜睫状体炎,又称前葡萄膜炎,是葡萄膜炎的一种,以视力减退、疼痛、眼睑痉挛、畏光、流泪及睫状充血、房水混浊等为主要临床症状。常为急性发作,也可有慢性表现者。急性者若治之不及时,可继发性青光眼、并发性白内障、眼球萎缩而终至失明。本病是常见的一种严重眼病,也是致盲的主要原因之一。现代针灸治疗本病的最早报道,见于 1982 年。

　　该方主要用于急性发作期,操作上采用泻法。(头)临泣,顺经针刺,施以泻法;太阳、丝竹空采用强刺激泻法,太阳穴去针时挤压出血;耳尖用刺血疗法。同样,和其他病种一样,该病早发现早治疗,抓住有利的治疗时机,则稳操胜券。对于急性期的患者,在针刺治疗的基础上重视太阳和耳尖的放血。对于慢性患者,如第 2 个病例,维持治疗量则显得尤为重要。维持治疗量是张仁教授治疗难治性眼病总结出的一个治疗方法,该法延长了针刺间隔的时间,一般每周治疗 1 次,特殊情况下间隔时间可更长。这样既能保持疗效,又便于患者接受长期治疗。

六、黄斑病变

【效方】

1. 基本方

(1) 组成

1) 取穴：主穴：新明 1、上健明、上天柱。

配穴：新明 2、风池、承泣、丝竹空、瞳子髎。

2) 操作：主穴每次必取，配穴轮用。风池穴针尖向鼻尖方向快速进针，运用导气法，以针感达眼部为佳。左侧新明 1 要求术者以右手进针，右侧新明 1 要求术者以左手进针，针体与皮肤成 45°～60°，向前上方快速进针，针尖达耳屏切迹后，将耳垂略向前外方牵引，针体与身体纵轴成 45°向前上方徐徐刺入。当针体达下颌骨髁状突浅面深 1～1.5 寸时，耐心寻找满意针感，针感以热胀酸为主。如针感不明显时，可再向前上方刺入 0.3～0.5 寸，或改变方向反复探寻，针感可传至颞部及眼区。用捻转加小提插，提插幅度 1 mm 左右，一般运针时间为 1 分钟，捻转速度与刺激量灵活掌握。新明 2 操作方法取 (0.30～0.35) mm×25 mm 毫针，找准穴区后针尖与额部成水平刺入，缓慢进针 0.5～0.8 寸，找到酸麻沉胀感后用快速捻转结合提插手法，使针感进入颞部或眼区，针感性质同新明 1。运针手法及时间亦同新明 1。上健明穴直刺 1～1.2 寸，得气为度，略作小幅度捻转后留针。球后，针尖略向上进针 1 寸左右，要求针感至眼球有胀感。上天柱穴向正视瞳孔方向刺入，用徐入徐出导气法，使针感向前额或眼区放散。G6805 电针仪一般接在新明 1、瞳子髎上，用连续波，频率 2 赫兹，强度以患者能忍受为度，也可用疏密波，通电 30 分钟。每周 2～3 次治疗，维持治疗时每周治疗 1 次。

2. 穴位注射方

(1) 取穴：球后、太阳、肾俞、肝俞、光明。

(2) 操作：每次取 2 穴，药物取 1 种（甲钴胺注射液 0.5 mg、丹参注射液或复方樟柳碱注射液 2 mL）。甲钴胺注射液与丹参注射液或复方樟柳碱注射液交替使用。甲钴胺注射液多用于球后穴，每穴注射 0.5 mL（双眼发病）或 1 mL（单眼发病）。丹参注射液可用于光明、肾俞和肝俞；复方樟柳碱注射液多用于太阳、球后穴。每侧穴注入 1 mL。一次性注射器抽取药液 1 mL，进针后刺至有针感（但不必强求）后，将药物缓慢注入。

3. 耳穴方

(1) 取穴：支点、肝、肾、眼、目 1、目 2、神门。

(2) 操作：耳穴均取。用磁珠或王不留行子贴压，令患者每日按压 3 次，每穴按压1分钟,力度以有疼痛感而不弄破皮肤为佳。每次一耳,两耳交替,每周换贴2～3次。

4. 皮肤针方

1）取穴：正光1、正光2。

2）操作：用皮肤针在穴区0.5～1.2 cm范围内作均匀轻度叩打,每穴点叩刺50～100下,以局部红润微出血为度。每周治疗2～3次。

每次治疗,基本方必用,余方据症情可全部或选其中1～3方综合运用。

体会：

（1）本方主要治疗年龄相关性黄斑变性,包括渗出型和萎缩型。但经张仁教授验证本方可治疗多种黄斑病变,如近视性黄斑变性、黄斑囊样水肿、黄斑前膜等。这也是张仁教授在难治性眼病治疗的治则上强调异病同治中的异病同方。对于病位、病机均较一致的眼底病总结出一个基本方,但是异病同方是建立在辨证论治基础上的,处方治疗也是同中有变,具体操作时要根据不同的病症而有所加减以提高疗效。这种变,首先要因人而异,即强调个体性,如考虑年龄、病程、体质和中医的辨证等。其次则要根据不同的病症的特点,如渗出型年龄相关性黄斑变性,多从瘀祛湿着手,萎缩型则强调益气滋阴;近视性黄斑变性则两者皆重,囊性水肿,应祛痰利水而黄斑前膜则需活血化瘀。在治法上更要有机配合,如电针与水针是针药结合、电针与皮肤针是点面治疗结合、加用耳针是巩固和加强效果等。

（2）作为难治性眼病,要打持久战,因针灸治疗这类病症有一个相当长期的过程,在治疗之初应当向患者说明要求其能坚持有规律的针灸治疗,一般以3个月为1个疗程。多需半年至一年以上治疗。为了有助于患者能长期坚持,张仁教授根据多年临床经验,提出了一个维持量的概念,即随着病情的好转,可逐步延长针刺治疗的间隔时间,从最初的每周3次,逐步减至每周1次。

（3）在治疗过程中,往往会出现客观体征与患者主观感受不一致的情况。如,有的视物情况明显改善,但眼底检查变化不明显。也有少数眼底变化明显而视物进步不大的。在针灸治疗其他眼病时也有这种情况。可能与针灸重在调节脏器功能有关,值得进一步研究。

【验案】

案1. 年龄相关性黄斑变性

张某,女,42岁,公司高管。2009年11月6日初诊。

主诉：右眼视物扭曲变形伴视力下降2月余。

现病史：患者2006年曾患中心性浆液性视网膜脉络膜炎。2009年9月17

日,因精神紧张突然出现右眼视物变形,视力下降。在上海市某三甲医院查见:右眼前节(一),眼底:乳头边清,黄斑区渗出。裸眼视力:右眼0.8,左眼0.3。诊断为右眼黄斑变性。用七叶洋地黄双苷滴眼液,Avastin等药物及中药治疗,症状未见好转,视力进一步下降。2009年10月30日复查,右眼视力0.4,左眼视力0.5。黄斑部水肿,伴出血。视野:右眼旁中心视敏度下降,上方视敏度下降。左眼周边视敏度下降。OCT示:右眼黄斑区见多个玻璃膜疣,中心凹下方RPE层隆起,其下呈中等强度反光区。黄斑厚度545 μm。患者前来就诊时诉视物视物模糊,扭曲变形,眼部胀痛难忍。乏力身重背冷,时有胃脘部不适及胸闷,夜眠多梦,便秘与泄泻交作,小便频数,夜尿多。

检查: 患者面色晦暗,情绪低落。视力左眼0.4,右眼0.5。NCT血压:左眼10,右眼10.5。双眼结膜充血(+),角膜明,前房清,晶体玻璃体(一),右眼黄斑边缘细小出血。舌质暗有瘀斑,苔薄白,脉细弱。

诊断: 年龄相关性黄斑变性(渗出型)。中医辨证:脾肾阳虚。

治疗: 按照患者具体情况,运用上述效方略加化裁,具体处方如下:

主穴:新明1、翳明、上健明、攒竹。

配穴:① 新明2、脾俞、关元俞、心俞;② 球后、肾俞、气海俞、胃俞。

操作:主穴均取,配穴每次取1组,两组轮用。主穴用针刺,新明1、翳明取0.35 mm×40 mm毫针,用前述之手法,使针感向眼区或其附近放散,攒竹、上健明分别用0.30 mm×25 mm和0.30 mm×40 mm毫针,攒竹穴斜透至上健明,上健明直刺至眼球有酸胀感,留针30分钟。新明1与攒竹为一对,接通电针仪,连续波,3赫兹,强度以患者感适宜为度,要求眼睑出现明显的节律性的跳动。配穴用穴位注射法,新明2、心俞、胃俞用丹参注射液,球后穴用甲钴胺注射液或维生素B$_{12}$注射液,脾俞、肾俞、关元俞、气海俞穴用黄芪注射液,每穴0.5~1 mL,每周2~3次。

几次治疗后,患者眼部胀痛明显减轻。治疗半年后,视物变形症状消失。2011年4月20日复查左右眼视力均达到1.0。OCT:OD黄斑中心凹下方可见高反射隆起(CNV?),厚度290 μm;视网膜神经纤维层(RNFL)厚度分析:双眼RNFL正常范围图形视觉诱发电位(P-VEP)检查示:ODP波偏低,OSP正常;视网膜电图(ERG):b波正常。双眼视力在1.0以上,全身症状亦明显改善。患者目前针灸巩固治疗中。

原按:

(1) 近年来,黄斑变性的门诊人数日益增多,但针灸治疗的相关资料并不多。我们临床观察发现,对于年龄较轻、病程较短、心态较好的患者,无论是干性的还是湿性的,针灸治疗往往有意想不到的效果。

（2）本例患者结合全身症状,与肾元衰惫或太阴脾土虚损有关,故取背俞穴（脾俞、肾俞、关元俞、气海俞）以益肾健脾。本方标本兼顾,重在眼区。操作上也是强调体针与穴位注射相结合,针药并用。

（3）该患者右眼黄斑变性,左眼为弱视,在右眼视力减退时左眼视力曾一度有所提高,但随着右眼视力的恢复,左眼视力有开始下降,张仁教授在治疗时双眼同时治疗,左眼视力也提高至1.0,患者述:"现在的视力比发病前还要好,双眼视物平衡。"这值得进一步观察研究。

（4）上述效方,不仅对渗出型黄斑变性有效,对萎缩性患者同样有效。一位方姓女患者,因被诊断为年龄相关性黄斑变性（萎缩型）,于1997年在张仁教授处治疗,开始效果显著,一年多后后感觉视力日渐下降,对针刺的效果产生怀疑。经检查原来是患白内障,手术摘除后,视力明显提高,而检查眼底后,医生发现其黄斑部病变严重,与视力之好不相对应,方才想到可能与针灸有关。所以手术痊愈后,即又继续针刺,每周1次,坚持至今,视力保持良好。

（5）本病是难治性眼病,难以速效。必须让患者明白,第一步是控制病情的发展,第二步才是改善症状,一定要打持久战。本病的针灸治疗主要是提高视力,阻止病症发展,对黄斑区病变的改善尚不明显。

案2. 近视性黄斑变性

何某,女,45岁,大学教师。2005年10月5日初诊。

主诉: 视物模糊10年,加重2月。

现病史: 患者有高度近视史。1995年起,双眼视物逐渐模糊,曾多次验光配镜,均不能矫正。2005年8月视力突然下降,以左眼为甚,双眼视物易疲劳。眼前常有黑影,视物变形,辨物困难。瞳孔对光反应存在,两眼晶体玻璃体轻度混浊,眼底:乳头（一）,网膜血管（一）,黄斑区中心反光未出现,荧光血管造影透见荧光。兼有头晕,时而耳鸣、腰酸体征。至上海市某三级专科医院眼科就诊,B超和荧光素眼底血管造影报告:双眼内未探及视网膜脱离光带,双眼后巩膜葡萄肿,眼底可见视盘颞侧脉络膜萎缩弧。诊断为黄斑变性。曾服中西药物未见改善,从网上查得后,特地前来求治。

检查: 双眼角膜（一）,前方清深,瞳孔（一）。晶体（一）,混浊（＋）。眼底:视盘（一）,网膜平,高度近视改变,右眼黄斑区Fush's斑,左侧黄斑区色素分布紊乱,双眼黄斑中心的反光不显,双眼网膜下方周围现脉络膜萎缩灶,未见裂孔。矫正视力右眼0.01,左视力指数/30 cm。舌淡,脉细涩。

诊断：近视性黄斑变性。

治疗：用上方治疗，患者右侧因腮腺肿术后，留有瘢痕，无法选用新明 1 穴，改用翳明穴。每周 2 次针灸治疗，针后诉视物模糊好转，20 次后检查视力，矫正视力：右眼 0.2，左眼 0.08，经 6 个多月的治疗，视物明显较前清晰，变形亦有好转，矫正视力：右眼 0.4，左眼 0.2。眼底无特殊变化。继续针治巩固疗效，1 年后视力仍保持。以后坚持不间断地治疗，每周至半月 1 次。至今已有 2 年多，现左右眼矫正视力一直保持在 0.2～0.4。

原按：本例为近视性黄斑变性。多发生于高度近视眼患者。本病严重时亦可引起黄斑出血，以及并发黄斑裂孔、网膜脱离等。该患者是张仁教授治疗的黄斑变性中效果显著较为显著的一例，患者来诊时，已难以坚持正常的教学工作，此前已为西医专家所束手。她意想不到针灸竟有如此之疗效。

案 3. 黄斑囊样水肿

姚某，女，69 岁，退休。2010 年 10 月 19 日初诊。

主诉：右眼视物变形 1 个月。

现病史：患者有双眼视物模糊病史 8 年余，右眼前常出现黑圈或黑点。2005 年在某地段医院检查时发现黄斑部结构欠清，中心凹光点不显，余（一）。用滴眼液及口服维生素、石斛夜光丸、脉血康等药物治疗。2010 年 9 月因右眼出血至眼耳鼻喉科医院眼科就诊，B 超示：双眼玻璃体前中段少量点状回声，后脱离带状回声细，后运动明显，眼内未探及明显视网膜脱离回声带，OCT 示：右眼囊样水肿。眼耳鼻喉科医院眼科检查：右眼黄斑区 RPE 隆起，伴神经上皮下积液。2010 年 10 月 19 日前来针灸治疗。

检查：双眼角膜明，Tyn（一），眼底视网膜在位，黄斑部结构欠清，右眼斑区出血。舌质暗，苔薄白，脉细。

诊断：黄斑囊样水肿。

治疗：取新明 1、上健明、新明 2 三穴，以毫针针刺，按基本方操作。球后、太阳两穴交替行穴位注射。注射药物分别用甲钴胺注射液和丹参注射液，每周 3 次。甲钴胺注射液球后穴穴位注射，复方丹参注射液太阳穴穴位注射。2011 年 3 月 3 日上海市眼耳鼻喉科医院眼科复查见：右眼黄斑区积液较 2010 年 9 月 27 日明显减少。患者视物变形症状消失。目前每周 1 次巩固治疗中。

原按：① 黄斑水肿亦属常见的黄斑病变之一。本病发病机制多由于黄斑区毛细血管受损，发生渗漏，渗漏液积聚所致，以视物变形，视力下降为主要症状。二十一世纪以来，黄斑水肿的治疗得到广泛的关注，成为临床研究的热点。

本病虽可用某些长效皮质类固醇类药物进行玻璃体内注射治疗,但有引发高眼压和易于复发的副反应,患者往往难以接受。张仁教授曾治疗本病十余例,均有不同程度的效果,且无任何副反应。值得指出的是,多例经药物注射治疗而又复发的患者,用针灸治疗均可得以有效的消肿。② 太阳穴穴位注射丹参,有加强活血利水消肿之功。注射丹参时患者往往会有强烈的胀痛感。注射量可逐渐从每穴 0.5~1 mL。为了减轻长期注射造成的局部胀痛不适感,可和风池穴交替使用。

案 4. 黄斑前膜

马某,女,53 岁。2011 年 9 月 9 日初诊。

主诉: 左眼胀痛、视物模糊及变形 4 月余。

现病史: 病史:患者有左眼高度近视史(−7.00D),一直感觉眼胀痛,2011 年 5 月体检查出黄斑前膜,再去两家三级医院检查,确诊为黄斑前膜。9 月突然出现症状加重,不能阅读,遂来张仁教授处求诊。

检查: 双眼角膜明,Tyn(−),黄斑区结构改变光泽紊乱,中心光反射不见。OCT(2011 年 7 月 25 日)示:左眼玻璃体后脱落(PVD),与黄斑中心粘连牵拉。矫正视力:右眼 0.7,左眼 0.6。舌质淡红,苔薄白,脉弦。

诊断: 左眼黄斑前膜。

治疗:

主穴:新明 1、新明 2、球后、上健明、攒竹、风池、上天柱。

配穴:瞳子髎、肝俞、肾俞。球后穴甲钴胺注射液穴位注射,瞳子髎、肝俞和肾俞复方樟柳碱穴位注射。经过不到 1 个月的治疗,目胀痛症状消失,视物变形及飞蚊症症状明显减轻。OCT(2011 年 9 月 26 日)复查见:左眼原 PVD 牵拉处消失,未见牵拉。眼底检查示:左眼前节可,牵拉前膜消失。矫正视力左眼 0.8。又巩固治疗 3 个月。

原按: 黄斑前膜,也是黄斑病变之一。由于各种原因致某些细胞在视网膜内表面增生形成纤维细胞膜,可以在视网膜的任何部位发生,如果位于黄斑及其附近的膜则称黄斑视网膜前膜,简称黄斑前膜。进一步发展可牵拉视网膜可出现黄斑皱褶、黄斑水肿、黄斑裂孔,甚至神经上皮脱离等。目前尚无有效药物治疗,手术风险大。

迄今尚未见到过针灸治疗的在关报道。张仁教授曾治疗过 5 例,其余 4 例经半年左右治疗,均可有效控制症状,但未能使前膜消失。本例为特例,值得进一步研究。

案 5. 中心性浆液性脉络膜视网膜病变

吴某,男,38 岁,公司职员。2000 年 6 月 12 日初诊。

主诉:右眼视力模糊,视物变形 2 周。

现病史:患者近来工作繁忙,2 周前发现右眼视物模糊、变小,视物变形渐渐加重,继而感到眼前如有纱遮住。上海市眼病防治中心诊断为"中心性浆液性脉络膜视网膜病变",经用多种西药治疗未效,故慕名前来求治。

检查:裸眼视力:右眼 0.4,左眼 1.5。外眼(一)。右眼眼底黄斑区中等度盘状水肿、有少量渗出,黄斑区中心凹反光消失,左眼底正常。舌质淡红,苔薄白,脉弦细。

诊断:中心性浆液性脉络膜视网膜病变。

治疗:仅取主穴,按上法治疗,第 1 次针刺起针后,患者即感右眼较前舒服,视物稍微清楚;经 2 次治疗后,右眼裸视力提高(右眼 0.7,左眼 1.5)。经 10 次治疗后,右眼视力提高到 1.2,右眼底黄斑水肿明显消退,中心反光出现。按上法继续针治 5 次后,视力增至 1.5,右眼底黄斑水肿消失,视物清晰。1 年后随访,双眼视力仍为 1.5。

原按:中心性浆液性视网膜病变主要由于局限于黄斑区的视网膜组织出现水肿、渗出与出血等炎症改变,中心反射可消失,在水肿处常见有黄白色或灰白色圆形渗出小点,导致患者视力骤然下降、视物变形、变小、出现中心暗点等。本病可反复发作。

本病有自愈倾向,但针刺确能迅速改善症状,并有一定防止复发的作用。尤其是新明 1、新明 2 两穴,新明 1、新明 2 均为奇穴,是治疗眼病的经验穴,能疏调眼底和眼周经气,使气血充养于目;是主要用于本病治疗的效穴。按发现此两穴的李聘卿医师的操作方法,一般为采取上述手法后不留针,但从张仁教授的实践体会,李聘卿医生的操作手法,一般针灸医生不易掌握,且刺激较强,有些患者不容易接受。因此张仁教授主张留针并加用电针,效果显著似更明显。且即使达不到气至病所,也有疗效。对陈旧性患者,单用主穴往往不易较快取效,可加用配穴,其中足少阳胆经之风池穴,是连脑、目之脉络要穴,具有益气通经明目之效;球后为眼区穴,可以疏通眼部经气,理气活血化瘀。本方局部与远道选穴相互配合运用,可使气血通畅,目得所养,目明而充沛,视物清晰。

对久治不愈的陈旧性本病患者,除针刺外,尚可采用球后穴注射丹参注射液,每侧 0.5~1 mL,每周 2 次,也有一定效果。

本例为急性发病的患者,见效迅速。据张仁教授的经验,类似病例子,多在首次见效,针后检查视力,即可提高。一般来说,视力可恢复至发病前。但值得注意的是,在视力恢复之后,不宜立即停治。而是最好继续针 4~5 次,以巩固疗效,预防复发。

案 6. 眼底黄色斑点症

李某,男,13 岁,初中学生。2003 年 7 月 5 日初诊。

主诉: 双眼视力渐进性下降 3 年。

现病史: 患者 10 岁前稍有近视,但因不影响学习,家长未曾关注。10 岁生日不久,配戴眼镜,矫正视力尚能到 0.9,因无其他不适,而以"近视"对症处理。3 个月后患儿要求换镜以适应学习,发现视力又有所下降,且再配镜视力不能提高。视觉诱发电位(VEP):左右眼波峰中度延迟,振幅中度降低。眼底尚无异常。以后视力逐渐下降,矫正视力也越来越差。再次就诊于全国各大眼科医院,2001 年 3 月北京某著名眼科医院眼科光学相干断层成像报告单检查所见:双中心凹处神经上皮菲薄,边缘组织Ⅲ度变薄,视网膜色素上皮(RPE)反光薄且欠均匀,反光弱。检查结果:双黄斑变性可能大。同年 7 月在上海某三级医院眼科经眼底荧光血管造影等检查确诊为"青少年性黄斑变性"(眼底黄色斑点症)。因无有效治疗方法,两眼中心视力进行性减退,现看书学习均须借助于放大镜。家长到处寻医问药,慕名前来张仁教授处,求助针灸法。

检查: 身强体健,神清语明。双眼外观无异常,双眼视力均为 0.07。眼底散瞳检查:双眼底视盘边界清,色泽正常,视网膜血管比例基本正常,双黄斑区可见灰黄色小斑点,并已形成一个范围约 2.0×1.5 PD,境界清楚的损害区,中心凹反光消失,视网膜未见出血及渗出。舌红苔薄,脉弦。

诊断: 眼底黄色斑点症。

治疗: 取穴及操作按上述效方。开始时,配穴每次仅取 2 穴,首次针后,患儿自述每次针后即感视物清晰,过后逐渐又变得模糊。且每次都有这种现象。1 周后,根据其父母要求并征得患儿同意后,全方均取,每次留针由开始时的 20 分钟延长至 30 分钟。每周治疗 3 次。经 3 个疗程,视力明显提高,查裸眼视力为左眼 0.2,右眼 0.3,从此阅读时再也不用借助放大镜了。上课坐前排能看清黑板上老师的板书。由于患儿学习紧张,改为每周 2 次,又经过半年治疗,视力巩固,眼底检查:黄斑区病灶稳定,未见增大。学习成绩提高,后考入西交利物浦大学学习,并顺利完成学业。随访至今,症情稳定。

原按: 本病又名青少年性黄斑变性,眼底黄色斑点症,是一种原发于视网膜上皮层的常染色体隐性遗传病。较多发生于近亲婚配的子女,性别无明显差异。

患者双眼受害,同步发展。发病初期,视力明显下降,但眼底改变不明显;随着病变进行,中心窝反光消失,黄斑部深层可见灰黄色小斑点并逐渐一横椭圆形的呈被捶击过的青铜片样外观的境界清楚的萎缩区,并可出现膜色素斑及脉绝络血管硬化和萎缩。视力可高度不良。患者有昼盲而无夜盲,可有中心暗点但周边视野正常。

现代针灸治疗本病是近几年的事,据编者所及,有关的临床资料,仅为一篇,且是个案(2例)。张仁教授以上法共治疗6例本病患儿(其中1例中断),年龄在8~13岁,均取得较好效果。中断病例,因视力极度下降,而进入低视力学校。

本案是张仁教授首次治疗本病的病例。从发病后,曾在全国各地用多种中西医措施治疗,未见效果,且视力日见减退。当确诊为本病后,西医亦感束手,服用中药近2年,也未见改善。而仅用针刺一法,疗效竟迅速而显著,出乎编者和家长的意料。虽然视力未能获得进一步提高,但治疗至今已经10年,效果仍然巩固,说明了针刺对本病不仅有即时效果也有远期疗效。

体会较深的有两点:① 疗效主要表现在双眼视力的一定提高上,其不足之处,首先是视力提高至某种程度后再难以改善;其次是可以阻止眼底病变的进一步发展。但黄斑区的恢复不明显。② 针灸治疗时间一般须持续半年到一年,可3个月为1个疗程。有条件者,可采用每周1次,再维持2~3个疗程。另外一定要有规律治疗,如果"三天打鱼二天晒网"式的针刺,疗效也不明显。中断1例就是如此,因家长学习抓得很紧,现加上住处离医院距离较远,另打碎敲,难以坚持,效果不理想,失去信心而不再坚持。当然,观察的病例尚不多,还须更多样本来证实以及进一步优化治疗方案来提高效果。

该病的治疗在基本方的基础上还加用了经外穴球后、上健明、上明以疏调局部气血;取胆经之(足)光明、膀胱经之肾俞,因肝胆互为表里,肾俞是肾脏精气输注之处,两穴重在补益肝肾。目的均在于通玄府、明眼目。

【编者按】
黄斑是视网膜后极部无血管凹陷区,是视觉最敏锐的部位,产生中心视力。黄斑区发生病理性损害而导致中心视力的损害称为黄斑病变。黄斑病变包括中心性浆液性脉络膜视网膜病变、老年性黄斑变性、近视性黄斑变性、黄斑囊样水肿、黄斑裂孔、黄斑视网膜前膜和眼底黄色斑点症等。其中,年龄相关性黄斑变性,又称老年性黄斑变性,是发达国家视功能障碍和失明的主要原因,在发展中国家发病率有明显的上升趋势。患病年龄多在45岁以上,双眼可先后或同时发病,因临床表现不同而分为萎缩性和渗出性两类。萎缩性亦称干性,以进行性视网膜萎缩，中心视力逐步明显减退为主，双眼同时发病；渗出性又称湿性，其特点为视网膜下有新生血管膜存在，从而引起一系列渗出、出血及瘢痕改变。视力下降较快。

针灸治疗年龄相关性黄斑变性尚未引起我国针灸界的充分重视，临床文献甚少。张仁教授对本病的治疗积累了大量的临床经验，我们对张仁教授2013年8月至2014年5月就诊于上海市中医医院、上海市中医文献馆和上海中医药大学附属岳阳中西医结合医院名医特诊部的患者37例（67只眼）做了临床观察研究。患者年龄最大78岁，最小39岁，平均年龄（61.6±10.8）岁；病程最长6年，最短0.5年，平均病程（1.93±1.39）年。数据的统计结果提示：① 治疗后视力高于治疗前；② 治疗后患眼 Amsler 方格表检查有了显著提高；③ 治疗后视功能损害眼病患者生存质量量表得分高于治疗前；④ 治疗后患眼数改善明显有9只，占18.8%；轻度改善有29只，占60.4%；无改善有10只，占20.8%，总改善率79.2%；⑤ 年龄与疗效评定呈负相关性（$P<0.01$），即年龄越大，疗效越差；病程与疗效评定呈负相关性（$P<0.01$），即病程越长，疗效越差。

病理性近视又称为高度变性近视，是指屈光度多在−6.00D以上，近视度数持续加深，且常伴发眼后极部的变形改变，包括巩膜变薄、脉络膜萎缩变薄及眼轴的增长，可伴有多种并发症的眼病。其中黄斑出血、黄斑变性、脉络膜新生血管等并发症是致盲的重要原因之一。我们也对张仁教授门诊病理性近视的患者做了临床观察，并设置了对照组，对照组有26只患眼，运用视功能损害眼病患者生存质量量表、光学相干断层扫描技术、国际标准 ETDRS 表视力评分，进行为期半年的随访，分别记录治疗前、治疗后3个月、治疗后6个月的数据。应用20.0 SPSS 软件分析比较各组内、组间治疗前后症状与视功能、身体功能、社会活动、精神方向、生存质量量总分、黄斑中心凹厚度、ETDRS 表视力评分的得分与差异。

结果显示：反映生存质量的五项指标，症状与视功能、身体功能、社会活动、精神方向各项总分，以及生存质量总分，在组内、组间的统计比较中都存在显著差异（$P<0.05$）；针刺组的生存质量各项总分明显优于空白对照组。ETDRS 表视力评分在组间组内统计比较中无明显差异（$P>0.05$）；黄斑中心凹厚度组间组内的统计比较中无明显差异（$P>0.05$）。得出的结论是：针刺治疗可以改善患者自身症状，显著提高患者的生存质量，包括症状与视功能、身体功能、社会活动、精神方向；并且可以减缓病理性近视视力的进行性恶化，从而达到提高患者生活质量，降低病情恶化程度的临床效果，为临床治疗病理性近视提供了一条新的思路。

七、原发性视网膜色素变性

【效方】

1. 组成

主穴：新明 1、球后、上健明。

配穴：新明 2、翳明。

2. 操作

主穴每次均选，配穴每次取 1 对穴，2 穴轮用。耳后的新明 1，以 0.30 mm×40 mm 一次性不锈钢毫针，快速破皮后，缓缓向外眼角方向进针 0.8～1.4 寸，在进针过程中应用轻巧的手法反复仔细探寻，以求得针感向眼眶内或外眼角放射，针感性质以患眼或患侧太阳穴局部热胀为主，亦有眼肌出现抽搐的。然后提插加小幅度捻转手法运针 1 分钟，捻转频率 160～180 次/分，提插幅度 1～2 mm。球后、上睛明穴用(0.22～0.25)mm×40 mm 毫针刺入，垂直缓慢进针至眼球出现明显酸胀感为度，不捻转。新明 2 以 0.30 mm×25 mm 针垂直进针 0.5～0.8 寸，手法及针感同新明 1 穴。风池穴针尖向同侧目内眦方向进针，翳明穴则针向外眼角方向，两穴经反复提插捻转均至有针感向前额或眼区放射。针后新明 1、新明 2 穴为 1 对，接通 G6805 电针仪，眼睑上有跳动，如无，可适当调整针尖方向。用连续波，频率 200 次/分，强度以患者可耐受为宜，通电 30 分钟。去针时非眼周穴再按上述手法操作 1 次。每周 2 次，10 次为 1 个疗程，疗程一般不作间隔，3 个月作为 1 个治疗阶段。

体会：张仁教授治疗近 200 例（包括中述 95 例），有以下经验。

1. 关于疗效

观察发现，年龄越小、病程越短、基础视力好、视野缩小程度轻的患者，其针治疗效较佳；相反年龄越大、病程越长、基础视力差、视野缩小严重的患者，其针治疗效较差。视网膜电图 a、b 波为小波的患者疗效好，而 a、b 波息灭的则疗效略差。针刺后，长期坚持治疗的患者，在视力、视野、夜盲等主要症状均可明显改善，少数可达到正常，但电生理指标改善往往不明显。对于视力基础差者，疗效也差。曾治疗一位 5 岁女孩，就诊时，右眼视力 0.4，左眼视力仅为光感。至今已坚持治疗 16 年，右眼一切症状均已消失，但左眼光感未能改善。

2. 关于疗程

张仁教授认为本病治疗，不宜拘泥疗程。临床发现，随着疗程增加，针刺疗效也随之提高，增至一定程度后，则维持在这一水平，如停止治疗，疗效会有所下降。因此坚持长期不间断的治疗也是获效的关键。为了使患者能坚持治疗，早期要求患者每周治疗 3 次，随着症情控制后，每周治疗 2 次；治疗 1~2 年之后，可改为每周治疗 1 次。相当于药物中的维持量。在张仁教授治疗的患者中，坚持最长的 3 位患者，已达 20 年左右，疗效仍十分稳定。

3. 关于预后

一般而言，坚持治疗者预后均好。对针灸患者影响本病预后的有两个：一是中断治疗，由于本病起效需要一个过程，不能抱有急功近利的心情；或有一定好转就中止治疗。二是不良情绪对的疗效也有重要的影响。张仁教授曾遇到 2 例男性本病患者，通过针灸，原本病情已趋稳定，但因夫妻之间闹离婚，加之中断治疗，结果导致病情急剧恶化，双眼视力丧失。

【验案】

案1. 施某，女，8 岁，学生。1997 年 3 月 17 日初诊。

主诉：夜盲，视物模糊 1 年，加重 1 月。

现病史：患儿自 3 岁起发现入暮视物模糊，但于白昼或光亮处视物清楚。近 1 年来视物渐见模糊，这 1 个月来视力明显下降。因此前往某医院眼科就诊，经查确诊为双眼视网膜色素变性。西医无特效疗法，而前来求治。

检查：双眼裸视力 0.15，外眼(—)，晶状体及玻璃体亦无异常。眼底：视神经乳头颜色略淡，黄斑中心反光尚可，视网膜血管狭窄，少量散在的骨细胞样色素沉着。视野正常。视网膜电图(ERG)示 a、b 波降低呈小波。舌淡、苔薄白、脉细弱。

诊断：视网膜色素变性(高风内障)。

治疗：取效方，按电针法操作方法治疗。

结果：在用上述方法治疗 5 次后，复查视力：右眼 0.3，左眼 0.25。经 2 个疗程治疗后复查，左右裸眼视力均为 0.4，矫正视力右眼 1.0，左眼 0.8，视野正常，眼底象无明显改变。坚持每周治疗 1 次，视力视野一直保持，夜间视力有所提高，暗适应亦有所改善。2 年、5 年、9 年、15 年后复查，视力保持，视野正常。ERG 仍示 a、b 波呈小波。为巩固疗效继续每周治疗 1 次，进一步观察远期疗效。

原按：本例患者，是张仁教授临床观察时间最长的病例之一。该患者，自确诊后，家长和本人都十分重视，迄今近 20 年，除偶然有事耽搁外，从未间断治疗。从本例患者至少表明，只要有 3 个要素：早期治疗、有一定的基础视力、长期坚持，针灸的疗效是肯定的。

案 2. 翁某,女,36 岁。1997 年 5 月 28 日就诊。

主诉:视物模糊,以夜间为甚。

现病史:自分娩以来近半年,发现视力有所减退,尤其是夜间视物不清,逐步加重。因视野缩小,故时有碰撞。前往专科医院检查,诊断为视网膜色素变性。否认家族史。因西医目前尚无良法,故前来张仁教授处就诊。

检查:眼底视网膜血管变细,视网膜赤道部内外有骨细胞样色素沉着,视野有环形暗区。视盘色泽尚正常。视力:右眼 0.8,左眼 1.0。

诊断:视网膜色素变性。

治疗:以效方为主治疗。因患者工作较忙,每周治疗 2 次,经治疗 1 个疗程(3 个月)后,自觉白天与物相撞减少,视力有所提升。经查视力:右眼由 0.8 升到 1.0,左眼由 1.0 升到 1.2。改为每周针刺 1 次,治疗半年,视力未下降;夜间光线较好的环境中能行走,白天已能骑自行车。嘱每周或隔周治疗 1 次,以巩固疗效。随访至今近 20 年,视力、视野正常,无夜盲现象。

原按:本例为一位成人患者,就诊时虽症状为分娩后加重,视力虽好,但从眼底情况分析,病程已较长,且已出现夜盲、视野受损等。经针刺治疗效果仍较明显。由本例也证明,针灸不仅对小儿有长期的疗效,对成人同样有长期的疗效。

【编者按】

原发性视网膜色素变性是一类以进行性光感受器细胞和色素上皮细胞变性导致的遗传性眼病,以夜盲、双眼视野逐步向心性缩窄、视力逐渐下降,以至失明为主要特征。多于幼年或青春期发现,常双眼发病,也有病变仅发生在单眼。该病主要的临床表现为早期出现夜盲,以后逐渐发生视野缩窄与眼底视网膜色素沉着。本病预后较差,随着病程的发展,视网膜动、静脉血管可逐渐变细,后期常并发白内障和青光眼。同时由于视网膜和视神经严重缺氧,可出现视神经萎缩,导致失明。在我国的发病率约在 1/3 000,男性略多于女性,有血缘关系的占40% 左右。它被认为是一种单基因的遗传病。西医尚无有效的药物和疗法。

视网膜色素变性,中医称之为高风雀目、高风障症等。现代针灸治疗本病,首见于 1962 年。但直至二十世纪七十年代有关报道仍少见。

张仁教授在这方面也有数十年的探索,我们就张仁教授治疗该病的规范化处方做了临床观察。我们曾经收录了来源于 1998~2015 年于上海市中医文献馆、上海市气功研究所、上海中医药大学附属岳阳中西医结合医院名医特诊部针刺综合治疗视网膜色素变性病例 26 例(51 只眼),采用自身前后对照的方法,回顾记录入组病例针刺治疗 3 个月后及针刺治疗至今视力、视野、视网膜电图和视功能损害眼病患者生存质量量表得分,以及治疗后临床显效、有效和无效的患者人数和比例情况,进行临床疗效评价。

结果提示:治疗后,视网膜色素变性患者的视力较治疗前改善,视功能损害眼部患者生存质量量表得分较前有明显提高,两者治疗前后有显著差异性($P<$0.05$);视野检查中,治疗后平均敏感度增强,前后比较具有显著差异($P<$0.05$),视野平均缺损治疗前后比较无统计学意义。ERG 检查中,患者治疗前后差异无统计学意义。治疗后,患眼显效 8 只,占 15.7%,有效 27 只,占 52.9%,无效 16 只,占 31.4%,总有效率达到 69.6%;患者基础视力与疗效评定呈正相关性($P<$0.05$),即患者基础视力越好,疗效越佳,患眼病程及年龄与疗效呈负相关性($P<$0.05$),即患眼病程越长、年龄越大,疗效越差。得出的结论是:针刺综合治疗对视网膜色素变性患者具有疗效,同时患眼病程越短,基础视力越好,治疗时间越长,治疗效果越好。这与张仁教授的临床体会相吻合。

八、视网膜血管阻塞

【效方】

1. 组成

主穴:① 新明 1、太阳、上健明、球后、风池;② 翳明、新明 2、上明、承泣、天柱。

配穴:膈俞、脾俞。

2. 操作

主穴每次取一组,患侧,两组交替。配穴每次取一穴,双侧,两穴交替。主穴针刺,针刺手法均按前述之法,得气后,施平补平泻法,留针 20～30 分钟。太阳穴取针后,挤出黑血数滴。配穴用穴位注射法,丹参或当归注射液,以 5 号齿科针头,刺至得气注入药液,每穴 1 mL。隔日 1 次或每周 2 次。另以甲钴胺注射液(0.5 mg/mL)在球后穴和承泣穴,复方樟柳碱注射液(2 mL)在太阳和新明 2交替注射(均与毫针刺间隔取用)。

体会:针刺治疗眼底出血,以视网膜中央静脉所致者效果更为显著,且以早期介入为佳。本方对早中期眼底出血都有一定效果。主穴定为两组,是因为眼底出血属于急症,要求针灸治疗的间隔时间短,为避免穴位反复引起疲劳,所以分成两组,交替取用。因为症属出血,故取血会膈俞,以活血逐瘀明目;取脾俞,寓脾统血之意,用以摄血止血。用甲钴胺注射液在球后穴和承泣穴,复方樟柳碱注射液在太阳和新明 2 交替注射,则是从增强视神经营养和扩张视网膜血管方面考虑。

操作上,太阳穴出血主要用于早期,针刺手法以平补平泻为主,如至后期手法可略强,以增祛瘀之力。

【验案】

案1. 视网膜中央静脉阻塞

赵某,男,退休工人,60岁。2012年11月28日初诊。

主诉: 右眼视物模糊10天伴黑影。

现病史: 患者有高血压和高脂血症史。于10天前,自觉右眼突然视物模糊并有黑影遮盖,当时不以为意。2天后,症状未见好转。即去某三甲综合性医院眼科就诊。经检查诊断为视网膜中央静脉阻塞。用中西药物治疗,自觉症状改善不明显,前来我处要求针灸治疗。

检查: 视力检查:右眼指数/10 cm,左眼1.2。右结膜红,右晶体(—)。右眼底扩瞳可见:右视盘边界模糊,多处可见有火焰状出血,黄斑区呈淡蓝色,黄斑区水肿。右动静脉比1∶3。眼压检查:左右眼均为18 mmHg。

诊断: 右中央静脉阻塞。

治疗: 用上方为主,加用丰隆、足三里、肝俞等穴,其中丰隆、足三里交替使用,针刺得气后行泻法留针。肝俞用穴位注射法。每周3次。2周后,左眼视力提高至0.2。继用前法,治疗3个月后,视力已提高至0.6。改为每周治疗2次。共治疗半年,视力提高至0.8。之后,每周1次,巩固疗效。

原按: 本例为典型的右中央静脉阻塞所致的眼底出血。因为考虑到有高血压和高脂血症,加用上述穴位,一是辅助降压降脂,二是强对患眼的活血化瘀之功。本例患者因是早期即介入针灸治疗,故疗效较为明显。

案2. 视网膜分支静脉阻塞

徐某,男,57岁。2015年4月13日初诊。

主诉: 右眼视物模糊3个半月。

现病史: 患者自2014年12月23日起发现右眼前黑影飘动不去,无视力下降、视物模糊,不伴有闪光感及视物遮挡,诱因不明。第3天因此前往某三甲医院眼科就诊。经查,左右眼裸眼视力均为1.0,左右眼压分别为12 mmHg、13 mmHg,双眼外睑无下垂,无红肿,无倒睫,双眼结膜无充血,角膜透明,PL(—),KP(—),前房深浅可,晶状体有混浊,眼底视网膜平,C/D为0.3,黄斑中心凹反光存在,右眼底颞上静脉栓塞,血管旁出血灶。诊断为右眼视网膜分支静脉阻塞(BRVO)。而予以血管扩张药胰激肽原酶肠溶片,复方血栓通胶囊等活血化瘀药治疗。未见疗效,同时右眼视力开始下降,不久发现黄斑后极部出现水肿,从 2014 年 12 月 30 日到 2015 年 3 月 11 日期间,该院右眼 OCT 检查提示,黄斑中心凹厚度(CMT)波动于 316~425 μm。因此曾先后采用激光治疗 2次,亦无效。鉴于黄斑水肿,眼科医生建议使用雷珠单抗注射液,眼玻璃体腔内注射治疗。患者因了解到,此药一般需反复多次注射,且易复发,加之价格昂贵,每 1 支药液将近万元,经慎重考虑后拒绝。经同事介绍慕名前来尝试针灸疗法。

既往史:3 年前体检时发现血压偏高,因无特殊不适,不曾有规律地服药。此次右眼患病,查血压仍略高,故开始按时服药治疗,至今已用药 3 个多月。

检查:右眼视力已跌至 0.1,右眼注视时内下区域为盲区视物不见,黄斑后极部水肿。

诊断:右眼 BRVO。

治疗:选用上述综合针刺治疗方案,患者因工作原因,每周只能针刺治疗 2次,但从未间断。治疗后相关检查结果如下:

2015 年 5 月 15 日,视力:0.5,OCT 示右眼 CMT:474 μm。微视野平均视敏度:10.6 dB。

2015 年 9 月 18 日,视力:0.7,OCT 示右眼 CMT:218 μm。微视野平均视敏度:12.2 dB。

2016 年 1 月 27 日,视力:1.0,OCT 示右眼 CMT:213 μm。

原按:本例中年患者有高血压史。患视网膜分支静脉阻塞后,同样出现视力急剧下降,从 1.0 跌至 0.1,并出现黄斑水肿。治疗以后不仅黄斑水肿未见复发,视力也较快得到改善。经 2 次针刺后,该患就诉说右眼视物较前明亮许多。四诊时,诉右眼内下角盲区部位能看见一个黑影轮廓。随着针刺继续,黑影渐渐缩小且变形成曲线。经十多次针刺后,2015 年 6 月初复查右眼裸眼视力,已提高到 0.7,但仍还有一小块黑影。随着每周 2 次针刺治疗的继续,病情缓慢好转,视力逐步提高,后右眼裸眼视力恢复到患病前的 1.0,复查眼底荧光血管照影,眼底出血明显吸收,OCT 复查,黄斑水肿已有显著好转,右眼基本痊愈。值得一提的是患者针灸介入时间较早且能坚持有规律的针灸治疗,因此疗效明显。

案 3. 视网膜中央动脉阻塞

王某,男,63 岁,退休文艺工作者。2012 年 11 月 23 日初诊。

主诉:左眼视物不清 1 月半。

现病史:患者有右眼黄斑区干性裂孔史,经激光封闭治疗后 6 年,目前已无中心视力。于 2012 年 10 月 6 日,突然出现左眼视物不清,半小时后即赴上海市一家三级专科医院急诊。发现左眼光感不明确。经眼底检查和荧光血管造影，确诊为视网膜动脉阻塞。经住院用药治疗后，视力略有改善。经介绍来张仁教授处要求针灸治疗。

检查： 左角膜明，瞳孔略散大，前房（－），对光反应存在。眼底视盘较淡，后极部网膜色淡，水肿，黄斑部呈樱红色。视力：右眼中心视力无，左眼手动/15 cm。

诊断： 左眼视网膜中央动脉阻塞。

治疗： 按上方治疗，新明 2 和太阳穴针法：均先直刺至得气，施捻转加小幅度提插泻法后，然后再向下斜刺 0.8 寸，再与新明 1 或翳明穴为 1 对连接电针仪，连续波，3 赫兹，强度以可耐受为度。针 2 次后视力：左眼手动/60 cm。针刺 3 个月后，视力提高至 0.2。

原按： 本例是较为严重的视网膜中央动脉阻塞。因视网膜缺血短时间光感受器即可死亡而不能逆转，故及时处理十分重要。本例患者于发病半小时后即行急诊治疗，使视力有一定的恢复。这为针灸治疗奠定了重要的基础。据张仁教授经验，患者如能保存手动以上视力，针灸提高视力的可行性就较大，一般而言，视力基础越好，恢复越明显。张仁教授在临床曾治疗多例类似病例，对无光感或仅仅有光感者，多未见改善。对于视网膜中央动脉阻塞，宜加重手法的运用以及配合电针，增强补益气血和活血化瘀的作用。

案 4. 视网膜静脉周围炎
仁真某，藏族，男，36 岁，四川某寺僧人。2004 年 3 月 9 日初诊。

主诉： 右眼视物模糊 6 月余。

现病史： 2003 年 8 月中旬，患者因做法事劳累，右眼视力卒然下降，视物困难，当地医院检查确诊：右眼玻璃体积血，视网膜静脉周围炎。虽经住院积极对症止血消炎等治疗，病情控制，但右眼视力未见丝毫好转，后又前往成都、广州等地的多个大医院诊治，仍然无效，故来沪求治。

检查： 裸眼视力：右眼指数/10 cm，左眼 1.5。右眼底不能窥清，左侧正常。舌苔薄白腻，脉细弦。

治疗： 因患者对穴位注射有顾虑，仅用上述主穴针刺，每周治疗 3 次，针后，加用耳穴贴压：取眼、脾、肝、肾、耳中、神门穴，每次用磁珠贴压一侧耳。每周换贴 1～2 次。经过 5 次的治疗，右眼视力开始。针至 12 次，查视力为 0.1，患者信心大增。因患者求治心切，加用风池、攒竹，以增强通经明目之力。并配服明目地黄丸。针至 3 个月，视力增至 0.6。效不更方，续治 1 个月，视力恢复到 0.9。因要回寺院讲经，中断治疗返四川。迄今 10 余年，电话随访，视力虽略有下降，仍保持在 0.6 左右。

原按：视网膜静脉周围炎，是一种特发性闭塞性血管病变，以反复发生视网膜玻璃体积血为主要特征。发病突然，患眼可无痛性视力急剧减退，因大量玻璃体积血而仅存光感或指数。目前尚无确切的治疗药物。

本例患者，病程已达半年，其疗效如此明显，关键虽是针刺治疗，但同时与该患者是一名高僧也有关，整个治疗期间，他一直保持心境宁静，注意身心调养，对提高治疗效果也十分重要。

【编者按】

视网膜血管阻塞（RVO）是一种急性的视网膜病变，以迅速出现视功能障碍为主要临床表现。视网膜血管闭塞包括视网膜中央动脉阻塞和视网膜中央静脉阻塞两类。前者，视力可在瞬间丧失，眼底呈急性缺血状态，动脉纤细如线，黄斑呈典型的樱桃红斑。后者较为常见，视力下降显著，眼底静脉扩张迂曲，血流瘀滞，以视盘为中心放射状、火焰状出血，视网膜水肿为特征。

该病在中医学中称为"络阻暴盲"或"络瘀暴盲"，首见于《临床必读》。现代针灸治疗本病的报道首见于 1959 年。

上述处方是张仁教授多年总结的治疗本病的有效方案。为了以较大样本科学验证其疗效，张仁教授和复旦大学附属眼耳鼻喉科医院合作申报并获得到上海市科委资助的一个课题——"异病同治法针刺综合治疗黄斑水肿的临床观察"。抗血管内皮生长因（VEGF）是目前西医治疗黄斑水肿的主要方法之一，其中雷珠单抗（lucentis）是目前的王牌药。与雷珠单抗的治疗相比，从现有观察到的病例来看，在完成过程中发现张仁教授的治疗方案在消除视网膜静脉阻塞引起的黄斑水肿、促进眼底出血的吸收和提高视力方面疗效显著。在我们的临床运用过程中同样地体会到它的疗效和可重复性。并有如下体会：① 针刺对黄斑水肿患者消退水肿的速度较雷珠单抗为慢，但复发率低，视力的恢复好。② 雷珠单抗对黄斑水肿的消退作用比较快，但复发率较高，且多次使用后再行针灸治疗视力恢复不佳。③ 雷珠单抗治疗费用每次在 1 万元左右，远高于针灸。雷珠单抗注射后及早结合针灸治疗，在患者视力提高和黄斑水肿消退方面是否能达到更理想的效果？我们正在深入探讨，希望走出一条新路，造福患者。

九、糖尿病视网膜病变

【效方】

1. 组成

主穴：① 新明 1、上健明、承泣、新明 2、丝竹空；② 翳明、上明、球后、太阳、瞳子髎。

配穴：① 胰俞、足三里；② 脾俞、三阴交。

2. 操作

主穴与配穴每次均取一组，两组轮换。主穴用针刺法，眼区穴取 0.25 mm×(25～40)mm 毫针，余穴用 0.30 mm×(25～40)mm 毫针。按前述之针法，针之得气后，用平补平泻手法运针 1 分钟，留针 30 分钟。取针后，配穴及承泣、球后用穴位注射法。其中，配穴用黄芪注射液或丹参注射液，每穴注入 2.5 mL（黄芪注射液）或 1 mL（丹参注射液）；承泣、球后两穴交替使用，并与针刺时间相间隔，药液为甲钴胺注射液（0.5 mg/mL）和复方樟柳碱注射液（2 mL），每次用一种药液。每穴用量分别为甲钴胺注射液 0.5 mL，复方樟柳碱注射液为 1 mL。

每周治疗 3 次，3 个月为 1 个疗程。从第 2 疗程起，病情稳定者，可改为每周 2 次。

体会：近年来张仁教授门诊中患者逐渐增多，且多为症情较重者。上方是通过不断实践总结出来的。基于以下两点的考虑：一是标本兼治，即既治疗局部的眼底病变，又重视全身的糖尿病，主穴重在治疗眼底病变，配穴则用于糖尿病的调理。二是糖尿病性眼底病变，张仁教授认为应当从瘀论治，在常规选取对眼底有明显调节功能的穴位外，着重加太阳、新明 2 等有明显活血作用的穴位，且用有扩张血管作用的复方樟柳碱注射液和活血作用的丹参注射液，配合有一定营养神经功能的甲钴胺注射液和益气作用的黄芪注射液。从已总结的病例看，本方对非增生期和增生期的糖尿病性视网膜病变，都有一定疗效。

【验案】

案 1. 非增生期糖尿病性视网膜病变

袁某，男，62 岁，退休工人。2011 年 11 月 17 日初诊。

主诉：双眼视力模糊 2 年余，加重半月。

现病史：既往有糖尿病史 16 年，1 年前因脑梗死，致右半侧瘫痪，语言謇涩，经治疗后，虽有所好转，但行动语言仍不利。2 周前，发现双眼视物较前明显模糊。需人陪同方能出门。经上海市某三级综合性医院眼科检查，诊断为糖尿病性视网膜病变。药物治疗效果不显著。经介绍来张仁教授处治疗。

检查：视力：右眼 0.20，左眼 0.05，双眼无充血，角膜透明，前房正常深浅，房水清，小瞳孔，晶体略混浊。眼底检查：视盘边界可，网膜血管迂曲扩张，视网膜可见微小血管瘤，大量点片状散在出血，以左侧为甚，并有硬性渗出及灰白色棉絮斑。中心光反射弥散。舌暗红有瘀斑,脉弦涩。

诊断:糖尿病性视网膜病变(非增生期)。

治疗:用上方治疗,并嘱不停用原来药物。因右侧肢体不利,加头皮针,左侧运动区和体针上廉泉、曲池、合谷、阳陵泉、悬钟。第二次来诊时,患者反映视物清晰多了。治疗1个月后,患者可自行来我处治疗,自觉视力有所恢复,右侧肢体功能也有一定恢复。3个月后复查视力,右眼0.60,左眼0.20。眼底检查:出血已基本吸收,渗出有所吸收,微血管瘤较前减少,中心光反射恢复。改为每周治疗2次,继续治疗2个疗程。随访至今,未见复发。

原按:本例患者,为伴有中风的非增生期糖尿病性视网膜病变患者。在取穴时编者增加了治中风偏瘫的穴位。临床上,糖尿病患者多伴有心脑血管疾病,在取穴时,宜相应考虑,但必须主次分明,不可喧宾夺主。依据实践,上述效方对非增生期糖尿病性视网膜病变疗效较好。

案2. 增生期糖尿病性视网膜病变
尤某,女,53岁。2009年5月9日初诊。

主诉:双眼视物黑影反复发作伴视力明显下降1年。

现病史:患者于1994年体检时得知患有糖尿病,不久发现血压偏高,长期接受药物治疗。糖尿病、高血压均有家族史。自2007年起,时觉两眼视物模糊不清,视力逐渐下降,后眼前时有黑影飘过,视物变形。经各大医院眼科检查,并眼底荧光血管造影检查,确诊为"糖尿病性视网膜病变"。2008年右眼曾行白内障手术,术后裸眼视力:右眼0.9,左眼为0.3。

近1年来,上述症状加重,两眼底出血反复发作,虽经西医积极治疗,网膜反复出血未见明显好转,并伴随视力显著下降。情急之中求于针灸辅助治疗。

检查:右眼裸眼视力:0.15,眼睑无水肿,结膜无充血,角膜明,前房清,虹膜纹理清,瞳孔圆,人工晶体在位,玻璃体腔轻度混浊,可见条索样机化,视盘边界清,颜色可,后极部玻璃体视网膜增殖,局部牵引性网脱,见陈旧性激光治疗斑。眼压:19 mmHg。左眼裸眼视力:眼前指数/30 cm,眼睑无水肿,结膜无充血,角膜明,前房清,虹膜纹理清,瞳孔圆,晶体浅棕色,周边皮质见轮辐状白色浑浊,玻璃体腔少量积血混浊,眼底有红色反光,视盘周围陈旧性出血,眼底窥见欠清。眼压:右眼15 mmHg,左眼17 mmHg。

诊断:糖尿病性视网膜病变(增生期)。

治疗:首次针刺处方为:新明1(或翳明)、丝竹空(或瞳子髎)、上健明、球后(或承泣)。针刺得气后留针30分钟,每周2次。穴位交替应用。3个月为1个疗程。断续治疗 2 年余,症状虽时有反复,但较稳定。2011 年 5 月 8 日,因其母亲病故,悲伤过度。眼病突然加重,先是右眼底出血,继为左眼底明显出血。于 2011 年 7 月 7 日在上海市某三甲综合医院眼科行左眼晶体超声乳化吸除+人工晶体植入+玻璃体切除+气液交换+注硅油手术。手术后视力为右眼 0.08,左眼眼前指数/10 cm。患者仍钟情于针灸治疗。当时,需人陪同来。换用上述效方进行治疗。自觉症状明显好转,2 个月之后,即可单独来门诊治疗。

视力提高至右眼 0.1,左眼 0.025。手术至今已 2 年多,眼部症情稳定,全身情况良好。仍坚持每周 1～2 次针灸。

原按:本例患者不仅病程长且症情重,中间多有反复。刚开始治疗时,张仁教授亦缺乏相应经验,只是按常规眼底病针灸处方。虽有一定疗效,但因仅着眼于眼病本身,而缺乏整体考虑,所以仍难以控制病情的发展,特别是出现一些突发事件时(如本患者情绪过分悲伤激动),就可引起较大反复。也正是通过本例的治疗,逐渐摸索总结出突出眼病,兼顾整体,针药结合的处方。

【编者按】

糖尿病视网膜病变,是糖尿病最常见、最严重的并发症之一,也是 50 岁以上人群主要致盲眼病之一。早期无自觉症状,病变发展到黄斑后出现不同程度的视力减退。临床分为非增生性(NPDR)和增生性(PDR)。其发病机制尚未完全明了,认为其病发生和发展取决于代谢障碍的程度,并与糖尿病的发病年龄,病程长短,遗传因素和糖尿病控制情况有关。糖尿病病史 15 年患者中,本病的发病率为 50%～63%;超过 25 年,本病的患病率可达 80%～90%。目前认为长期高血糖是产生本病的原因外,高血压和高血脂也是发生本病的危险因素。

中医学中,称本病为"消渴内障"或"消渴目病"。在我国古籍中,未能查见针灸治疗本病的确切记载。现代针灸治疗本病,较早见于 1986 年。

对于该病的治疗,张仁教授强调眼底病变治疗和糖尿病治疗相结合。眼底病变的治疗从瘀论治,针刺和药物相配合,在选穴和药物方面都加强了活血的作用。眼底病穴位注射一般是选用甲钴胺注射液和复方樟柳碱注射液(或丹参注射液)2 种,在本病的治疗中,张仁教授采用甲钴胺注射液、复方樟柳碱注射液、丹参注射液和黄芪注射液四药合用。复方樟柳碱注射液对于眼部的活血作用强、丹参注射液全身活血作用佳,黄芪注射液益气力大,气为血之帅,气行则血行,三药合用,益气活血作用显著加强。我们在张仁教授门诊观察到黄芪或丹参注射液胰俞行穴位注射对于控制血糖有较好的作用。当然,本病是难治性眼病,坚持长期、规律、综合的治疗是十分必要的。

十、视网膜脱离

【效方】

1. 组方

主穴：新明1、瞳子髎、上健明、承泣。

配穴：风池、上天柱。

2. 操作

主穴取患侧,每次取3穴,其中上健明、承泣两穴,可交替应用。配穴双侧均选取,每次1穴。两穴交替。新明1穴和配穴均以0.30 mm×40 mm毫针,新明1,按前述针法,风池、上天柱以徐进徐出之导气针法,但针感宜平和;其余穴位用0.25 mm×25 mm毫针,针之得气即可,均留针30分钟。留针期间,可运针2~3次,每次每穴约半分钟。早期每周2次,待症状改善后可改为每周1次。

体会:本方为张仁教授多年所总结。主要适用于:视网膜裂孔而无视网膜脱离、经视网膜手术后裂孔尚未封闭的、手术后裂隙孔已封闭而视网膜下有积液的患者。在取穴时,主要采用以颈项部的眼病效穴为主,每次中取一个眼内穴,同时,在刺激量上也强调以轻缓为主,避免过强刺激,造成意外事故。通过7例患者的观察,确有一定效果。主要表现在:可促使裂孔闭合,消退积液,使视力一定程度以恢复,和眼前黑影、视物变形等症状的改善等。当然,本方还有待进一步实践和完善。

【验案】

案1. 孔源性视网膜脱离

荣某,男,42岁。2002年12月8日初诊。

主诉:视物模糊多年,视力骤降3个月。

现病史:患者有双眼高度近视史。2001年行右"IOL植入"手术。2002年9月7日,因在管教学生过程中,暴怒后,突然出现右眼视力骤降。于11日至某大学附属眼耳鼻喉科医院入院诊治。检查:右IOL在位,全网脱,点钟方向6:00~6:30位,7:00~9:00位见2PD、OD后极部马蹄孔。6:30位见1/3PD圆孔。诊断:右眼孔隙性网脱;IOL眼;双高度近视,12日行右眼玻切+网复+光凝+注气术。45天后,出现眼前黑影,至该院急诊,经查发现下方视网膜浅脱,诊断为右眼复发性孔源性视网膜脱离,再行右眼玻切、光凝术。术后患者一直感右眼视物极为模糊,眼部不适。在某中医院就诊时,经人介绍来张仁教授处就诊。

检查:右眼外观无异常,裸眼视力指数/20 cm。精神萎靡,情绪低落,面色眈白,舌淡苔白,脉濡细。

诊断:孔源性视网膜脱离。

治疗:用上述效方,考虑患者面色眈白、四肢乏力等脾虚症状,加针足三里、三阴交穴。并鼓励其一定要保持好的心态,积极配合治疗。针 20 次后,自觉视物较前清晰,裸眼视力 0.1,矫正视力 0.3。重新上班工作。继续治疗 6 个月,裸眼视力 0.2,矫正视力 0.5。经 OCT 检查网膜裂孔病灶部分,已基本恢复。因患者工作较忙,改为每周 1 次,之后又减为每 2 周 1 次,以巩固疗效。持续 5 年左右。随访至今,症状稳定,再未出现网脱,视力始终保持在原来的基础上。

原按:本案是暴怒为诱因所致的视网膜脱落病例。虽经二次修补手术(连首次共 3 次),症状仍未明显改善,来诊时网膜尚有 2 个小型裂孔。之所以能获效,针刺治疗时,首先是心理沟通,因考虑发病与情绪有关,建立其信心,加上病友之间的相互激励,使他精神面貌大为改观,对待针刺治疗十分认真;其次据其个体特点,在上述效方的基础上加用补益脾胃的穴位;最后,长期坚持,前后治疗长达 5 年。

值得注意的是,包括本病在内的上述各种难治性眼底病,一般都要求患者坚持 1 年乃至数年、十数年的治疗,以维持和促进疗效。为了使患者能长期坚持,张仁教授采用每周或每 2 周针刺 1 次,居然确能达此目的。这就引出一个问题,即针灸一次其效果到底能维持多久,也就是说它的维持量是多少? 值得同行们深入研究。

案 2. 视网膜脱离手术后遗症

神野某,男,49 岁,日本京都大学教师。2008 年 3 月 17 日初诊。

主诉:双眼(右眼为主)疼痛、视物模糊 2 年余。

现病史:患者有高度近视史。于 1979 年因双眼视网膜脱离,在日本京都府立医科大学接受巩膜扣带手术、冷冻黏结术和激光凝结术。之后从 1984~2006 年间右眼又发生 4 次视网膜脱离,均进行手术治疗。从 2006 年右眼第 5 次手术后,出现眼压增高,继而左眼眼压便开始增高,进行抗青光眼治疗。同时出现双眼疼痛,以右眼更为明显。疼痛性质为压榨样,位于眼眶周围和眼底部。特别是在阅读文献或进行教学时,须闭目休息 15 分钟以上才能缓解,严重时须敷冰袋止痛。从 2007 年起,由于眼睛的原因,处于半休状态。因其夫人在沪从事商务工作。经客户介绍来张仁教授处求治。

检查:双眼除结膜潮红外观无明显异常,测眼压,右眼 21 mmHg,左眼 16 mmHg。

诊断： 视网膜脱离手术后遗症。

治疗： 患者因为是利用大学假期来沪治疗。首次，考虑到他疼痛明显，用上穴加双太阳、新明2(两穴交替)治疗3次返日。针后自觉痛减。于当年7、8月间特地来沪治疗，继用上法针刺1个疗程(13次)。疼痛明显减轻。每年来沪3次针灸。症状显著好转，平时双眼已不痛，只是在用眼过度时，右眼才出现疼痛，疼痛时间和程度均大为改善，已能基本胜任教学工作。他的情况，引起他的眼科主治医师的辻俊明(京都辻眼医院院长)和森和彦医师(京都府立医科大学眼科学系讲师，青光眼专家)的重视，分别对其来沪针刺治疗前后的针其眼压和视野变化进行检测。结果发现，尽管疼痛症状明显缓解，但其眼压仍未能得到有效的控制，视野有不断缩窄的趋势。当患者告知张仁教授此情况后，从2011年起，张仁教授在上穴的基础上增加目窗，将风池改为主穴。另加穴位注射法：甲钴胺注射液0.5 mg(0.5 mg/mL)和复方樟柳碱注射液2 mL，均为每次用药量。两药均用，分别在取针后，双侧球后穴和太阳穴注入。结果，从用上法治疗至今，不仅眼压完全控制在正常的范围内，视野也出现较为明显的好转。

原按： 本例患者，系多次网脱手术后引起的继发性青光眼，以眼压增高、眼球疼痛、阅读和应用电脑稍久即引发视物模糊不能坚持等症状和视野损伤为主，经日本多家眼科医院治疗未能得到有效控制，经介绍专程从日本京都来沪就治。每年来作者外3次，至今已坚持5年余。症情稳定，能胜任教学工作。开始治疗时考虑以修复网脱和止痛为主，加用太阳和新明2，意在活血化瘀、通络止痛。后来，患者告知用上法尚难以控制眼压增高和视野损伤，故加目窗和改风池为主穴，以增强调节眼压的作用，以穴位注射甲钴胺注射液和复方樟柳碱注射液以改善眼部营养和血液供应，果然取得较好的疗效。

【编者按】

视网膜脱离是指视网膜外层(色素上皮层)与内层(其余九层视网膜神经上皮结构)的分离，以原发或裂孔源性多见。此病多发于高度近视者。初起时以眼前黑影、闪光感和视物模糊为主，随着症情的发展，可出现视力减退、视物变形、视野缺损等症状。眼底检查：早期，视网膜可出现裂孔，脱落的视网膜隆起，呈灰白色，其上可有多个大小、形态各异的裂孔。西医对视网膜脱离者以手术为主，单有裂孔而无视网膜脱离的，或手术后裂孔尚未能封闭的，则多采用激光治疗。

古今针灸治疗这方面的文献，十分鲜见。本方为张仁教授近年总结。主要适用于：视网膜裂孔而无视网膜脱离、经视网膜手术后裂孔尚未封闭的、手术后裂隙孔已封闭而视网膜下有积液的患者。通过5例具上述情况患者的观察,确有一定效果。主要表现在:可促使裂孔闭合,消退积液,使视力一定程度以恢复,和眼前黑影、视物变形等症状的改善等。本方的治疗特点表现在两个方面:一是取穴少,主穴每次只用 2 个,配穴用 1 个,主要采用颈项部的眼病效穴为主,只用一个眶内穴,尽量减少对眼局部的刺激;二是在刺激量上强调以轻缓为主,不用电刺激,避免过强刺激,造成意外事故。同时,张仁教授也注重患者情绪的疏导和整体辨证施治。案 1 脾胃虚,加用补益脾胃的穴位。案 2 就诊时目痛明显,加用太阳、新明 2 以活血止痛,目痛得到控制。之后眼压高,视野缩窄,又调整治疗方案,加目窗,将风池改为主穴,另加甲钴胺注射液和复方樟柳碱注射液 2 mL 进行穴位注射。根据病情的变化,随症治之,获得一定的效果。当然,张仁教授认为本方治疗病例还不多,有待进一步实践和完善。

十一、视神经炎

【效方】

1. 组成

主穴:承泣、上明、瞳子髎、新明 1。

配穴:球后、太阳。

2. 操作

盘状视神经炎仅用主穴,球后视神经炎加配穴。承泣、上明、新明 1,用 0.25 mm×40 mm 毫针,瞳子髎和儿童患者用 0.25 mm×25 mm 毫针。承泣、上明均直刺进针至明显得气,新明 1 按前面所述的针法。瞳子髎穴斜刺至得气后,宜反复提插以加强针感。留针时在两侧新明 1 与瞳子髎各连接一对电极,连续波,频率 3 赫兹,强度以患者可耐受为度。通电 30 分钟。去针后,球后视神经患者,以甲钴胺注射液 0.5 mg(1 mL)和复方樟柳碱注射液 2 mL,分别注于球后穴和太阳穴。每周 2~3 次,1~3 个月为 1 个疗程。

体会:上方主穴由眼区穴、眼周穴和耳后穴组成,体现近取和中取相结合的原则,达到通经接气、益气明目的目的。配穴用于穴位注射,采用神经营养药物与扩血管药相结合,起到针药结合、药物相辅的作用。多年应用的经验表明,本法对两种类型的视神经炎均有较为明显的效果。由于盘状视神经炎患者多为儿童,为了获得其配合治疗,开始时取穴可少些,特别是眼区穴,针刺浅些、针感弱些,逐步加多加重。张仁教授体会,只要手法熟练、进针做到基本不痛,极大多数患儿都是能配合。本病可有复发,重新治疗的亦可获效。如 1 例患儿:严某,13 岁,学生。无明显原因引起双眼视力下降,经上海某三级医院眼科诊断为视神经乳头炎。于 2012 年 3 月来张仁教授处针灸治疗,因家在江苏省海门市,往来不便,每周周末治疗 2 次,1 月余,视力基本恢复至正常(均为 1.0)。2013 年 4 月,左眼视物模糊,右眼视力亦下降。经原诊断医院检查为视盘炎复发。左眼视力为 0.06,右眼为 0.5。用药物治疗 1 周后,无明显效果显著,来作者处治疗。用上方主、配穴合用针药结合,每周治疗 3 次(患儿休学)。3 个月后,左眼视力恢复至 0.8,右眼 1.0。双眼电生理检查正常。对球后视神经患者,起效相对慢一些,要求患者坚持治疗。

【验案】

案 1. 球后视神经炎

刘某,男,7 岁,学生。2007 年 5 月 26 日初诊。

主诉: 双眼视物昏蒙 4 个月,加重 2 个月。

现病史: 患儿为小学一年级学生,去年 10 月学校体检时,双眼视力均为 1.2。今年 2 月开学不久,家长发现患儿近视,前往医院眼科就诊,方知左右眼裸视力降至 0.3、0.5,矫正视力为 0.8,因眼底未见异常,拟诊"近视""弱视"可能,建议 2 个月后复查。此后家长发现患儿视力继续下降,即于 4 月 16 再次请眼科专家会诊,结果双眼裸眼视力只有 0.1,且无法矫正,有眼球转动痛,眼底视盘色红、边清。瞳孔对光反应略迟。VEP:潜伏期明显延长,振幅明显下降;视觉电生理 ERG 正常;视野正常;头颅、眼眶 CT(-);眼底荧光血管照影未见异常。第一眼位正,遮盖试验(-)。确诊为"球后视神经炎"。经激素抗感染治疗,视力未见改变。辗转于各大眼科医院,又因"球后视神经炎"多致"视神经萎缩",而予以神经营养剂等治疗,效果亦不明显。故慕名前来求治。

检查: 患儿面色微黄,外眼无异常,瞳孔略大,眼球运动好,屈间质明;对光反射迟钝;左右裸眼视力 0.15、0.12。眼底检查:双眼视盘尚清(未见明显异常)。舌淡苔薄腻,脉细弱。

诊断: 球后视神经炎。

治疗: 患儿采用上述效方,每周针刺 4 次。2007 年 6 月 4 日(即接受针治第 10 天)复查视力发现稍有进步,左右裸眼视力 0.15、0.4。以后视力逐步好转,6 月 11 日左右裸眼视力 0.6、0.7,8 月 27 日左右裸眼视力 0.9、0.8。9 月患儿开学后,改为每周 2 次针治,10 月 15 日左右裸眼视力 0.9、1.0。为巩固疗效,要求每周坚持 1 次治疗,通过近 1 年的单纯针刺治疗,患儿裸眼视力保持在 1.0～1.2,眼底无异常。2009 年 8 月,在停止针刺 1 年多后,患儿因感冒发烧后,自觉视物模糊,经查左右裸眼视力分别为 0.5、0.7。家长即携其前来针灸,每周 3 次,经治 3 个月,视力恢复正常。之后,每周或隔周前来针刺 1 次,坚持至今,未再复发。

原按:本例为球后视神经炎。由于早期误诊,致使未能及时治疗,而致症情加重。因家长顾虑激素治疗有副反应,所以从针灸治疗开始中,就逐步停用。在针刺同时,穴位注射除用甲钴胺注射液外,球后穴配合注射鼠神经生长因子(苏肽生)0.03 mg,用氯化钠注射液 2 mL 稀释,每穴注入 1 mL。此药一般肌内注射,注射后疼痛明显且持续时间较长。但该患者注射球后穴疼痛并不明显,还发现用氯化钠注射液稀释较用注射用水稀释更有利于减轻疼痛感。在之后的一些患者治疗时,也有同样的情况。且小儿患者的疼痛感较成人明显为轻。值得一提的是,针灸不仅对本病复发仍有效果,而且长期坚持治疗对预防复发、维持疗效有一定意义。

案 2. 视神经乳头炎

刘某,女,27 岁,空姐。2011 年 2 月 18 日初诊。

主诉:双眼视力下降伴有眼眶痛 1 月余。

现病史:患者 2011 年 2 月 5 曾有发热,四肢无力、酸痛等"感冒"症状,2 天后视力明显下降,并伴有眼眶及前额部疼痛,无眼球转动痛。因在客机执勤中,遂于航班到达法国巴黎一家医院就诊,当地医院经头颅、眼眶、脊椎 MRI 检查未发现异常占位性病变及中枢系统病变。予以"皮质激素",冲击治疗 3 天,视力恢复明显。回国后未继续激素口服治疗,患者又出现视力下降,2 月 14 日入住广州中山大学眼科中心,当时查体见视力:右眼 0.2,矫正无提高;左眼 0.05,矫正无提高。眼压:右眼 12 mmHg,左眼 13 mmHg。角膜透明,KP(−),Tyn(−),双视盘:C/D=0.2,边界稍模糊,水肿(++),色淡红,无明显充血。黄斑中心凹、反光清,视网膜平复,玻璃体 I 度混浊。诊断为视神经乳头炎。予以口服激素,改善微循环,营养神经,扩血管等对症治疗,视力恢复佳。出院时视力右眼 1.5,左眼 1.5。近 2 天又感视力有所下降。经亲友介绍来张仁教授处就诊。

检查:视力:右眼 0.5,左眼 0.2,眼压:右眼 13 mmHg、左眼 14 mmHg。右眼视盘边界稍模糊,色稍淡,C/D=0.3,黄斑中心凹、反光存,黄斑轻度色素紊乱;左眼视盘边界清,色稍淡,C/D=0.3,黄斑中心凹、反光存,黄斑区有色素紊乱。

诊断:视盘炎。

治疗:患者为首次针刺,有恐惧心理。仅用上方主穴治疗,用轻度手法后接通电针,强度以患者感觉舒适为度,留针 30 分钟。去针后,即感眼前明亮,视物较针前清晰许多。针灸 3 次后,因假期已满需回广州原单位续假,给予耳穴贴压:取一侧耳之眼、目 1、目 2、耳中、肝、肾、神门穴,用王不留行子贴压,嘱其自行按压,每日 3 次,每穴 1 分钟。1 周后返沪,双眼视力均已达到 1.0,后巩固治疗 1 个月,视力均恢复至 1.5。经向其在沪亲属随访,迄今未复发。

原按:张仁教授的经验认为针灸治疗视盘炎较之球后视神经炎效果更佳,尤其是初发而又病程较短者。本例患者,虽用西医药物治疗效果亦十分明显,但难以控制其反复发作,且多次应用激素类药物也不可避免带来毒副反应。就本病而言,针刺治疗无论从有效、安全和经济上来说应该说均略胜一筹。特别是针灸可能对防止本病的发作也有一定的价值。

【编者按】

视神经炎是指由于炎症、退变等导致阻止视神经传导功能,引起视功能改变的一类视神经疾病。临床上根据病变所在的部位不同主要分为视盘炎或称视神经乳头炎和球后视神经炎两类。视盘炎系视盘局限性炎症,常突然发病,视力障碍严重,多见于儿童或青壮年。球后视神经炎,病变发生于眼球后部的视神经,可分急、慢两种,以后者多见。

中医学中,对视力减退较轻者,称为"视瞻昏渺";对视力下降明显者称为"暴盲"或"火郁暴盲"(《临床必读》)。在古医籍中,针灸治疗类似本病症状如"目痛""无所见"等的记载,首见于《备急千金要方》和《千金翼方》。现代治疗视神经炎的报道首见于 1954 年。

张仁教授治疗该病在取穴上,采用近取和中取相结合,起通经接气、益气明目的作用。在治疗上是以针灸和药物相结合,采用神经营养药物与扩血管药穴位注射相结合,相辅相成。同时,在治疗上因人而异。如儿童,开始时取穴少,只用主穴,特别是眼区穴,针刺较浅、不求强烈针感,以克服患儿的恐惧心理,以后再逐步加多穴位加重针感。张仁教授的进针颇具特色,首先要求举全身之力,力量从身体传到手上,进针不是靠手腕的力量而是充分运用指力,以中指作押手,指向穴区,拇食指快速小捻转进针,针尖瞬间破皮,再慢慢推进,故进针基本不痛,大多数患儿都能积极配合治疗。张仁教授根据他的临床经验强调本病易复发,特别对小儿来说,预防病毒性感冒十分重要。复发之后,针灸仍有效果,但往往不如原来好。

该方对视神经炎和球后视神经炎均有效,但以视盘炎的效果更为明显。但视力恢复后不能马上停止治疗,应有一段时间的维持治疗,预防视神经萎缩的发生。

十二、视神经挫伤

【效方】

1. 组成

主穴：新明1、丝竹空、上健明、承泣、上天柱。

配穴：太阳、球后、肾俞、肝俞。

2. 操作

主穴每次均取。新明1进针时针体与皮肤成45°～60°，向前上方快速进针，针尖达耳屏切迹后，将耳垂略向前外方牵引，针体与身体纵轴成45°向前上方徐徐刺入。当针体达下颌骨髁状突浅面深度1～1.5寸时，耐心寻找满意针感，针感以热胀酸为主。如针感不明显时，可再向前上方刺入0.3～0.5寸，或改变方向反复探寻，针感可传至同侧颞部及眼区。用捻转加小提插手法，提插幅度1 mm左右，一般运针时间为1分钟，捻转速度与刺激量灵活掌握。丝竹空，针尖向鱼腰方向与额部成水平刺入，缓慢沿皮进针0.5～0.8寸。然后接通G6805电针仪，连续波（也可用疏密波），频率3赫兹，强度以患者能忍受为度；通电30分钟。上健明穴直刺1～1.2寸，得气为度，略作小幅度捻转后留针。承泣，针尖略向上进针1.0～1.4寸，要求针感至眼球有胀感。上天柱穴向正视瞳孔方向刺入，用徐入徐出导气法，使针感向前额或眼区放散。配穴用穴位注射法，药物用甲钴胺注射液0.5 mg、复方樟柳碱注射液或丹参注射液2 mL、鼠神经生长因子30 μg（溶入2 mL氯化钠注射液）。其中除丹参注射液不可作球后穴注射外，其余药物均可交替轮用于各穴。每次取1～2对穴位，用1～2种药物，按上述剂量，平均分成两份，注射一个穴位。一般而言，甲钴胺注射液多用于球后穴，每穴注射0.5 mL（双眼发病）或1 mL（单眼发病）。复方樟柳碱注射液和鼠神经生长因子可用于太阳或球后穴，每穴1 mL。丹参注射液多用于肾俞、肝俞，每穴1 mL。另可配合耳穴贴压：取支点、肝、肾、眼、神门，用磁珠或王不留行子贴压。令患者每日按压3次，每穴按压1分钟。也可配合皮肤针叩刺，取正光1、正光2。用皮肤针在穴区0.5～1.2 cm范围内作均匀轻度叩打，每穴叩50～100下，以局部红润微出血为度。

上述方法，每周治疗2～4次。

体会：视神经挫伤系因外伤致病，致目伤络损，气滞血瘀，眼窍闭阻，神光不发。方中，新明1为现代新发现的治眼底病之验穴，重在疏通气血；承泣为多气多血之足阳明之起始穴，与经外穴上健明同位于眼区而均有益气活血，涵养神珠之功；上天柱为上海市已故针灸名家金舒白教授所创，原用于治疗内分泌突眼，现取其活血化瘀之效。五穴相配，补泻结合，而偏重于泻，在益气基础上活血通络。配穴，取经外穴太阳、球后重在活血，肝俞、肾俞重在益气。所用药物或有营养神经或促进神经生长作用，或有活血或扩张血管作用，针药结合，相得益彰，取耳穴用于加强整体调节。皮肤针穴，原用于近视眼治疗，我们发现用轻叩之法，其活血化瘀作用也相当明显。特别对于眼区局部瘀血明显者，则可在阿是穴（病灶区）采用中度叩刺，令其出血，往往能收到明显效果。数穴数法合用，共奏补气祛瘀通络明目之效。

【验案】

案1. 单纯视神经挫伤

王某，女，28岁，公司职员。2007年11月25日初诊。

主诉：左眼视物模糊1月余。

现病史：患者有近视史。于2007年10月6日，在公园散步时，被一孩童不慎用硬塑料飞镖击中左眉骨下眼角处，患者顿觉左眼有飞出感，疼痛难忍，左目难睁、流泪不止。急送眼耳鼻喉科医院急诊。经查，左眼球明显充血，双眼视力下降，左眼瞳孔明显散大，眼电图示：VEP明显延迟。诊断为左侧视神经挫伤，经用西药鼠神经生长因子等治疗后，症情有所控制，但效果仍不理想，故要求针灸治疗。

检查：左侧瞳孔中等度散大，对光反应迟钝。视盘色泽尚可，黄斑中心反光弥散。矫正视力：左眼视力0.15，右眼视力0.4。

诊断：视神经挫伤。

治疗：以上方治疗，左侧按上方取穴，右侧仅取新明1、太阳、球后，每周3次，治疗2个月后，矫正视力提高至0.4，眼电图示：VEP延迟。但瞳孔散大改善不够明显。加用皮肤针叩刺眼周皮区，力度为轻度，每次叩3～4分钟。改为每周治疗2次。又经1个半月治疗，矫正视力恢复为0.7，左侧瞳孔亦有明显缩小，但仍略大于右侧。眼电图示：VEP基本正常。因患者工作较忙，建议坚持每周治疗1次，以巩固疗效。

案2. 单纯视神经挫伤

冬某，男，19岁，在校大学生。2009年12月16日初诊。

主诉：左眼视物模糊、畏光1月余。

现病史：患者于2009年11月3日左眼被足球击伤，视力突然下降，受伤3h后至某院住院治疗，当时查见左眼手动，左眼结膜混合充血，角膜水肿，KP（＋＋＋），Tyn（＋＋＋），眼内压（T$_{+3}$），前房大量血细胞，瞳孔尚圆，对光反射消失，晶体及眼底看不清;入院后第 2 天眼压上升,右眼超声生物显微镜(UBM)检查,见房角开角,部分隐窝见血块填塞,给予前房穿刺术、药物等治疗。出院时左眼视力:指数/眼前,结膜混合充血,角膜明,KP(+),Tyn(++),前房深,无明显凝血块,虹膜纹理不清,瞳孔区纤维渗出物吸收,瞳孔对光反射迟钝,晶体完整,眼底朦胧,视盘色界尚正常,视盘边及后极部见小出血,未波及黄斑区,黄斑中心反光(+)。眼压:右眼 16 mmHg,左眼 41 mmHg。B 超示视网膜平伏。左眼视野检查示有明显缺损,MD-25.72 dB。12 月 16 日至某医院就诊时被诊断为左外伤性视神经萎缩,于当天至张仁教授处治疗。

检查: 左眼瞳孔明显大,眼底视盘苍白,左眼视力 0.1。

诊断: 视神经挫伤。

治疗: 左眼按上述效方取穴,右侧仅取新明 1、丝竹空。电针接双侧新明 1、丝竹空。用连续波,频率 2 赫兹,通电 30 分钟;甲钴胺注射液、复方樟柳碱和鼠神经生长因子交替注射至球后穴、太阳;耳穴用上方上法,加降压沟。皮肤针叩刺正光 1 和正光 2,微出血。每周治疗 4 次。经 1 周治疗后,左眼视力提高至 0.2。2 个月后,左眼视力提高至 0.4,左眼视野复查有明显改善(2010 年 2 月 22 日),MD-9.24 dB。再经过 1 个月治疗左视野检查已基本恢复至正常,眼底视盘色较前好。2010 年 5 月 5 日检查时左眼视力达到 0.9。

案 3. 合并其他眼神经损伤
卢某,男,46 岁,外来务工者。2011 年 1 月 12 日初诊。

主诉: 右眼视觉模糊、畏光、复视 2 月余。

现病史: 患者于 2009 年 10 月遭遇车祸,急至某院就诊,查体见神志尚清,格拉斯哥昏迷量表评分(GCS)12 分。左侧有眼睑肿胀,左瞳孔直径 2.5 mm,对光存在,右上睑不能抬起,眼球固定,右瞳孔直径 5.5 mm,对光缺失。头颅及眼眶 CT 示右颞顶枕部幕上幕下硬膜外血肿,蛛网膜出血,颅内积气,左眼眶外壁、左侧上颌窦壁、鼻骨、蝶骨骨折;经治出院时一般情况尚可,右眼睑下垂,用力也不能睁开,瞳孔扩大等症状改善不明显,且时有头晕、头痛,眼部诊断为视神经钝挫伤,动眼神经和外展神经损伤。遂前来针灸治疗。

检查: 见右眼上睑完全下垂,不能上抬;右眼球向内下斜视,不能外展及向上运动,右瞳孔直径 6 mm,对光反射(-);左瞳孔直径 2.5 mm,对光反应(+),眼底(-),视力右眼 0.4,左眼 1.0。

诊断: 视神经挫伤合并动眼神经、展神经损伤。

治疗: 右侧以基本方为主,加用攒竹、瞳子髎、风池和鱼尾,去丝竹空。

攒竹和鱼尾分别向鱼腰方向透刺；左侧仅取新明 1、丝竹空。以风池、丝竹空（或瞳子髎）为一对，鱼尾和攒竹为一对，分别接电针仪，选连续波，使上眼睑有跳动，频率 1 赫兹，强度以患者可以忍受为度，通电 30 分钟。丹参注射液及维生素 B_{12}，在太阳穴和球后穴交替注射。耳穴用上方上法。皮肤针叩刺正光 1 和正光 2，微出血。治疗 2 个月后，右眼上睑已抬起 1/2。3 个月后，右眼上睑已抬起 3/4，右瞳孔略大于左侧；右眼球外展运动自如，向上运动稍受限，右眼视力达 1.2。复视、头晕症状明显减轻。

案 4. 合并明显瘀血
周某，男，48 岁，出租车司机。2009 年 7 月 11 日初诊。

主诉： 左眼视物模糊有异物感，左眼眶周酸胀感，睁眼困难半年。

现病史： 患者于 2009 年 3 月 30 日被人击伤左鼻眼及面部，疼痛剧烈，视物模糊有异物感，急至医院就诊，查视力右眼 0.8，左眼 0.15；左颧及面部皮肤水肿，下睑皮肤水肿及色青，左眼结膜下片状出血，高充血，眼球各项运动可，角膜颞侧见片状上皮脱落，前房 Tyn（＋＋＋），少量血细胞沉积在角膜下方内皮处，瞳孔 4 mm，光反射迟钝，眼底视盘界清，后极部网膜色淡，眼底乳头界清，网膜平，黄斑色灰，下方网膜青灰。非接触式眼压计（NCT）示右眼 16 mmHg，左眼 29 mmHg。CT 示鼻骨骨折，左眼球及面部软组织挫伤，5 月 5 日曾出现外伤性青光眼，左眼眼压高达 44 mmHg，行左眼小梁切除术。患者一直感左侧鼻塞，并伴左侧鼻眼部胀痛不适，曾行鼻骨复位术，症状未见缓解。9 月 17 日上海某三级综合医院眼科检查：闪光视觉诱发电位（F－VEP）示左眼 VEP 延迟。P－VEP 示左眼 P100 波形潜伏期较右眼略微延迟（延迟幅度小于 10％），左眼振幅较右眼下降约 50％。自觉左眼视物模糊有异物感，左鼻、眼眶周酸胀不适，睁眼困难，畏光，感左眼视力下降，已不能从事开出租车工作，病休在家。慕名至张仁教授处就诊。

检查： 外观左侧眼及鼻部暗红略肿胀，左眼张开度明显小于右眼。视力右眼 1.0，左眼 0.15。

诊断： 视神经挫伤合并瘀血。

治疗： 左侧以上方为主，加攒竹。右侧取新明 1、丝竹空。丹参注射液和甲钴胺注射液在太阳穴、新明 2 及球后穴交替注射。因其尤以左眼眉头部、鼻背部酸胀甚，且该局部皮肤色暗红，纹理增粗，加用梅花针局部叩刺，中等量刺激，血即涌出，顺面颊流下，吸拔小号抽吸罐 3 分钟，去罐后顿觉酸胀缓解。以后每次就诊都要求如此治疗。2 个月治疗后，睁眼困难症状消失，左眼视物模糊、异物感及左眼眶周酸胀感均明显减轻,3个月后复查 VEP 基本正常,左眼视力 0.8。后患者主要觉左眼内眦部异物感,眼眶下部稍感酸胀不适,加针下睛明及睛明穴,并叩刺四白穴处,中等量刺激。患者重返工作岗位。

案 5. 合并骨折等

张某,男,66 岁,外来务工者。2010 年 4 月 14 日初诊。

主诉: 右眼视物模糊 27 天。

现病史: 患者于 2010 年 3 月 17 日因车祸致头部外伤,右眼视力障碍,1 天后至上海某院神经外科就诊。入院时症见神清,GCS15,右侧熊猫眼征(+),右眼睑裂伤,左侧瞳孔直径 3 mm,直接光反(+),间接光反(-)。右侧瞳孔散大直径 4.5 cm,直接光反(-),间接光反(+)。右眼 VEP 延迟 15%,右眼 ERG 尚可。颅底 CT 提示右蝶骨翼骨折,右眶外侧壁骨折;右眼眶内侧壁骨折;右侧颧骨弓骨折;右侧上颌窦外侧壁骨折。予以激素、营养神经及对症支持疗法住院治疗 8 天后,一般情况尚可,右眼视力仍无改善。经介绍来张仁教授处就诊。

检查: 右眼视力仅存光感,左眼正常。

诊断: 右视神经挫伤合并骨折。

治疗: 右眼,主穴均取,左侧只取新明 1、丝竹空。维生素 B_{12} 穴位注射双侧球后穴,丹参注射液穴位注射双侧太阳穴,每次取 1 对穴,交替进行。每周治疗 3 次。配合耳穴贴压和皮肤针叩刺。经 10 次治疗后,右眼视力指数/30 cm。经 3 个月的治疗,右眼视力达到 0.1。后因经济和工作等原因,未能继续治疗。

原按: 调查显示,在视神经挫伤的患者中,有 50% 可发生永久性视力丧失。以上病例说明,对于视神经挫伤,只要针灸穴位、操作手法及治疗方法得当,能取得较好的效果。对提高视神经挫伤患者的视力和缩小瞳孔及改善视野均有效,此法对该病患者来说给他们开辟了一个新的、有效的治疗途径,在一定程度上提高了复明的概率。

视神经挫伤属于目击外伤所致,多为血脉受损,气血运行受阻,气滞血瘀,神光不开。在使用上方时应当依据视神经挫伤的不同的并发症及不同患者要适当有所变化。针灸虽然是一种非药物的整体调节,针灸治疗中个体差异较之药物更为明显,但个体化只是一个现象,可以发现其内在规律,总结出规范化方案,个体化和规范化是标与本的关系。因此,张仁教授在治疗此病的过程中,针对不同的兼症,从处方加减、手法的变化和针刺时间的长短进行微调,以提高疗效。

在治疗本病时,一是要早期介入,长期坚持(一般 3 个月为 1 个疗程);二是要处理好速效与缓效的关系。从临床观察来看,病程越短,疗效越好。早期针灸干预,再加上患者的积极配合,多可在较短时间内迅速提高视力,改善眼部症状。但经过一段时间治疗后,患者会有康复进程减慢,甚至停止不前的感觉。张仁教授认为对于这种病的治疗要处理好速效与缓效的关系。短期可能会出现较明显的效果,随着治疗次数的增加,这种较好的效果会逐步消失,继续治疗又会出现同样的情况,长期治疗后效果又会变得明显。

值得指出的是,上方治疗对提高视力、缩小瞳孔及改善视野均有效,以视力恢复更为明显,但从治疗的 20 多例患者看,尚未发现恢复至完全与发病前相同者。这可能与针灸调节作用有一定限度或范围有关。须进一步在临床中加以观察。

【编者按】

视神经挫伤是亦称外伤性视神经病变,损伤可发生在视神经的球后段到颅内段的任何部位,分为直接损伤和间接损伤两种,交通事故、坠落和拳击伤为最常见原因。直接损伤源自视神经本身的撕裂或由骨折碎片或其他异物引起的撕裂伤,或出血压迫;间接损伤是最常见的形式,可发生于头颅外伤,前额部外伤最常见,尤其是眉弓外侧挫伤,推测与剪刀力作用于视神经,或视神经管内滋养血管的附着点造成损害相关。其特点是外伤后可以没有外部或早期检眼镜下眼球或经损伤的表现,而有严重的视力丧失。视神经挫伤为严重致盲的病症之一,尤其是管内段最为常见。临床表现为视力迅速减退,可保持低视力,但有时也可达无光感。外伤侧瞳孔可散大,直接对光反应迟钝或消失。眼底则因损伤部位或程度不同而有差别,包括视盘水肿、视网膜出血等,晚期视乳头可出现苍白萎缩。

本病相当中医的"物损真睛""外物伤目"。在古籍中,未能查见针灸治疗"物损真睛"的有关记载。现代针灸治疗此病症,较早的报道见于 1989 年,以治疗外伤性瞳孔散大为主。治疗上多用体针为主,且多配合药治疗。

视神经挫伤失明的发生概率很高,张仁教授强调针灸要及早介入,长期综合治疗。张仁教授的治疗基本思路是在益气基础上活血通络。特别强调具体治疗时又要根据患者不同的症状,加用不同的穴位和治疗方法。如案 3 合并有动眼神经、展神经损伤,则在上述基本方的基础上加用攒竹、瞳子髎、风池和鱼尾,去丝竹空。攒竹和鱼尾分别向鱼腰方向透刺。案 4 合并有明显瘀血,感觉肿胀难过,则在有瘀血的部位放出大量的瘀血,患者立刻觉得如释重负。对于该病的治疗还要向患者解释好速效与缓效的关系。早期积极的针灸干预,多可在较短时间内迅速提高视力,改善眼部症状。但经过一段时间治疗后,患者会有康复进程减慢,甚至停止不前的感觉,再继续坚持,长期治疗后效果又会变得明显。

十三、视神经萎缩

【效方】

1. 组成

主穴：新明1、上明、上睛明、承泣（或球后）、丝竹空（或瞳子髎）。

配穴：① 肝俞、肾俞；② 还睛、光明。

2. 操作

主穴必取，配穴每次1穴，均用0.25 mm×(25～40)mm 的毫针。新明1针法同前；丝竹空、瞳子髎略向下斜刺，进针0.8寸左右，得气后快速捻转半分钟，留针；眼区穴直刺进针1.2～1.4寸，至眼球有酸胀感。每侧新明1与丝竹穴或瞳子髎为1对，接通电针仪，连续波，频率为2赫兹，强度以患者能耐受为度。留针30分钟。每周2～3次。

配穴每次1组，用穴位注射法。肝俞、肾俞，每次取一侧穴，两侧交替。药用丹参注射液2 mL、黄芪注射液4 mL。每次选一种。用5号齿科针头，针至明显得气后，每穴注入药液1～2 mL。另外甲钴胺注射液(0.5 mg/mL)用于承泣或球后穴（与毫针刺间隔取用）注射，以1 mL 一次性注射器，刺至有针感（但不必强求）后，每侧穴0.5 mL。上法均于主穴取针后进行。

体会： 上述效方用于视神经萎缩的治疗。视神经萎缩，在取穴上，标本兼顾，但张仁教授认为亦应以标为主。主穴除取眼底病效穴新明穴外，均取眼区局部穴。以通经接气、活血明目为主。所加肝俞、肾俞，是基于肝开窍于目、目之精气靠肾涵养；而还睛为新穴而近臂臑，光明为胆经络穴，用穴位注射之法，加丹参与黄芪，更能加重益气补精活血通络明目之功。

视神经萎缩，早期的针灸干预十分重要。张仁教授曾治疗一名婴幼儿视神经萎缩患者，出生46天，为某三级专科医院确诊，应用上法主穴针刺治疗约1个月，视力经查，已有明显恢复。因故中断治疗。3年之后，患儿因其他疾病来张仁教授处诊治，其母告知，此后再未作其他治疗，双眼视力已基本正常。另1例郑姓中年女患者，左眼视力下降2年。在多家医院检查，诊断为左视神经萎缩，左高度近视眼底。予以神经营养及活血药物治疗，效果不显，视力仍然逐渐下降。给予上述效方治疗3个月，虽然，视力不再下降，但亦无明显改善。因此要进行宣传，让广大本病患者了解，早期接受针灸治疗。

【验案】

案. 王某，男，24岁，职工。2005年4月21日初诊。

主诉： 双眼视物模糊近1年。

现病史： 患者系上海市某大型船厂的电焊工。1年前，感冒发烧后，自觉视力急剧下降，被某医院诊断为视神经炎。用药物治疗未见好转。又改服中药，视力仍继续下降，以至无法工作。3个月前，经某三级专科医院确诊为视神经萎缩，经用体外反搏、高压氧舱及中西药物等法治疗，均未见效。经网上介绍，由其父亲搀扶，求治于张仁教授处。

检查： 双眼外观无异常，裸眼视力0.01，无法独自行走。眼底：视盘苍白，边界清楚，血管变细，筛板可见。VEP示：潜伏期明显延迟，波幅降低。舌淡尖略红，脉弦细。

诊断： 视神经萎缩。

治疗： 以上述效方为主，加用新明2、攒竹、天柱穴。新明2穴按前述针法，攒竹，针尖略向上睛明刺入，天柱直刺用导气法。穴位注射药物用维生素 B_{12} 注射液代替甲钴胺注射液，剂量相同，其余同效方。每周治疗2次。10次后，视力上升至0.1，VEP复查示：潜伏期延迟，波幅降低。又经3个月治疗，双眼视力上升至0.2，可自行来作者处求诊。VEP复查示：潜伏期轻度延迟，波幅降低不明显。继续治疗3个月，视力上升不明显，VEP复查示：潜伏期基本正常。不仅生活完全自理，且已经重新在一家餐厅找到工作。

原按： 本例患者来诊时视力已差，且病程较长，但针刺仍有较好的效果。张仁教授已治疗多例此类患者，发现有两个共同点：一是开始治疗时，效果十分显著，但随着疗程的增加，效果往往变得不明显。这种情况，不仅在本病中有，在其他多种难治性眼底病的针灸治疗时也有同样情况，是否是因为机体被反复刺激而产生了调节疲劳？像长期用药产生抗药性一样，出现抗针灸刺激性？值得进一步研究。二是视力恢复与眼电图的改善不同步，本例 VEP 显示已基本正常，但视力并不见上升。其原因也有待探索。

【编者按】

视神经萎缩是视神经病损的最终结果，系指外侧膝状体以前的视神经纤维、视神经节细胞及其轴突，在各种病因影响下发生变性和传导功能障碍，出现视野变化、视力减退甚或丧失，以及色觉障碍等临床表现。一般分为原发性、继发性和上行性三类。针灸主要治疗原发性和部分继发性视神经萎缩。在我国盲人中，视神经萎缩患者约占7%。现代西医学对本病尚缺乏特效疗法。

视神经萎缩，相当于中医学的青盲、视瞻昏眇等。针灸治疗本病，早在《黄帝内经》中就开始涉及。现代针灸治疗视神经萎缩。

张仁教授的治疗方案我们也做过回顾性临床观察。共收集了2012年1月1日至2014年1月1日张仁教授针灸门诊收治的符合入组标准的视神经萎缩患者合计 40 例 59 眼。男 21 人，女 19 人，年龄 5～75 岁。其中，视神经炎患者 14 例 19 只眼，年龄 34.5±18.2 岁；外伤性 14 例 20 只眼，年龄 26.0±13.4 岁；青光眼 12 例 19 只眼，年龄 51.8±12.9 岁。研究结论显示：① 张仁教授治疗视神经萎缩的针灸处方安全可靠，相对经济，疗效肯定；② 外伤性及视神经炎引起的视神经萎缩疗效明显优于青光眼引起的；③ 疗效与患者本身年龄、病程有关，通常患者年龄越小疗效越好；病程小于 3 个月的疗效相对较好。同时，患者自身疾病严重程度也是一大因素，外伤受损严重的患者及视神经炎病情严重的患者预后较差。

在治疗过程中可有这样的情况出现：一是开始治疗时，效果十分显著，但随着疗程的增加，效果往往变得不明显。二是视力恢复与眼电图的改善不同步。

十四、斜视

【效方】

方 1

1. 组成

主穴：攒竹、球后（或上睛明）、丝竹空。

配穴：正光 1、正光 2。

2. 操作

主、配穴每次均取，球后和上睛明两穴交替选用。主穴针刺，均用 0.25 mm×25 mm 毫针。攒竹穴向下平刺透上睛明，丝竹空向眉中方向平刺透向鱼腰；球后和上睛明直刺 0.5～0.8 寸，以有酸胀针感为宜，留针 20 分钟。对配合的患儿，可在两侧之攒竹、丝竹空各接 1 对电极连电针仪，用疏密波，强度以患儿感舒适为度。取针后，用皮肤针在配穴叩刺，每穴叩刺 100 下，轻度刺激，以局部潮红为度。每周 3 次，1 个月为 1 个疗程。症情改善后，可改为每周治疗 3 次。以 3 个月为 1 个阶段。对临床症状已消失之患儿，须再坚持 1 个时期治疗，改为每周 1 次。

方 2

1. 组成

主穴：丝竹空、瞳子髎、风池。

配穴：攒竹、鱼尾、（足）光明。

2. 操作

主穴均取，酌加配穴，均选患侧穴。丝竹空、瞳子髎两穴针刺时，宜采用 0.25 mm×40 mm 毫针深刺、强刺激手法，一般垂直进针 0.8～1.0 寸，反复提插捻转直至局部出现明显酸胀感,并有针感向眼眶内或外眼角放射。风池向同侧眼外眦方向进针,使针感向前额部放射。攒竹与鱼尾分别向鱼腰方向透刺,光明穴取对侧或患侧,针刺得气后,提插捻转半分钟。然后以风池、丝竹空(或瞳子髎)为1对,鱼尾、攒竹为1对,分别接通 G6805 电针仪,使眼睑出现跳动,用连续波,频率1赫兹,强度以患者可耐受为宜,通电 30 分钟。每周治疗 2~3 次。

方3

1. 组成

主穴:上睛明、上明、丝竹空、风池。

配穴:阳白、攒竹、合谷、承泣、太阳。

2. 操作

主穴均取,配穴酌加,选患侧穴。取 0.25 mm×(25~40)mm 毫针。上睛明直刺 0.5 寸,至有轻度酸胀感;上明穴采用排刺法,先针上明,进针 1 寸左右,至有明显得气感,继在旁开 0.2 寸两侧各进针 0.3 寸,有轻微得气即可;丝竹空先直刺至得气,再退针至皮下,向攒竹方向透刺。风池穴操作同上方。配穴中之阳白穴用于上睑下垂明显者,用平刺法透向鱼腰,攒竹斜刺透向上睛明。针后加用电针,风池、丝竹空为1对;如取阳白,可改为丝竹空、阳白,采用疏密波,留针 30 分钟。去针后,于承泣、太阳穴各穴位注射复方樟柳碱注射液 1 mL。

体会:方1用于不同类型的共同性麻痹的治疗。由于本病患者从为儿童,取穴少,刺激轻是其特点。在应用时,一般取眼周穴,如为屈光不正的,加眼内穴,因小儿不易配合,针上睛明或球后时,宜手法熟练,速刺一针到位,不强求针感。配穴正光 1 和正光 2 用皮肤针叩刺,是借鉴他人经验,此法在使用时,可逐步由轻微至稍重,令患儿逐步接受。并可教会家长,嘱其每天自行叩刺 1~2 次,以提高疗效。本病治疗时间较长,特别是有屈光不正者,更要求家长和患儿能坚持。

方2主要用于眼肌麻痹性斜视中的较为常见的展神经麻痹(多为外直肌麻痹)。但作为基本方,对其他眼肌麻痹引起的斜视也有较好的效果。同时深刺、强刺激丝竹空、瞳子髎两穴是张仁教授从实践中摸索总结出来的,曾以此两穴为主治疗多例,效果显著良好。此两穴,又位于病变所在处,有活血通经的作用。瞳子髎、风池、(足)光明同为胆经穴,而病灶所在恰为胆经循行之处,取之以疏经脉之气。攒竹与鱼尾分别向鱼腰方向透刺,为张仁教授学习他人经验后所用之法,以透穴而达通经接气的目的。操作上,除了双穴深刺、透刺外,电针频率应以疏波为宜,强度则以患者能耐受为度。以本方治疗不同原因引起的外直肌麻痹性斜视多例,多数获痊愈。而痊愈后,一般不再复发。关键在于早期治疗。

方 3 主要用于动眼神经麻痹治疗。其中操作的一个关键之处在于上明穴用齐刺法,即《黄帝内经》所说的"直主一,旁入二"。具体针刺时,上明穴须深刺,但旁边两穴要浅刺,在针刺时要注意避开血管,以防止造成前房积血的事故。另外,丝竹空向攒竹透刺时,要求进针 1.4 寸,手法要熟练,否则易引起疼痛。临床体会,加用复方樟柳碱注射液穴位注射可促进本病症的康复。但承泣穴注射后,患者可有眼睑外翻等不适感觉,一般在 15～30 分钟内即可消失。本病的关键也在早期治疗。

【验案】

案 1. 共同性内斜视

王某,女,11 岁,学生。2012 年 10 月 12 日初诊。

主诉: 双眼内斜 8 年,加重半年。

现病史: 患儿于 3 岁时不明原因出现双眼内斜,当时以为系患儿喜双眼注视灯光所致,不以为病。自上小学之后,由于用眼过多,斜视现象日趋明显。曾至眼科医院检查,诊断为共同性内斜视,轻度屈光不正。配镜治疗未见明显效果。近半年来因学业紧张,内斜症状更为明显。前来张仁教授处就诊。

检查: 外观双眼内斜,以低头时更为明显。查双眼裸眼视力左眼 0.8,右眼 0.7。远近注视斜视角相等。双眼球活动不受限。双眼屈光间质清。眼底正常。

诊断: 共同性内斜视。

治疗: 用上方加新明 1 治疗,因患儿学业时间安排较紧,每周治疗 2 次。增加耳穴贴压,取穴眼、肝、肾、神门,用磁珠贴压,其中眼穴,内外侧对贴,以加强刺激,嘱患儿每日自行按 2～3 次,每次取一侧耳,二耳交替,于下一次针刺治疗时换贴。经 2 个月治疗后,患儿内斜症状已不明显,惟双眼向下注视时,尚有轻度内斜现象。经 3 个月治疗,症状消失,经查裸眼视力双侧均达到 1.0。后又以每周治疗 1 次,巩固 2 月。半年后随访,症情稳定。

原按: 本例患儿病程长而又较为配合治疗,故加新明 1,以促进恢复。从已有经验看,针刺治疗本病的间隔,以每周 3 次为佳。但本患儿,因学习紧张难以抽出时间,为不影响效果,加用耳穴贴压,以维持针刺的作用时间,结果也取得了满意疗效。另外,对于有中高度近视或伴弱视的患者,可增加眼区的穴位。

案 2. 外直肌麻痹性斜视

陈某,男,52 岁,职工。2003 年 8 月 11 日初诊。

主诉: 左眼视物模糊,有叠影 1 月余。

现病史: 患者既往有高血压史 10 年,并伴发作性头痛。于 2003 年 7 月初,因劳累后突然出现视力模糊视物有双影,到附近医院治疗未见效果。后因头晕、复视加重,7日后又前往中国人民解放军某军医大学附属医院求治,曾作头颅核磁共振,除发现"双侧皮层下梗死灶",脑内未见异常。红玻璃试验示:左眼外直肌麻痹。经该院眼科会诊,诊断:左外直肌麻痹,收住入院。住院28天,症情未见明显改善,自动要求出院。由家属陪同,前来张仁教授处治疗。

检查:神清语利,双侧瞳孔等大,对光反射灵敏,双侧鼻唇沟对称,额纹对称,舌伸唇中,咽反射存在。双眼视力0.9,左眼外展不全,左眼内转(-),外转受限。左眼外侧视野轻度缺损,右眼活动正常。调节、辐辏反射存在,无眼球震颤。血压160/100 mmHg。舌淡红、苔薄白,脉弦细。

治疗:用上述效方,考虑有高血压加双侧曲池。因家在上海远郊,建议每周针治2次。首次针刺后,即觉头晕减轻,复视好转。1个月后复视消失,不用他人陪同,单独前来就诊。12次后眼球能外展活动,针15次后眼球活动如常。嘱再巩固治疗,每周1次,继治1个月,而获痊愈。患者逢人诉说针刺之神奇。

原按:本例展神经麻痹患者,系病因不明而又治疗较为及时,因此疗效较好。之后,曾治疗多例类似患者,均获痊愈。如另一例患者唐某,男,45岁左右,2010年12月8日初诊。患者两月前先发热,体温38°～39°,伴右侧头痛,1周后出现视物重影。头颅CT未见异常。被上海市某三级甲等医院诊断为中枢神经系统感染(病毒性脑炎),左外展神经麻痹,予以抗感染治疗7天,体温头痛症状消失,仍有复视,予以泼尼松、新呋喃硫胺、腺苷钴胺等治疗未见好转。体格检查:左眼内斜视,眼球外转受限。每周治疗3次。在2010年12月22日就诊时左眼外展活动改善。经27次治疗后外展活动基本恢复。

但是,对症情重而病程长者,疗效往往不够理想。如1例因车祸所致的左侧外展神经麻痹的老年女性患者,于发病1年后来就治,张仁教授在上方的基础上,曾用多种处方治疗数月,终告无效。而另1例因摔伤所致的少年患者,视神经挫伤合并展神经麻痹,于伤后14天来就治,结果,因展神经损伤较轻而又治疗及时,仅针1次就明显好转,针5次而痊愈。

案3. 动眼神经麻痹斜视
李某,男,50岁。2008年2月25日初诊。

主诉:右眼睑下垂伴复视2周。

现病史:患者于2008年2月9日因"突发头痛头晕6天,右眼睑下垂2天,加重5小时"入院。当时体检:神清,左瞳孔直径2.5 mm,光反应(+),右瞳孔直径4 mm,光反应(±)。右眼睑下垂,四肢肌力、肌张力正常,巴宾斯基征(-)。

诊断为脑动脉瘤破裂出血，立即在局麻下进行介入疗法。出院时头痛头晕消失，双瞳孔直径 2.5 mm，光反应存在。但出现右眼睑下垂、复视，经神经科和眼科均诊断为动眼神经麻痹。药物治疗未见好转，经人介绍，来张仁教授处治疗。

检查： 患者体丰，右眼睑下垂，需以手指拨开视物，右侧眼球外斜，不能往里往下转动。舌淡苔腻边有齿痕，脉濡。

治疗： 以方 2 为主，每周治疗 3 次。2 周后，右上眼睑下垂消失，眼球可部分向左转动，向下转尚不能，复视明显好转。治疗 12 次，右眼可基本往左往下转动，复视消失。改为每周治疗 2 次，进行巩固。前后共治 2 个月，获痊愈。

原按： 据张仁教授经验，针刺治疗后天性动眼神经麻痹，有较好的效果。当然与病因、病程及严重程度密切相关。对病因不明的特发性患者疗效明显，葛某，女，63 岁。患者于 18 天前突发右眼睑下垂及复视，曾在某三级医院住院治疗，确诊为动眼神经麻痹，经治无效，来张仁教授处就诊。右眼睑下垂，需以手指拨开视物，右侧眼球外斜，不能往里往上转动。瞳孔 4 mm，光反应（±）。治疗 1 个月后，症状基本消失。又巩固治疗 2 个月。又如王某，男，45 岁，江西省九江市人，患者 2010 年 12 月 3 日无明显诱因下出现右眼睑下垂，右眼内收困难，右眼复视。即入当地一家市级医院神经科入院治疗 1 个月，经相关治疗（具体药物不详）后，效果不显著。遂前来张仁教授处就诊。检查：右眼睑下垂，睁目不能，右眼内收困难，眼底（－）。以上方每周治疗 3 次，7 次治疗后即完全康复。再巩固治疗 3 次。

但对多例颅内手术所致的动眼神经麻痹患者，治疗效果不一。即使是重症患者，也可能有不同程序恢复，只是治疗时间要长。如乔某，女，32 岁，颅脑术后致右侧动眼神经麻痹，来诊时病程已近半年，右眼紧闭，需手指拨动才能睁目，眼球固定不能往任何方向转动，瞳孔明显较左侧为大，并伴轻度角结膜炎，经用上方配合耳尖放血（控制炎症），每周 2～3 次，坚持治疗半年，患眼可睁开原大的 2/3，眼球可部分向内及内上移动。

【编者按】

斜视是指任何一眼视轴偏离，两眼不能同时注视目标的临床现象。斜视可因双眼单视异常或控制眼球运动的神经肌肉运动异常引起，分为共同性斜视和非共同性（主要为麻痹性斜视）两大类。共同性斜视是指眼位偏斜，但眼外肌及其神经支配均无器质性病变，眼球运动无障碍，向各方向注视时其斜视角均无变化。共同性斜视会严重影响双眼视觉的发育和形成，致斜视眼成为弱视。共同性斜视根据眼偏斜方向而分共同性内斜视和共同性外斜视两大类，前者是最常见的斜视。麻痹性斜视是指由于神经核或神经支或眼外肌本身的病变而引起的单条或多条眼外肌完全或部分麻痹所致的眼位偏斜,其偏斜角度在不同注视方向和不同距离而有差异,同时伴有不同程度的眼球运动障碍。麻痹性斜视可以按受损神经分类为动眼神经麻痹和外展神经麻痹等;也可按受损肌肉分类为外直肌麻痹、下斜肌麻痹及下直肌麻痹等。

中医学中,本病有风牵偏视和通睛眼之分等相类。前者相当于麻痹性斜视,通睛则类似于共同性斜视。针灸治疗目偏视,早见于《针灸甲乙经》。现代用针灸治疗斜视的早期临床文章,见于 1958 年。

张仁教授在此处介绍了 3 种比较常见,且疗效比较肯定的病症的斜视类型。第一种以儿童多见的共同性麻痹,针对儿童娇嫩、配合不利的特点,张仁教授采用的针灸处方尽可能的简单,易操作,易接受。编者体会,特别是梅花针叩刺正光 1、正光 2,不仅能取得很好的效果,还能大大提高患儿对针灸治疗的接受度,这对临床的意义是很重大的。第二种展神经麻痹性斜视,由于病因不同或不明,西医疗效多不明显,针灸发挥其辨证论治的特长,以活血通络、疏经理气的治法。张仁教授认为如能坚持早期治疗,往往可以快速且不留后遗症地痊愈;且复发率低。因此,针灸或可作为首选疗法。第 3 种动眼神经麻痹性斜视,较之前两种病症,难治程度较高。编者在跟师学习过程中,发现张仁教授应用上明穴齐刺之法与阳白透刺之法相结合确有效果,不少患者在取针后,当即会感到患眼轻松,症状改善。当然,齐刺法的掌握有一定难度,既要了解局部解剖,更要下针慎重,否则有一定风险。据我们观察,上明穴宜深刺,破皮快,送针慢,边送针边体会针下手感,虚空无阻力方可继续进针,如遇阻力应后退稍改变针尖方向,再继续进针。两旁穴宜浅刺,至有酸胀重感即可。张仁教授分 3 种治法基本涵盖了常见的斜视类型,其操作方法及取穴都详尽实用,便于临床学习推广。

十五、皮质盲

【效方】

1. 组成

主穴:枕上旁线、视联络区。

配穴:上睛明、球后、肝俞、肾俞、(足)光明。

2. 操作

主穴均取,配穴酌加 2～3 个,轮用。头穴均用 0.35 mm×25 mm 毫针。针法:视区,直刺;视联络区斜刺,向内下方或处上方刺,均快速针入 0.8 寸,用指力将针尖冲入头皮下,以进入帽状腱膜与骨膜之间为好,然后将针体放倒呈抛物形进针。各针法均用进气法：针体进入帽状肌腱下层，针体平卧，用拇、食指紧捏针柄，用爆发力迅速向内进插 3 次，然后再缓慢退回原处。接电针仪，连续波，频率为 4 赫兹，以患儿感舒适为度，留针 30 分钟。取针后，再针余穴均用前述刺法，得气后不留针，每周 2 次。

体会：皮质盲，中医学多认为与先天禀赋不足，或后天热毒伤及阴精，致肝肾亏损等有关。本方以头皮穴为主，配合体穴治疗。取穴依据，头皮穴是基于本病是中枢性视功能障碍，采用西医的观点，其中视联络区是林学俭医师所发现的一个用于治疗皮层性视力障碍和弱视的新区。配穴则以疏调眼部经气和补益肝肾为主。

头皮针的进针，为了使针尖能沿着头部形状滑行，可采用下法：中指与食指将针体上抬，拇指放松，可使针尖向下滑行；中指与食指将针体上抬，拇指下压，针尖可上行。针刺的角度宜成 15°～30°，使针体保持在帽状腱膜与骨膜之间。本法原不留针，但张仁教授发现留针效果更好。头皮针的操作，分进气法和抽气法两种。本法为进气法，适用于本病。另有一种抽气法。方法基本相似。只是将向内进气 3 次，改为向外抽提 3 次。本法多用于实证。

本病以早期治疗且有一定基础视力者效果较好，如无光感或病程长者较差。本方亦可用于功能性失明的治疗。

【验案】

案 1. 皮质盲

李某，男，2 岁 7 个月。2001 年 3 月 14 日初诊。

主诉：双眼视力丧失 4 月余。

现病史：患儿自幼体弱。2000 年 11 月底，因高热不退送上海市某三级儿科医院急诊，诊断为病毒性脑炎。经抢救后脱险，住院 1 个月余。身体康复情况良好，但出现双目视力丧失。经神经科和眼科会诊，确诊为皮质盲。家长曾转辗多家医院，采用多种中西医治疗措施，均未见效果。慕名前来张仁教授处，一试针灸。

检查：患儿身体瘦弱，双眼仅有光感。地图舌，脉细。

诊断：皮质盲。

治疗：按上述效方操作。考虑到患儿体质差，有厌食症，加点刺四缝，挤出黄白色黏液。每周治疗 2 次。经针刺 6 次后，患儿已可在室内行走，能躲避障碍物。治疗 20 次后，能辨别玩具的颜色。治疗半年后，患儿已能自由在室外行走。后改为每周治疗 1 次。又治疗半年，视力基本恢复。

案 2. 功能性失明

Edenbung,男,58 岁。1993 年 2 月 23 日初诊。

主诉: 双眼失明 8 年。

现病史: 患者于 1985 年,因患脑部感染性疾病后,视力骤然下降。近视时视力已等于 0,远视亦只能见物体之模糊影子。曾在荷兰多家大医院经眼科及神经科专家检查,均未查出病因,用各种方法(包括心理治疗)医治亦无效果,要求试用针灸治疗。

检查: 神志清楚,精神正常,外眼及眼底均未见异常。在距双眼 1.1 米内视力为 0.1,10 米之外可读出指数。舌淡略胖,苔白微腻,脉弦略细。

诊断: 功能性失明。

治疗: 取新明 1、光明、枕上旁线(头皮针穴)。操作:上穴均取双侧。新明 1 穴,斜向上刺入 0.8～1 寸,以提插加小捻转法,使针感往太阳穴或眼区放散,提插幅度 1～2 mm,捻转频率 120 次/分。每侧运针 1 分钟。光明穴,针尖向上,以气至病所手法,使针感向上放射可达目。枕上旁线按常规刺法。针毕均接通 G6805 电针仪,连续波,频率 3 赫兹,电流强度以患者可耐受为度,通电 30 分钟。

首次针后,即予检查视力,发现在距眼 1.0 米之处,已能见指数。视远物亦感清晰。每周针治 2 次。每次治疗后,视力都有提高,至第 7 次,可戴镜阅读报纸上较大字体;至第 15 次,已能看清报上最小号字体。又治疗 5 次以巩固疗效。张仁教授回国后,患者曾来信一封,告知一切良好。

原按: 第 1 例为皮质盲,用上述效方效果显著。另 1 例类似的女性患儿,由于家长过分娇惯,小儿又哭闹不休,加之双眼仅有微弱光感,每次治疗手法难以进行。加之治疗没有规律,或 1 周 1 次,或 1 月 1 次,结果未见明显好转。第 2 例是张仁教授在荷兰工作时所遇到的一名病因不明,症状特殊的患者。因其也是脑部感染所致,故将其亦附于此,但其治法与一般皮质盲有异。考虑到其脉弦,而肝又主目,故取胆经之光明,因肝胆互为表里,又寓上病下取之意。新明 1 穴为治眼病之效穴。枕上旁线,是治疗中枢病变引起视力障碍,该患者有脑病史,因此取之。在手法操作过程中,循经感传现象明显,可能也是取良效的原因。

【编者按】

皮质盲,临床上又称大脑盲,是大脑外侧膝状体以上包括枕叶皮质和双侧视放射病变而引起的一种中枢性视功能障碍。本病以血管痉挛性损害最为常见,尚可因脑膜炎、中毒性菌痢及颅脑外伤所致。临床表现为本病常见于 2～6 岁小儿。现代西医学一般采用皮质激素及扩血管药物,但疗效不甚满意。

皮质盲在中医学中相当于小儿青盲。针灸治疗本症,在古籍文献中一般也归属于小儿青盲证治之中,如《太平圣惠方·卷一百》提到的灸法治疗。现代的最早报道,见于1979年。

皮质盲是张仁教授在眼病针灸治疗中唯一以头皮针穴区为主穴的病症。根据我们随师实践体会,张仁教授治疗此类病症在头皮针疗法的应用上有三点值得重视:一是头皮针取穴上将焦氏头穴的视区与林学俭医师的视联络区结合一起,视联络区位于视区两侧,与视区同高,宽约2寸的长方形区域,左右各一。该刺激区具有分析物体形状、识别物体的功能,并与眼球高精度的运动有关。主治皮层性视力障碍(皮质盲、偏盲等)、弱视。操作上可斜刺,方向为内下方,或外上方等。两个区域结合,在一定程度上提高了疗效。二是由于皮质盲的病因较为复杂,在临床取穴时,张仁教授还常与其他头穴辨证结合运用,如我们亲眼所见一位张姓患者,因脑积水导致视力损害,来治疗时双眼视力仅为手动/30 cm,张仁教授结合头部四神聪、百会等穴,使视力恢复至0.25。三是强调刺法和手法,此文中张仁教授所介绍了头皮针的操作方法与操作要领确为经验之谈,如进针时"用指力将针尖冲入头皮下,以进入帽状腱膜与骨膜之间为好,然后将针体放倒呈抛物形进针"。进针速度快,力度大,可以避免或减轻疼痛;进针后的行针轨迹要呈弧形,可使针体在帽状腱膜与骨膜中顺利推进。在手法上,张仁教授还提到头皮针的特殊手法:进气法和抽气法。进气法是补益手法,适用于皮质盲这类由于禀赋不足引起的虚证;相对的抽气法是泻法,用于实证。因为本病的对象多为小儿,多不配合,刺法和手法的操作有一定难度,要反复实践才能掌握。

十六、弱视

【效方】

1. 组成

主穴:上睛明、天柱、球后、鱼尾。

配穴:正光1、正光2。

2. 操作

主、配穴每次均取,上睛明、球后穴,取(0.25~0.30)mm×25 mm毫针,用压刺法,缓慢进针0.8寸左右,至得气。天柱向眼区直刺进针,反复提插,使针感向前额或眼部放散,鱼尾穴,在找得凹陷部后,直刺进针约0.5寸,以局部有明显酸胀感为度。针后以上睛明和鱼尾穴为1对,接通G6805电针仪,使眼睑上有跳动,用连续波,频率 2 赫兹,强度以患者适宜为度,通电 20～30 分钟。起针后,用皮肤针在正光 1、正光 2 行皮肤针叩刺,法同上述青少年近视眼治法。

体会:本法亦为张仁教授多年所总结。弱视,中医学中多归为能近怯远、目偏视等,与先天禀赋不足有关。因本病多为小儿,穴宜少而精。故亦以头部及眼区穴为主,以疏经通络,益气补血为主。操作时,由于不少患儿不能正确表达针感性质和位置,其中一个较这客观的标志是:通电时应当看到眼睑有节律的抖动。刺激量具体则按患者年龄长幼、承受能力、病情缓急而定。对年长的、承受能力好、病情重者,针刺刺激强度可略重,留针时间略长;而年幼的、承受能力差、病情轻者,针刺刺激强度则宜轻,留针时间宜短。但总的说,应考虑到小儿脏腑经络娇嫩,形气未充,一般针刺操作时手法相对轻浅,刺激强度亦轻。治愈后至少随访 3 年,如果复发,再予针治。

弱视治疗的成败与治疗年龄密切相关,年龄越小,疗效越高,成人后则治愈基本无望。另外本病的复发率高,远期疗效差,尤其在患儿视觉没有成熟之前,每个临床治愈的弱视都可能复发。因此坚持治疗,对于巩固疗效,防止复发,很有必要。

【验案】

案. 徐某,男,5 岁,学生。2003 年 7 月 21 日初诊。

主诉:发现双眼近视 1 年。

现病史:去年幼儿园体检时,得知患儿双眼近视,裸眼视力 0.3,前往市眼病防治中心检查,确诊为双眼弱视(兼有散光)。而予以配戴眼镜,遮盖疗法,经过一段时间的治疗,双眼矫正视力提高到 1.0、0.8。但近半年来,矫正视力不再提高,故转来求治。

检查:眼球向各方向运动不受限,眼位正。裸眼视力右眼 0.4,左眼 0.3;矫正视力右眼 1.0,左眼 0.8;散光右眼＋1.25°,左眼＋2.00°。舌淡苔薄白、脉细弱。

诊断:弱视。

治疗:基本参照以上效方操作。第 1 次针后,右眼裸眼视力就达到 0.6,矫正视力 1.0,左眼无变化。第 4 次针后,右眼裸眼视力就达到 1.0,矫正视力 1.2;左眼裸眼视力达到 0.6,矫正视力 0.8。第 7 次针后,右眼裸眼视力就达到 1.2,矫正视力 1.5;左眼裸眼视力达到 1.0,矫正视力 1.2。基本治愈。后每周 1 次继续巩固治疗 5 次。随访至今,未见复发。

原按:弱视患者,以单眼多见,俗称“跷足眼”,两眼裸眼视力相差较明显。

本例则为双眼发病,曾经西医治疗获得改善。本例之所以获效明显,可能与年龄小、基础较好及前期的西医治疗等因素都有关。张仁教授的经验认为针刺同时,配合西医学的一些方法,如遮盖法、精细目力训练法等,十分必要。

【编者按】

弱视是眼科临床常见的儿童眼病。视觉发育期内由于异常视觉经验(单眼斜视、矫正不应的屈光参差和高度屈光不正及形觉剥夺等)引起的单眼或双眼最佳矫正视力低于相应年龄的视力,或双眼视力相差两行或以上,而眼部无器质性病变者称为弱视。中医学中,对本病的论述散见于小儿通睛、能远怯近、胎患内障等眼病中。古医籍中,未能查见针灸治疗与本病症相关的记载。现代针灸治疗弱视的临床资料,首见于1983年。弱视和青少年近视在临床表现上十分相似,常常容易被混淆忽视。故临床上必须明确诊断。

在弱视的针灸治疗上,张仁教授最为重视有三条:一是时机,患者年龄越小,疗效越好,成年后就难以治愈。不过,一般所说的12岁作为界限并不绝对,据我们观察,一些超过此年龄的青少年患者也有一定效果。二是要求患儿包括患儿的家长树立信心,坚持打持久战。除了少数患儿,多数本病患者都不可能在短期内治愈,有的要针灸一二年,因此,长期有规律的治疗十分必要,不要半途而废。在临床可见,凡能坚持的患儿,多能获愈。最后张仁教授在文末也提到了要与西医治疗方法相结合。我们认为这一点也很重要,弱视的发病率是非常高的,采用了西医的遮盖法、精细目力训练法等,疗效也是较为肯定的,因此我们应该积极学习引入这些有效的治疗方法,以进一步提高和巩固疗效。

十七、内分泌突眼

【效方】

1. 组成

主穴:人迎、上天柱、上睛明(或上明)、球后(或承泣)。

配穴:内关、足三里、间使、三阴交。

2. 操作

主穴每次取2~3穴;配穴每次取2个,一般为上、下肢各1对。人迎穴刺法:约成25°向甲状腺中心方向刺入。如腺体肿大或有结节,进针点可略作变动,以针尖能刺中腺体肿大或结节中心为宜。针至得气后,用提插加小捻转手法运针半分钟后取针。上天柱,针尖鼻尖方向成75°进针1.3~1.5寸,以徐入徐出的导气手法,促使针感往眼区放射,留针;上睛明穴,以(0.25~0.30)mm×

40 mm毫针直刺至得气,留针。配穴,均采用针尖略向头部方向直刺,以得气为度。留针后再分别接通电针仪,连续波,频率3赫兹,强度以患者感舒适为宜。留针时间为20~30分钟。每周2~3次。

体会:本方是在研究有关现代文献的基础上,通过临床验证而总结出来的。人迎穴相当于甲状腺体的中心,具有疏通局部气血的功效,经国内医者大量验证,对本病确有良效;上天柱属经外穴,为上海市已故针灸名家金舒白教授所发现,主要用于本病最常见之内分泌突眼,张仁教授在"文革"时期回沪探亲期间特地向她学习过,曾亲眼目睹其确切的效验;上睛明亦为经外穴,是张仁教授喜用之穴,也用于突眼。配穴内关、间使,分属心包经之络穴和经穴,可宁心安神而缓解甲状腺功能亢进之高循环动力症状;足三里、三阴交分别为足阳明之下合穴和足三阴之交会穴,均为调理脾胃、促进运化之要穴,对甲状腺功能亢进之高代谢症状有效。

在操作上,人迎穴要求针尖必须刺入甲状腺体中心,不留针;上天柱对初学者有一定困难,要达到气至病所,首先是掌握针刺方向,其次是用缓进缓出之导气手法,反复探寻;上睛明穴,注意细针慢进,避免刺破血管造成眼部血肿。

【验案】

案.赵某,女,51岁,退休工人。1997年6月16日初诊。

主诉:双眼突出2年余,心悸、易怒、多汗加重及复视半年多。

现病史:患者于1994年11月因发现颈肿,经查左侧"甲状腺囊性变"左侧"甲状腺囊性变",在当地职工医院行手术治疗。术后不久,发现时有心悸、入睡困难,伴有多汗、心烦易怒、全身乏力、逐渐消瘦,经上海市某三级医院检查,发现与甲状腺功能相关的检测指标明显异常,被确诊为"甲状腺腺功能亢进"。1995年2月起在某军医大学附属医院接受药物治疗(甲巯咪唑等),药后尽管心动过速一度得以减缓,心率由90~100次/分减为72次/分,失眠亦好转。但甲状腺仍1度肿大,且双侧眼球逐渐突出。近半年来,因诸事不顺,症状又有复发心悸、多汗、乏力亦未见改善,脾气更见急躁易怒,又因左上眼肌麻痹,而出现复视。多处求治效不显。慕名前来求治。

检查:神清气急,语声响亮,脾气急躁。多项甲状腺功能亢进指标偏高。双眼球突出,眼球转动欠灵活,眼睑尚可闭合。眼球突出度为左眼18 mm,右眼16 mm;左眼上睑下垂不能上抬。左侧颈部微肿,皮色正常,颈围34 cm,左侧甲状腺肿大4 cm×5 cm。双侧甲状腺轻度肿大,双眼球明显突出,不能完全闭合。舌红略瘦,脉细数。

诊断：内分泌突眼。

治疗：用上方为主，因考虑到复视，加鱼尾透攒竹、攒竹透上睛明（得气后连接电针仪，用疏密波）。每周2次。针10次后，心悸、多汗、乏力等症状，明显改善，治疗半年后，甲状腺肿消失，突眼显著回缩，双眼已可闭合如常人，左、右眼球突度均为13 mm。甲状腺功能亢进指标全部恢复正常，左眼睑麻痹痊愈。为了巩固效果，每周1次，继针半年，临床痊愈而停治。随访至今已10年，未见复发。

原按：本例患者，兼有甲状腺功能亢进多种症状和内分泌突眼，又有眼肌麻痹所致的复视等，病情较为复杂，是张仁教授治疗过的甲状腺功能亢进患者中较棘手的1例。从张仁教授的经验看，这类患者，在治疗时，首先要求其能坚持较长时间的针刺治疗，其次是要辅以心理治疗。本患者是早年赴新疆维吾尔自治区建设的支边青年，经历较为坎坷，心情一直不舒畅。张仁教授也有类似经历，通过对话沟通，使其心情大为好转，为进一步治疗奠定了良好的基础。并获得良好的效果。

【编者按】

内分泌突眼又称甲状腺相关眼病，它是一种与甲状腺功能障碍相关的非共同性斜视表现，以突眼为主，多为双侧性或两眼先后发病而突眼程度不等，突眼程度与甲状腺功能亢进轻重不平行，伴有眼球及周围软组织受累的表现，严重者继发视神经病变而影响视力。

中医学中，本病称为鹘眼凝睛，病名首见于《世医得效方》。针灸治疗本病在古籍文献中，未见记载。现代针灸治疗内分泌突眼的最早现代报道，发表于1934年。在二十世纪八十年代初期还成为针灸临床研究的一个热门。

上述处方中，上天柱是关键的穴位，而用导气手法，促使"气至病所"，即使针感向前额甚至眼区放散，更是关键的关键，但对初学者来说，有一定难度；同时，由于针灸患者个体差异较为明显，不少患者都难以引出满意针感，为此，张仁教授对重症患者或不易"气至病所"者，采取上天柱和天柱穴同时针刺并采用徐入徐出之导气手法，就能取得较好的效果。我们跟随张仁教授门诊，除上文所提病案，还随诊过另外两例相似的重症突眼患者。两例均为30余岁的青年女性，企业白领，平素工作繁忙、压力较大，内分泌突眼不仅对身体健康造成了危害，还严重的困扰了工作生活。这两位女性患者都同时在上海市同一家著名的三级医院内分泌突眼专科进行治疗，那里的专家医生对她们的突眼及内分泌指标异常也表示治疗难度较大，颇感束手。所幸两位患者都是治病态度相当积极的，一边定期到上海交通大学医学院附属瑞金医院复诊应用西药、定期检查内分泌指标，一边坚持每周2～3次在张仁教授处针刺治疗。其中一位中西医结合治疗1年半后,不仅突眼症状明显改善,内分泌检查结果也全部正常。还需指出的是她因长期服用激素,在常规骨质疏松检查已提示有"骨量减少"的情况,这是使用激素的副反应之一,只好服用钙尔奇和阿仑膦酸钠等药物对症治疗骨质疏松。而针灸治疗使其激素用量逐步减少,有利于缓解这一副反应。这一切使得另一位刚开始来张仁教授处治疗的患者信心大增。两位患者目前仍然在继续治疗或巩固中,相信通过长期坚持,此病的远期疗效应该是值得期待的。

十八、视神经脊髓炎

【效方】

1. 组成

主穴:上睛明、上明、球后(或承泣)、攒竹(或新明2)、瞳子髎(或丝竹空)、新明1(或翳明)、足三里、阳陵泉、太溪。

配穴:肝俞、脾俞、肾俞、阿是穴(相应脊髓损伤平面夹脊穴)。

2. 操作

药液:① 甲钴胺注射液1 mL(0.5 mg/mg)、复方樟柳碱注射液2 mL;② 黄芪注射液5 mL、丹参注射液4 mL。

主穴均取,括号内穴位交替应用。先行针刺:眼区穴均用0.25 mm×40 mm毫针,快速破皮后缓慢送针至1.2~1.4寸,至眼球有明显得气感,如无,可略加提插(幅度切忌过大),不可强求,以防出血。头部穴,用0.30 mm×(25~40)mm毫针,攒竹穴透上睛明,针入约0.8寸,新明1和新明2穴操作法可参照前面章节所介绍。瞳子髎、丝竹空先直刺至得气再退至皮下,与水平成45°斜向下方刺入0.8寸,并反复提插至明显得气。下肢穴用0.32 mm×(25~50)mm毫针,刺至有明显得气且出现向足部放射感,均留针30分钟。留针期间在新明1(或翳明)与瞳子髎(或丝竹空)之间、足三里与阳陵泉之间,两侧均连接电针仪,连续波,频率为3赫兹,强度以患者可耐受为度。注意,通电后应观察一下,眼区肌肉是否有节律性跳动和足部是否出现向上节律性背屈的现象,如无,要适当调节针尖的深度和方向,留针30分钟。

去针后再行穴位注射:眼区穴取球后(或承泣),与针刺交替选用,用第一组药液,两种药液交替;背部穴每次取两穴,用第二组药液,交替轮用。注射针头刺至得气后,按所标药量在每穴平均注入药液。

上法,每周3~4次,3个月为1个疗程。第2个疗程根据症情,可改为每周2次。

体会:上方是张仁教授多年治疗本病总结而成。由于本病涉及脏器多,难治程度较高,在选穴上,突出眼区和治疗眼病的穴位。同时因本病症状多见于下肢,故取阳明经之足三里,寓治痿独取阳明之意;阳陵泉,系八会穴之筋会;太溪,以益肾之原。另,本病发病多与肝、脾、肾相关,所以取三脏之背俞;阿是穴为病灶所在。在治法上,则综合运用体针、电针、穴位注射等法,特别是针药结合,更能相得益彰。

张仁教授曾治疗过本病4例。虽然,症情表现有所不同,病程长短各不一样,但均有不同程度的效果。值得指出的是,本病易于复发,在治疗过程中,一定要告诫,一是要坚持治疗,二是要注意避免劳累,特别是预防感冒。张仁教授曾治疗一例患者就因中断治疗过程感冒病情复发无功而返,现介绍如下:

乔某,女,18岁,高三学生。因视物模糊于2012年7月6日来张仁教授处就诊。患者于3个多月前,因突然双眼视力下降,在安徽省当地县医院就治,半月后,病情未现好转而出现下肢痿软麻木、排尿困难等症状。而被转院至上海市某部队医院。诊断为视神经脊髓炎,经用甲泼尼龙等药物治疗后,全身症状明显好转,出院。但视力仍差,经介绍张仁教授处求治。当时左、右眼视力分别为0.1、0.2,对光反射迟钝,左右瞳孔直径分别为4 mm和3 mm。并述胸腰部发紧、下肢软弱麻木。用上方治疗1个月后,双眼视力提高至左眼0.6、右眼0.8,肢体症状消失。可自行前来治疗,并准备在沪边打工边治疗。在此治疗关键时刻,因经济问题,中断治疗返回老家,加之旅途劳顿,病情复发,再次住院。又于1个多月后,出院来张仁教授处求治,此时,双眼视力又跌至左眼0.05,右眼0.1,双腿痿弱无力,需其母扶持陪同。继用上法治疗,虽有一定改善,但效果不甚明显。1个月后,因经济拮据,暗然返家。

【验案】

案1. 徐某,女,66岁,退休职工。2003年3月24日初诊。

主诉:视力下降伴双下肢麻木无力加重2月。

现病史:患者于1993年9月30日首发双下肢麻木无力,视力模糊,在上海交通大学医学院附属瑞金医院住院诊断为"视神经脊髓炎"经激素治疗痊愈出院。后来相继于1998年11月和2000年发作2次,虽经激素治疗,双下肢麻木乏力症状好转,但遗留双眼视力模糊,尤以右眼视力下降明显,右眼曾因"视神经炎"导致失明。2003年1月12日再次发病,除双下肢麻木无力外,左眼视力突然下降伴眼球转动时疼痛,而拟左眼视神经炎入住眼科病房治疗,经治疗后稍有好转。但因双眼视物模糊,不能看清报纸和电视画面,慕名前来求治。

检查:神清,精神可,对答切题,言语清,查体合作。伸舌居中,唇沟对称,双上肢肌力V,右髂腰肌肌力Ⅲ级,左髂腰肌肌力Ⅳ⁻级,右股四头肌Ⅳ⁻级,左股四头肌Ⅳ⁻级,右股二头肌肌力Ⅳ⁻级,左股二头肌肌力Ⅳ级,双侧足背屈肌力Ⅳ⁺级,肌张力正常,上肢肱二、三头肌反射(＋＋＋),膝反射(＋＋),针刺觉T6以下减退,双侧巴宾斯基征(－),脑膜刺激征(－)。

右眼视力为光感,角膜透明,前房清、浅,瞳孔中大,瞳孔直接对光反射迟钝,右眼内收不全外斜约20°,虹膜纹理清,晶体尚透明,眼底网膜平伏,乳头界清,色泽苍白,黄斑中心反光不见。左眼裸视为手动/50 cm,角膜透明,前房清、浅,瞳孔中大,光反射存在,虹膜纹理清,晶体尚透明,眼底网膜平伏,乳头界清,色泽苍白,黄斑中心凹反光欠清晰。

诊断: 视神经脊髓炎。

治疗: 以上方治疗。每周2次,经3个月治疗后,查视力右眼眼前指数/30 cm,左眼0.2。右髂腰肌肌力Ⅲ⁺级,左髂腰肌肌力Ⅳ级,右股四头肌Ⅳ级,左股四头肌Ⅳ级,右股二头肌肌力Ⅳ级,左股二头肌肌力Ⅳ⁺级,双侧足背屈肌力Ⅴ⁻级。后改为每周治疗1次,以维持疗效。

原按: 本例患者,因症情重、病程长,也取得一定疗效,尽管不甚理想。一方面表明,针灸治疗应当在病情轻时及早介入;另一方面显示,针灸对本病确有效果显著,即使对上述这样较为严重的患者,也不能放弃治疗。

案2. 屠某,女,35岁,杭州人。2008年5月12日初诊。

主诉: 双眼视力下降10年余伴四肢乏力麻木2周。

现病史: 2005年7月,患者无明显诱因下出现左眼转动时疼痛伴视物模糊,当地医院诊断为"视神经炎",后因不规则口服激素治疗,左眼仅存光感。至2007年底,患者右眼视力无诱因下突然下降至光感,经当地某三甲医院确诊为"视神经脊髓炎",并于规律使用激素、鼠神经生长因子治疗后,左眼仍为光感,右眼裸眼视力维持在0.2~0.3。2008年5月起,至张仁教授处就诊,予以针刺综合治疗2年余不曾复发,后右眼裸眼视力逐渐提升至0.6,遂中断治疗。2016年4月27日,患者感冒后出现右眼视力下降至光感,伴有双下肢乏力麻木,胸背部皮肤蚁行感。至当地医院就诊,查核磁共振(2016年5月3日)示:颈胸髓多发异常信号。脑脊液:抗NMO抗体IgG阳性。考虑视神经脊髓炎复发,予以激素联合硫唑嘌呤治疗后,视力较前好转,但胸背部皮肤仍有感觉异常,四肢麻木且双下肢乏力。遂再次接受针刺综合治疗。

刻下: 情绪低落,左眼失明,右眼视物模糊,胸背部蚁行感,四肢麻木,下肢为重,行走因乏力而拖步,胃纳一般,夜寐欠安,二便尚可。舌淡,苔少,脉弦细。

体格检查: 右眼视物模糊手动/5 mm,左眼失明,左侧瞳孔约6 mm,直接对光反射消失,右侧瞳孔约 5 mm,直接对光反射存在,双侧躯干 T$_4$ 以下针刺觉减弱,四肢肌力及肌张力正常,腱反射正常,病理征未引出。

诊断:视神经脊髓炎。中医诊断:痿证、暴盲(肝肾亏虚)。

治疗:调补肝肾,补气通络。

治疗经过:患者治疗 3 个月后,右眼裸眼视力 0.1,左眼仍失明。胸背部蚁行感较前减轻,四肢麻木明显好转,双下肢行走时力气增大,长距离行走,甚至逛街已无碍。

原按:本例患者系多年在张仁教授处治疗的老患者,首次发病时,起病后坚持配合针刺综合治疗 2 年,坚持每周 1 次,右眼视力恢复良好。2014 年复发后,及时再次接受针刺综合治疗,亦获好转。后因自杭州来沪针灸路途遥远,家事烦杂及工作时间紧张等诸多原因中断治疗。此次因工作劳累加之感冒致病情复发,症情较之以前更为严重,嘱其在西医基础治疗同时每周治疗 2 次,又获好转。

表明对于本病,要及早治疗,还要长期坚持治疗。患者病情稳定后,每周应坚持 1 次治疗以维持治疗量。同时,要注意预防复发。值得一提的是,针刺不仅对初发有效,且对复发也有一定效果。

【编者按】

视神经脊髓炎是一种以视神经及脊髓的炎性脱髓鞘改变为特点的少见疾病,先后或同时累及中枢神经系统,主要是视神经和脊髓。1894 年 Devic 首先报告该病,故又名 Devic 病。临床表现除了视力损害外,患者还有肢体的感觉及功能异常。本病预后较差,残疾的进展速度快,在发作后的 5 年内 50% 的患者需帮助才能行走,32% 的患者因高颈段的损伤发生呼吸衰竭。西医目前以糖皮质激素在内的免疫抑制剂治疗为主。

本病属中医"痿证""暴盲""青盲"等范畴。病位在脑与目系,而又与肝、脾、肾密切相关。因肝藏血、脾统血、肾藏精,肝肾亏虚、肝血不足、肾水枯竭无以营养目窍,神光不足;脾虚生化之源,精虚则不能灌溉四末,血虚则不能营养筋骨,筋骨经脉失于濡养致成痿证。针灸治疗本病,在古医籍中,无明确记载。现代针灸治疗的本病的较早记载,见于 1986 年。

由于本病涉及脏器较多,难治程度较高,在选穴上,张仁教授突出眼区和治疗眼病的穴位。同时,因患者下肢麻木乏力明显,故取阳明经之足三里,寓治痿独取阳明之意;阳陵泉系八会穴之筋会;三阴交调补肝、脾、肾三脏以滋化源。因《内经·灵兰秘典论》云"主明则下安,主不明则十二宫危",故取风池、安眠以调神醒脑。另,本病与肝、脾、肾相关,故以黄芪注射液取三脏之背俞穴行穴位注射更能发挥益气养元之效,配合眼区注射甲钴胺注射液以营养神经。

此外,在操作手法上强调眼区穴要深刺,一般要求针深1.2~1.5寸,至眼球有明显的酸胀感。此法运用得当,可明显提高疗效。

再就是综合治疗,不仅综合针灸的多种针刺手法,而且要求针药结合,包括与中药结合,还要与西医的基础治疗配合,才能取得好的疗效。

值得指出的是,此病与眼肌型重症肌无力都是难治性、全身性疾病。西医常规的治疗此类疾病时都采用到激素抑制免疫、炎症反应,但都暴露出短期抑制、减轻了病情,远期易复发,且每次复发病情进一步加重的特点。单一的西医治疗在这类难治病上确有所短。张仁教授特别指出,本病病程迁延难愈,易于复发,患者不仅要坚持治疗,更要谨慎起居,防止疲劳,尤其需避免外感。感冒对普通的免疫系统只是一次小小的考验,但对于此病患者可谓是一场灾难浩劫,往往会将取得的疗效化为乌有。

纵观以上眼病效方验案介绍,不难发现张仁教授通过长期的临床工作所累积的眼病治疗经验和独到体会是非常宝贵的经验。张仁教授从取穴、特殊穴位的操作手法、治疗辨证的整体思路、预后转归的要点剖析,无一不细细道来,毫无藏私。这是一位名老中医的胸怀与期盼,这些经典验案的解析与分享,目的就是让更多的中医工作者从中学习、领悟、传承、发扬,为中医事业的蓬勃发展添砖加瓦。

第三节 其他难病效方验案精选

一、难治性面瘫

【效方】

1. 组成

主穴:新明1、夹承浆(或地仓)透人迎、禾髎透颧髎、地仓透颧髎、瞳子髎透颧髎、阳白(或攒竹)透鱼腰、睛明。

配穴:风池、四白、牵正。

2. 操作

开始仅用主穴,如效果不太满意加取配穴。新明1穴(位于翳风穴上0.5寸,耳垂后皱折中点)的针法:取0.30 mm×(40~50 mm)毫针,针体与皮肤呈90°,与身体纵轴成45°,向牵正穴方向,快速刺入,再向前徐徐推进1.2~1.6寸,至出现针感,然后捻转结合小提插手法,促使针感在面颊区扩散;睛明穴用

0.25 mm×13 mm 毫针,刺入 0.1～0.2 寸,至有局部针感;其他各主穴用(0.25～0.30)mm×(25～50)mm 毫针沿皮下透刺,亦采用捻转结合小提插手法,方法为:以拇指将针柄压于食、中指上,并作椭圆形快速捻转,捻转速度为 120 次/分,提插幅度为 1～2 mm。运针至有较强烈针感。均留针 20～30 分钟。留针期间,分别以新明 1、禾髎为 1 对,夹承浆(或地仓)与阳白(或攒竹)为 1 对,接通 G6805 电针仪,用疏波或疏密波,电流强度,早期以患者感舒适为度,后期以患者能耐受为宜。

取针后,配穴以维生素 B₁₂(0.25 mg/1 mL)或丹参注射液(可交替使用),以 1 mL 无菌一次性注射器分别在患侧各注入 0.5 mL。另可以皮肤针,对麻痹肌群行轻至中度叩刺 3～5 分钟。

上述方法每周 2～3 次。12 次为 1 个疗程。

体会:本法适宜于多种难治性面神经麻痹,一般用于常规针法效果不佳者。曾以此法治疗过常见的 Bell 麻痹,也曾治疗过严重的外伤性周围性面神经麻痹和耳道疱疹所致的周围性面神经麻痹。在治疗过程中,发现难治性面神经麻痹最后也是最难恢复的是患侧的口轮匝肌(尤其是上嘴唇)和额肌。额肌可采用在阳白穴刺络拔罐法,有一定效果,但该法往往会暂留有一紫红色罐印,需多天才会消退,影响美观,应预先向患者说明。口轮匝肌则可在禾髎穴试用隔姜灸或艾条悬灸法,每次灸 3～5 壮或 5～10 分钟。

在诊治过程中,张仁教授还发现,针灸对病程较长的陈旧性面神经麻痹,采用上述针法并结合穴位注射丹参注射液,也能改善症状。方法是:针刺阿是穴(症状最明显的麻痹肌群处)和牵正穴结束后,每穴分别注入 0.5 mL 丹参注射液,一般可每周治疗 1～2 次。

值得注意的是,张仁教授曾以上述方法治疗多例经茎乳突管松解术后的难治性面神经麻痹后遗症患者,均无效果。

【验案】

案 1. Bell 面神经麻痹
冯某,女,78 岁,退休教师。2007 年 5 月 17 日初诊。

主诉:右侧面瘫 3 月余。

现病史:自述 3 个月前,因外出旅行过度劳累,返家后第二天晨起突然出现面部朝右侧㖞斜。患者平素健康,无高血压史。经上海市某三级医院神经科脑部 CT 检查未发现异常,诊断为周围性面神经麻痹。经用西药激素、地巴唑、维生素 B 族药物及理疗等治疗 10 多天未见效果,又在该院加用针灸治疗(取穴不详),隔日1次。经治疗2月余,症状仍未见改善,经人介绍来张仁教授处门诊治疗。

检查: 右眼完全不能闭合,额纹及鼻唇沟消失,右侧面部肌力和肌张力减退,口角明显向下方喎斜,鼓腮试验(＋),露齿试验(＋)。用简易鉴别法未见所测肌群有抽动迹象。脉细,舌淡白苔略腻。

治疗: 采用上述效方治疗,每周3次,2个月后,面部症状明显改善,大部分肌力和肌张力基本恢复,外观基本正常。唯右侧额肌和右上侧口轮匝肌肌力仍较差,改取迎香透承泣,禾髎分别透颧髎和对侧禾髎,鱼尾透攒竹,阳白透鱼腰,用疏密波,并加用局部拔罐、温针灸等法,每周2次。再经6个月,局部症状明显好转。但右侧额纹仍较左侧为浅,睁眼及张嘴时,右侧仍有牵掣感。

原按: 本例是张仁教授治疗难治性 Bell 面神经麻痹患者治疗时间最长,后遗症状较明显的一例,可能与患者年龄偏大,症状严重,早期缺乏规律治疗等有关。从张仁教授经验来看,不论是何种面神经麻痹,早期针灸的介入和选取针对性的处方和手法对缩短本病的疗程和提高疗效有重要的价值。

案 2. 外伤性面神经麻痹

仇某,男,28岁。2004年1月7日初诊。

主诉: 左侧面部瘫痪2月余。

现病史: 患者素体健康。2003年10月24日,因车祸被送往华山医院急诊,经脑部诊断为蛛网膜下腔出血,左头项部血肿,收入神经外科病房,经抗炎、脱水、止血、营养神经等治疗30日出院。但后遗左侧面部瘫痪,曾多处就治无明显效果,于是前来就诊。

检查: 左眼不能闭合,额纹消失,鼻唇沟变浅,左侧面部肌肉张力减退,口角喎斜,鼓腮试验(＋),露齿试验(＋)。应用简易诊断法,所测试肌群均未见抽动迹象。脉略涩,舌暗有瘀斑。

治疗: 以上述效方治疗。针刺得气后,接通脉冲电,频率30次/分,电量以患者能忍受为度,通电30分钟。每周针治2次。治疗3个月后,除左侧额肌仍不能收缩,左眼闭合不全外,面部其他肌群症状明显改善。遂采用皮肤针以阳白为中心进行叩刺,手法中等,针后上敷面饼用小型抽吸罐吸拔,吸力中等,时间2～3分钟,以局部出现紫红瘀斑为度。每周吸拔1次。治疗3次后,额肌恢复显著。后嘱其每周针刺1次,隔半月吸拔1次。经半年多治疗。眼睑能瞬动,目能闭合,两侧面部肌张力相等,鼓腮试验(－),露齿试验(－),唯有当患侧闭眼时同侧的口角出现轻微的抽动。

原按: 本例属于病程较长的难治性面神经麻痹,至张仁教授处治疗已发病 2 个半月,又为外伤所致。因此张仁教授就采用上述效方治疗,果然获效。但治疗过程中,发现额肌恢复不够理想。曾阳白透鱼腰基础上加用鱼尾透鱼腰和攒竹透鱼腰的三透法,效果仍不佳。考虑到病久必瘀,故使用拔罐法,意在活血去瘀。结果确有效果。后来在一些难治性面神经麻痹患者中使用,也取得较为满意的疗效。

【编者按】

面神经麻痹,多数属于 Bell 麻痹,是茎乳突孔内急性非化脓性炎症所引起的一种周围性面神经麻痹。其主要临床症状为一侧(极少可为双侧)面部表情肌突然瘫痪,前额皱纹消失,眼裂扩大,鼻唇沟平坦,口角下垂,面部被牵向健侧等。本病确切病因迄今未明。本病有自愈倾向,约 75% 患者在几周内可获得恢复。但是,另外的一部分患者因神经部分或完全变性、病情较重者,则不易恢复,并可出现瘫痪肌挛缩、联带运动及面肌痉挛等后遗症,一般称为难治性面瘫,除了 Bell 麻痹可出现外,疱疹所致的亨特氏面瘫及外伤性面瘫也可导致难治性面瘫。

本病在中医学中称为"口僻"或"口眼㖞斜"。针灸治疗口眼㖞斜,首见于《黄帝内经》。近代用针灸治疗面神经麻痹的报道,始于二十世纪二十年代。

张仁教授诊治难治性面瘫的最大特点有两个:一是早期鉴别面瘫难治程度。即采用他从长期临床中总结的方法:发病 1 周左右,以 25 mm 毫针分别直刺攒竹、牵正、夹承浆、四白四穴,针深 0.5 寸左右,接通电针仪用疏密波,如患者感知电刺激但局部肌肉未见按电针节律抽动或抽动十分轻微,一般较难恢复;如抽动明显,多较容易在短期内恢复。据我们观察,符合率相当高。这一方法,操作简单,适合临床推广。二是新明 1 穴"气至病所"手法与面部穴位透刺法相结合。张仁教授告诉我们,新明穴一般用于眼病,治疗周围性面瘫和下节的面肌痉挛、三叉神经痛等,属异病同穴的治法,但在操作上有所区别,即针尖宜向牵正或四白方向刺,以出现针感向面部扩散为宜。而面部所选诸穴结合透刺,运用此法不仅可覆盖面部表情肌,而且针刺感应强烈,可促进恢复。

二、面肌痉挛

【效方】

1. 组成

主穴:牵正穴、新明 1、阿是穴(抽动最显著部位)。

配穴:颧髎、攒竹、夹承浆。

2. 操作

主穴均取,配穴据抽动部位酌加。新明 1 穴,以 0.30 mm×40 mm 毫针向鼻尖部深刺,约1.2寸,使酸胀针感向面颊部放散,以捻转加小幅度提插手法,运针1～2分钟;继针牵正穴,用丛刺法,以(0.25～0.30)mm×25 mm毫针3～5根,可采用扬刺法,先针穴区中间1根,深刺至明显得气,再针四周,可略浅,均用直刺法,得气后留针。阿是穴,用浮刺法,方法是取0.30 mm×13 mm毫针多枚,在抽动最明显处,针尖向穴区中心围刺,进针0.1～0.2寸,根据症情,每次用针6～10多枚不等。颧髎直刺,攒竹可先摸到眶上孔,以0.25 mm×25 mm毫针刺入0.7～0.8寸左右;夹承浆,直刺。两穴均以得气为度。留针30～45分钟。

体会:本病是难治病之一。上方是张仁教授多年临床所总结。临床发现,本方尤对病程短者效果明显。曾治疗过一位病程仅半年左右的患者,以上法治疗5次,症状即消失。而病程长,症情重者,疗效多不稳定,常要求患者坚持治疗。

本方的特点是,深刺、浅刺、扬刺、丛刺等多种刺法相结合,读者在使用时,要根据不同症状和穴位灵活运用。

本病的特点是控制容易根治难,因此一定要告诉患者,不论病情轻重、病程长短都应坚持治疗。即使症状消失,也要再巩固一段时间。当然如果治疗一二疗程症状未见任何改善者,应该改用其他疗法。

【验案】

案. 李某,女,51岁,退休。2006年10月11日初诊。

主诉:左侧面部肌肉不自主抽动2年8个月。

现病史:2004年初开始,无任何诱因,出现左下眼睑不时跳动,时作时止,不能自制。以后日渐频繁,并且由眼睑向下逐渐延伸至口角,面部抽搐的程度逐渐加重,抽搐的时间逐步延长,而其间隔时间渐渐缩短,且每当情绪激动时加重。患者平时性格内向,易生闷气。经某三级医院神经科诊断为面肌痉挛。曾采用服中西药物、理疗和针灸等,均未能控制。

检查:左侧面部肌肉阵发性不自主抽动,以嘴角部最为明显。脉弦细,舌暗红苔薄黄。

治疗:先按效方所述针患侧新明1穴,再取患侧牵正穴作扬刺法,当正中一针深刺至出现酸、麻、沉、胀等针感反应时,患者即有面部舒适感。即以一手执新明1的针,一手执牵正穴针,应用提插加小捻转手法,并使针感充满整个面颊,出现局部热胀舒适感,运针约1分钟。再针其余穴位。留针30分钟。留针期间未再抽动。一次后,发作间隔时间明显延长,抽搐程度亦显著减轻。嘱其每周治疗3次,经2个疗程针治,频繁的面部抽搐,变成偶尔发作。偶因情绪激动加重,针后即可减轻。加用双侧肝俞穴,并要求心情开朗,避免不良情绪,又通过3个疗程的巩固治疗而获临床痊愈。随访至今已1年余，未见复发。

原按：面肌痉挛症在中医中称为颜面抽搐。本病发生的原因不明。但就本例患者看，可能与肝气郁结有关，郁久化风，致面部抽动不止，故在上述基本方的基础上加用肝俞，获得较好的效果。另外，在操作手法上，不可过重，以患者感舒适为度，但本例患者，每次要求牵正穴上正中一针要求针感强烈，针后即感患侧有轻松感，后来在其他的一些患者中也发现类似现象。上述可供读者参考。

【编者按】

面肌痉挛，又称面肌抽搐。为一种半侧面部表情肌不自主抽搐的病症。抽搐呈阵发性且不规则，程度不等，可因疲倦、精神紧张及自主运动等而加重。起病多从眼轮匝肌开始，然后涉及整个面部。本病多在中年后发生，常见于女性。本病病因不明，现代西医学对此尚缺乏特效治法。目前一般采用对症治疗，但效果均欠理想。

中医学中面肌痉挛可归于"筋惕肉瞤"症。针灸治疗本病，在古籍中首见于《备急千金要方》。现代用针灸治疗面肌痉挛的报道，至迟不晚于二十世纪六十年代中期。

张仁教授在针灸治疗本病上富有特色，我们在跟师过程中，常亲眼目睹即时控制面肌抽动的病例。特别是新明1穴，张仁教授为了加强得气感，有时以双针同时刺入，在患者获得强烈针感的同时，往往抽搐不止的面部立时缓和。另外，牵正穴的深丛刺与阿是穴的浅丛刺相结合，也是张仁教授的特色所在。牵正穴深丛刺，胀痛较为明显，张仁教授总是提前使他们有了心理准备，就易于接受和坚持。近年来，张仁教授对部分病情顽固的患者，增用复方樟柳碱注射液作穴位注射（多取四白、牵正穴），方法是取针后，每穴注入1 mL，也有较好的效果，当然，他也认为确切疗效还有待进一步观察。

需要指出的是，本病极易复发，因此张仁教授要求患者以3个月为1个疗程，每周2次，不间断治疗。

三、三叉神经痛

【效方】

1. 组成

主穴：新明1、下关、听会、阿是穴（扳机点）。

配穴：夹承浆、攒竹、四白。

2. 操作

主穴为主，根据受损的分支，选择相关的配穴。其中眼支加攒竹、颔支加四白、下颌支加夹承浆。以(0.25～0.30)mm×(25～40)mm毫针,新明穴根据受损分支不同,向不同方向进针,用反复提插加小幅度捻转之法,使针感向面颊部传导。听会穴,令患者微张口,直刺至耳部有明显的胀闷感,下关向听宫方向呈45°刺入,以局部明显酸胀感为度。扳机点,以0.30 mm×25 mm毫针2～4根平行透刺。配穴直刺,以刺至出现闪电感为宜。新明1与扳机点接通电针,疏密波,强度以患者能耐受为度。留针30分钟。每周2～3次。

体会：上方是张仁教授在总结多家经验的基础上摸索出来的,近年来通过多病例观察,发现对本病不仅有较显著的近期效果而且有较满意的远期疗效,对病程在1年半以内者更为明显。本方操作的关键在于前3个主穴必须深刺、重刺,得气感要强烈;扳机点浅刺、密刺。配穴如能引发触电感为好,但不宜强求,更不可乱捣猛插,以免损伤神经纤维。电针,以疏密波以为佳,但如患者不能适应,可先用连续波,频率在180～240次/分。据编者经验,第1个疗程可不加用脉冲电,第2疗程起逐渐配用。本病要求患者长期坚持治疗,即使症状完全消失后也应再针刺1个时期。一般为开始时每周3次,疼痛控制后,改为每周2次,症状基本消失后,每周1次即可。

对效果不太满意或症情较重者,可加用野木瓜注射液或维生素 B_{12} 注射液(0.5 mg/mL)穴位注射,在取针后,在扳机点和颧髎穴各注入药液0.5 mL,每周1～2次。两种药液可交替应用。

【验案】

案. 唐某,男,55岁,大学教授。2003年10月13日初诊。

主诉：左面部反复疼痛1年多。

现病史：2002年起突发左侧面颊部、唇上方阵发性、电灼样剧痛。始以为牙病,多次口腔科诊治未效。以后发作渐频,痛势更甚,每因劳累、说话、进食、洗漱时常引发疼痛,昼夜皆发,入夜加重,难以安卧,饮食困难。经某三级医院诊断为:三叉神经痛(左侧下颌支)。曾服用止痛剂、卡马西平及曲马多效果仍不佳,疼痛未能控制。难以坚持上课。经人介绍来张仁教授处试用针灸治疗。

检查：左侧面颊部、唇上方疼痛,痛如电击样、烧灼性,不敢多说话,表情异常痛苦,以手捂面,张口困难。左侧鼻翼下、下颌部触摸时可引发疼痛。舌质红,苔薄黄,脉弦。

治疗：首选扳机点(位于禾髎、夹承浆处)排刺法,再取新明、下关、听宫等穴。留针30分钟,每周2次,针后疼痛明显减轻。但大声或多说话、洗漱时仍可引发疼痛。从第2疗程起加用脉冲电,经过近20次针治疼痛基本缓解,停用西药,偶因劳累、说话等诱发,但此疼痛尚能忍受。为巩固疗效,再加用野木瓜注射液,建议每周1次继续治疗。经1年左右观察。症状完全控制。

原按:本例患者因工作较忙,未能有规律针灸,有时连续每周治疗1次也难以保证,因此治疗时间较长,但总体上来说效果还是较为满意的。最近针刺1名女性患者,病程1年半,经中西药物治疗只缓解一时,饮食及刷牙时疼痛剧烈,以至无法进行用上方针刺后,每周3次,治疗十分规律,经12次治疗后,疼痛完全消失,只有在洗脸时略感嘴唇部有不适。因此早期规律的治疗十分重要。另外,从前一患者身上还发现疗效有积累效应。随着疗程增加,症状始终处于控制状态,未见有较大的反复。

【编者按】

三叉神经痛是一种原因未明的三叉神经分布区内短暂而反复发作的剧痛。三叉神经痛的临床特点是:疼痛部位限于三叉神经分布区的一支或两支,多为单侧发病。发病通常无先兆,疼痛为电击样、刀割样、针刺样和撕裂样剧痛,每次疼痛持续数秒至数十秒。疼痛以面颊、上下颌及舌部最为明显,口角、鼻翼、颊部和舌部为敏感区,轻触即可诱发,称为扳机点。病程可成周期性,每次发作期可为数日、数周或数月不等。病程愈长,发作愈频繁愈重;很少自愈。

中医学中三叉神经痛属面痛、颌痛、偏风下牙痛等范畴。现代有关针灸治疗针灸治疗本病的现代文章,始见于1955年。

我们在张仁教授处常常看到患者在这段时间内疼痛得到迅速控制。张仁教授该处方的特点是:一是选用局部穴位。主穴中的新明1、下关和听会这3个穴位的针刺方向都是朝向三叉神经,并深刺。配穴夹承浆、攒竹和四白,这3个穴位分别和眶上孔、眶下孔及下颌孔对应,刺激时以出现触电感最佳。这都是起效的解剖学依据。二是电针频率用高频。有研究显示,高频的止痛疗效好于低频。三是扳机点、阿是穴的浅刺和多针刺。

四、偏头痛

【效方】

1. 组成

主穴:太阳或后太阳(鬓角前发际,与丝竹空平齐处)、率谷、阳白、(头)临泣、风池。

配穴:攒竹、合谷。

2. 操作

主穴均取,酌加配穴。太阳或后太阳穴取患侧,用0.30 mm×50 mm毫针,先直刺约 1 寸,行小幅度提插加捻转半至 1 分钟,使有强烈酸胀感往颞部放散,缓缓将针提至皮下,再向同侧率谷穴透刺 1.8 寸左右;再从率谷穴向角孙穴透刺;两针针尖相交。继针阳白、(头)临泣,以 25 mm 毫针分别向鱼腰和目窗方向透刺。风池取双侧,以 0.25 mm×40 mm 毫针向同侧目外眦方向刺入 1.2 寸左右,用导气手法徐进徐出,反复施针,使针感向头颞部和额部放散。如前额疼痛明显者,攒竹穴亦取患侧,以 0.30 mm×25 mm 针自该穴上方约 0.5 寸处往上睛明穴方向斜刺入约 0.8 寸,用小幅度提捣手法运针 1 分钟;可加合谷略斜向上刺至得气。再以风池与太阳为 1 对,或加阳白与临泣为 1 对,接通电针仪,频率180～240 次/分,强度以患者可耐受为宜。发作时每次留针 45～60 分钟,缓解后为每次 30 分钟。针后在太阳或阳白以小三棱针快速点刺十数下后用小型吸拔罐吸拔 2～3 分钟,急性发作期每日或隔日 1 次,缓解期每周 2 次或 1 次。

体会:张仁教授应用本方不仅治疗多例症状严重的偏头痛,而且对多种功能性的以一侧为主的头痛(如眶上神经痛等)都有较好的效果。本方组方,主要考虑到本病多以肝胆之火上扰所致,故以胆经风池、阳白、(头)临泣为主穴,太阳是治疗偏头痛的验穴,位于颞侧,亦为胆经循行区域,均可用以疏泄风火以止痛。后太阳穴是方幼安教授发现的新穴,对本病有较好的止痛作用。

本方关键在于手法和电针两种刺激的有机结合,透刺和拔罐的合理使用。急性期刺激强度要大,缓解期要相对轻一些。另外,要嘱咐患者避免诱发因素。张仁教授曾遇到过 1 例患者,经针刺治疗后 2 年未发,结果因饮酒量而复发,再次治疗控制后 3 年,又因不慎饮酒后发作,再行治疗仍然有效。后决心戒酒,至今未发。

【验案】

案.张某,男,20 岁,大专学生。2004 年 3 月 3 日下午初诊。

主诉:左侧剧烈头痛反复发作 2 年多。

现病史:患者于 2 年前,无明显原因,突发左侧头痛,之后,每月发作 1～2 次。每次发病突然且多有预兆,如头晕、恶心等,之后即昏厥倒地、不省人事,持续数分钟,苏醒后,出现一侧剧烈头痛,呈刺痛或跳痛,疼痛可持续数小时甚至几天。每次发作都须送急诊救治。初被某三级医院怀疑为癫痫发作,曾服用抗癫痫药物,无效,并出现严重药物反应。后经另一家三级医院神经科采用CT、核磁共振、脑电图等一系列检查,排除癫痫等脑部病变,拟诊断为偏头痛。经用药物治疗,可一定程度上缓解疼痛,但不能控制其发作。缓解期间,一如常人,经人介绍来张仁教授处就诊。

检查：患者思维清晰，健谈。局部外观未见异常，脉略弦细，舌尖偏红，舌边有齿痕，薄苔。

治疗：采用上述效方加大椎、百会治疗，仅用电针，未予以拔罐，每周3次。针至4月底，已近2个月，未见发作。于"五一"劳动节因停治和过度劳累，于5月6日发作1次，只有一过性昏厥，时间短暂；头痛仍作但程度已明显减轻，且持续时间缩短。患者及家属信心大增。经仔细检查，前额左侧有较明显的压痛点，加用刺络拔罐，方法是以皮肤针重叩，上铺以湿面饼再拔小玻璃罐，留罐5分钟左右，吸出紫血块，每周吸拔1次，并嘱其不可过度劳累。经治疗后，发作次数逐渐减至数月1次，不再伴随昏厥，疼痛程度亦见明显缓解。逐步改为每周治疗1~2次，发作基本停止。治疗1年后停针。随访至今，未见发作。

原按：本例是张仁教授治疗的偏头痛中较为严重的1例。在取穴上虽按效方为主，但考虑到其发作前有昏厥的情况，故加取督脉的大椎、百会以通阳醒脑除痛；又宗怪病必瘀的古训，局部又有压痛之处，再加用刺络拔罐，以活血化瘀止痛。果然获效。在以后治疗的类似病程较长的患者中，常加用刺络拔罐，疗效颇佳。不过同为脸部刺络拔罐，上述难治性面神经麻痹，一般为皮肤针轻至中度叩刺后吸拔，出血量少；而本病则须以小三棱针重度点刺后吸拔，出血量较多。读者应加以注意。

【编者按】

偏头痛是常见的急性头痛之一，系由于发作性血管舒缩功能障碍而导致的周期性、反复性发作的偏侧头痛。常发病于青春期，以女性多见。其发作症状比较多样，发作前幻视幻觉、偏盲等脑功能短暂障碍，继则呈一侧性头痛，为搏动性钻痛、刺痛或钝痛。剧烈时伴眩晕、出汗、恶心呕吐、心悸等症，持续约数分钟至数小时不等。一般间隔数周、数天复发，呈周期性反复性发作。

偏头痛属祖国医学中厥头痛、偏头痛、头风等。早在《黄帝内经》中，就有针灸治疗的记载。

张仁教授曾告诉我们，治疗本病的关键在于太阳穴（后来他改用方教授所发现的后太阳穴）和率角穴交叉透刺，以及风池穴导气手法的应用。我们曾亲见一中年男性患者，因不慎过量饮酒后，诱发偏头痛剧烈发作，在候诊室内竟疼得头往墙上乱撞。张仁教授以上法针此三穴，运针后，疼痛即止，患者喜笑颜开。综观处方主穴以胆经穴位为主，加用头外侧经外奇穴太阳，近取以疏风散火、通络止痛。如果疼痛部位涉及膀胱经，加用膀胱经攒竹穴、合谷穴，则取头面合谷取之意。

五、遗传性共济失调

【效方】

1. 组成

主穴：舞蹈震颤区、风池、大椎。

配穴：外关、合谷、太冲。

2. 操作

主穴均取，配穴酌加。取双侧穴。舞蹈震颤区，取 0.30 mm×25 mm 毫针 6 根，以 25°斜刺入帽状肌腱与骨膜之间，沿穴区区域，依次进针，每侧 3 根针。针体进入帽状肌腱下层，针体平卧，用拇、食指紧捏针柄，用爆发力迅速向外抽提 3 次，然后再缓慢退回原处。如此操作 3～5 遍。风池穴，向同侧目外眦进针，使针感向前额放散；大椎穴针尖略朝下直刺入，反复提插至有针感沿督脉向下放散。配穴常规针法，得气后施平补平泻法半分钟。舞蹈震颤区接通电针仪，连续波，频率 5 赫兹，强度以可耐受为宜，留针 30 分钟。每周针治 2 次。

【验案】

案．Van Rniterkamp，男，28 岁。1993 年 4 月 7 日初诊。

主诉：全身颤抖多年，加重 3 年。

现病史：患者自幼年起即有不自主颤抖之症，以双手为主，头部及舌也发生震颤，严重时双腿亦发作。自主动作，特别在书写及做精细动作时深感困难，疲劳及情绪激动时症状加重。其父及长兄亦有类似症状，但较其为轻。经荷兰阿姆斯特丹某医院诊断为遗传性共济失调。近 3 年来日趋严重，以至不能工作，失业在家。经多方治疗无效，而寻求于针灸。

检查：颈部及伸舌时有震颤，双手向前平伸，震颤明显，且以右侧为重。舌红、苔薄，脉弦有力。

治疗：上方均取，首次治疗后，颤抖症状即基本消失。第 2 次治疗时，症情虽有复发，但已明显减轻；针 8 次后，患者自觉已恢复正常，做精细动作亦无困难。以后又针 2 次，以巩固之。

原按：此为张仁教授在荷兰诊治的案例。遗传性共济失调，是一组以共济运动障碍为突出表现的中枢性神经系统变性疾病，常有家族性。其临床表现复杂，类型繁多。效方适于多种类型的本病治疗。本例以震颤症状为主，相当中医之颤证，多归于肝肾不足、虚风内动，或气血亏虚、筋脉失养。但该患者属先天遗传，年轻力壮，似均难归入上述病机。斟酌再三，取舞蹈震颤区，系针对病因而设;大椎、外关,是张仁教授长期用来治手震颤之效穴;因手部颤抖最为明显,取局部穴合谷。脉弦有力及震颤之症,病位应归之于肝,故加肝经原穴太冲。治疗现代难症时,灵活配穴组方,才能获得较好效果。

【编者按】

共济失调是一组以共济失调、辨别距离障碍为突出症状的神经系统进行性变性疾病。虽然其病因可不同,且根据其起病早晚可分为三种类型,但都有步态不稳、行走摇摆、眼球震颤、发音不清等共同特点。目前,针灸主要用于遗传性共济失调和中风(包括小脑梗死和小脑出血)后小脑性共济失调。前者为缓期慢进展的共济活动障碍,病因不明,多数为遗传性。临床上还可出现协调运动障碍、肌张力降低、语言障碍、腱反射减弱、辨距不良、"反冲力"消失、书写障碍等症状。现代医学尚无有效治疗方法。

本病在中医学中,属于风痱的范畴。风痱最早的论述见于《黄帝内经》。针灸治疗风痱,首见于晋代《针灸甲乙经》。现代针灸治疗本病,首见于1964年。

张仁教授治疗本病,据我们临床观察,在操作上颇有特色:首先选用舞蹈震颤区,其操作手法与常规头皮针操作手法不同,是在针体进入帽状肌腱下层,针体平卧,用拇、食指紧捏针柄,用爆发力迅速向外抽提3次,然后再缓慢退回原处,如此操作3~5遍,再接通电针,采用密波、强度是以患者能忍受为度。手法和电脉冲的双重刺激,有助疗效的提高;其次是因督脉入通于脑,张仁教授强调从督论治本病,故取大椎穴。为了达到疏通督脉经气的目的,他针大椎穴的刺法另具一格,他多选用0.30 mm×40 mm毫针,呈45°进针斜刺入1.2~1.4寸,反复提插探寻,直至有明显针感沿脊柱向下放散。当然,大椎穴被称为易发生意外事故的穴位之一,对初学者来说,针刺该穴还须谨慎。

六、恐惧症

【效方】

1. 组成

主穴:印堂、百会、安眠、太阳。

配穴:内关、三阴交、通里、复溜。

2. 操作

主穴均取,配穴每次取两穴。取直径为0.25 mm毫针,印堂自上而下平刺1寸,百会向后平刺1寸;太阳穴向率角穴方向平刺,进针1.5~2寸,上三穴,要求有胀重感。安眠穴向内眦方向进针1~1.2寸,反复提插至有局部明显酸胀感,最好能传导至头颞部,留针。印堂与百会,安眠两侧各为1对,接通G6805电针仪,连续波,频率120次/分,强度以患者感舒适为度。配穴,每次上下肢各取1穴,交替应用。针刺得气后留针。上述穴位均留针20～30分钟。每周3次,症状控制后改为每周2次。

体会: 本方主穴用了3个经外穴和1个经穴,其中印堂和百会都位于督脉上,而督脉分别与足太阳相通而络于脑、与足少阴相连而交于肾,与任、冲脉相连而交于心,与足厥阴交会于巅顶,因此对脑、心、肝、肾病候都密切相关。而此两穴相配则更是治疗多种精神病症的"黄金搭档",不仅对本病有效,可用于精神分裂症、忧郁等多种精神疾病。安眠,重在镇静,太阳透刺则以宁神。配穴均属远道取穴,意在加强宁心安神的效果。

值得一提的是电针强度,根据张仁教授观察,对于本病(包括其他慢性精神疾病患者)不可过强,以患者感到舒适为佳。否则不仅不能取得预期效果,还可引起患者不适。以往多主张对精神患者施以间断强电刺激,这仅限于急性发作者。

本病症也要求能长期坚持,当病情完全稳定,可改为每周治疗1次。

本效方对多种精神病症有效,可在此基础上加减。

【验案】

案. 徐某,男,45岁,会计师。2004年3月12日初诊。

主诉: 经常有莫名恐惧感16年。

现病史: 患者自幼胆小敏感,惧怕社交。1988年起,因社交频繁,工作压力较大出现一种不能自制的心理恐惧感。并伴有胸闷、心悸、手抖等症状。经某市精神卫生中心确诊为恐惧症。经用西药治疗,症状已得到部分控制。但因长期服用,出现畏热怕冷、多汗、记忆力减退、乏力、眠差等多种副反应。要求用针灸治疗。患者有慢性支气管炎(肺气肿)史。

检查: 面色㿠白,精神沉郁不振,双手明显垂直震颤,穿衣多于常人。脉细数、苔薄舌淡紫边有齿痕。治疗:按效方取穴与操作,每周3次。治疗10次后,各种症状明显减轻。患者即自行停服西药。结果又出现复发,有些症状(如多汗、手抖、胸闷等)更较原来严重。当即嘱其不可贸然停用西药,只能随着症情的控制,逐步削减。考虑到他多汗、手抖、胸闷、心悸明显,加膻中、心俞以宽胸宁心,大椎、合谷、复溜以敛汗、止抖。各种症状随即减轻,为每周治疗2次。之后,患者逐步递减药,每3个月减去1/4量。每次减药后,病情略有反复,但一经针刺后,症状即可缓解。经一年多治疗,西药全部停用,各种症状基本消失。嘱其每周治疗1次,以巩固疗效。

原按： 本例患者症状较重。针对这样的患者，应当先针药结合治疗，随着症情的好转逐步递减药物，不可骤然停药。骤然停药往往会出现反弹，使症情加重，这一点，要引起注意。递减药物的时机和数量，应当因人而异、因症情变化而异。另外，在刚减去药物时，患者可能会出现某些症状的一时加重，此时可适当加重手法和留针时间。取穴也不必拘泥于效方，随着过程中症情的变化，可辨证加减。本例患者开始时仅按效方取穴，后来因出现其他症状，逐步增加膻中、心俞、大椎等穴。本病也需长期治疗，并应当多与患者沟通，加强心理疏导。此类患者多较敏感，要注意保护其隐私。

【编者按】

恐惧症是一种以对某特定物体、活动或情境产生持续的、强烈的和不合理的恐惧为特征的神经症性障碍，患者常不得不回避其害怕的对象或情境。美国著名心理学家 Durand 和 Barlow 认为，在人群中约有 11% 的人，其恐惧程度严重到可能被确诊为"恐惧症"。随着现代工作节奏不断加快和生活压力不断加大，这一数字在年轻人中还在不断增长。

中医里常说"惊则气乱""恐则气下"，持续的恐惧对人体健康危害极大，它会影响中枢神经功能的正常发挥，可导致个体生长发育减慢、语言障碍及消化系统疾病等。该病还未引起针灸界的重视，相关报道少。

张仁教授处方具有镇静、宁心、安神之功，为"惊者平之"之意。除了本病症，张仁教授还常用本方化裁用于多种精神神经性病症，如抑郁症、强迫症等。值得一提的是，张仁教授所谓的黄金搭档印堂与百会合用，在临床上应用十分广泛：既可单独作为主穴用于失眠、神经症，以及上面所述的多种病症；也能作为配穴用于包括青光眼在内的一些心身性疾病。张仁教授曾提到他在荷兰曾治疗一位有 20 多年严重忧郁、失眠的男护士，以此两穴为主，配合神门、三阴交穴，在留针的 35 分钟，就进入梦乡，1 个疗程后，多年顽疾，竟霍然而愈。

七、血管性痴呆

【效方】

1. 取穴

主穴：百会、四神聪、印堂、风府。

配穴：① 神门、丰隆；② 合谷、太冲。

2. 操作

主穴为主，配穴可取一组，两组交替，也可两组均取。主穴均取 0.30 mm×25 mm 毫针，百会穴以两针分别从前向后，从左向右平刺；四神聪穴，针尖向外平刺；印堂由上向下平刺，风府穴向鼻尖方向直刺，均进针 0.8 寸左右，以有胀、重为主的得气针感为度。神门以 0.25 mm×25 mm 毫针，略斜向上直刺至有酸麻感；其余穴位以 0.30 mm×40 mm 针直刺至得气。采用补中寓泻的手法，运针 1～2 分钟，留针 20～30 分钟。留针期间，百会、印堂及选一组配穴连以电针，用疏密波。强度：百会、印堂穴以舒适为主；余穴以可耐受为度。每周 2～3 次。

体会： 本方是张仁教授综合多家的经验，通过实践所总结。百会、印堂、风府三穴均分布于督脉线上，督脉为阳脉之海，老年痴呆多由于阳气不足，难于上荣于脑，取三穴以通调阳气，补益脑髓；四神聪为经外穴，则取以醒神开窍。神门，属心经原穴，为历代治痴呆的要穴；丰隆，为化痰之验穴，痴呆多为痰迷心窍，取之豁痰以开心窍。合谷、太冲，古称四关穴，合用之可开窍益智。

本方在应用时，要注意刺法的运用。其中四神聪穴，宜向外平刺，以扩大刺激范围；风府穴向鼻尖刺较为安全。刺激量宜中强。

本病应强调早期治疗，并配合中西药物以提高疗效。

【验案】

案. 施某，女，83 岁，离休干部。2008 年 3 月 5 日初诊。

主诉： 严重遗忘 1 年余。

现病史： 患者素来身体较为健康。于 1 年多前开始突然出现易于忘事，且不断加重。开始时尚未引起家人的重视，近来更对一些十分熟悉的事物也发生遗忘，包括所居住的路名、门牌号码、亲人的姓名等。经 CT 检查，为有多处梗死灶，老年脑。经某三级神经科诊断为血管性痴呆。其儿子因腿病在张仁教授处治疗，故介绍其前来试用针灸治疗。

检查： 患者神情呆板，语言不多，不仅记忆差，计算能力亦差，难以算出 100连续减 7 的问题。眠差，早醒。舌淡紫，脉细。

治疗： 应用上述效方治疗，配合耳穴：神门、缘中、肝、肾、心，以王不留行子贴压。嘱其家属协助其每日按压 3 次，每穴按压 1 分钟。每周治疗 2 次。经 10次治疗后，记忆力明显改善，已能迅速说出居住地的详细地址、电话号码等，神态已较前活跃，睡眠好转，唯计算能力仍较差，要求其继续治疗。加风池、天柱两穴，用徐入徐出的导气手法，使针感往头部传导。各种症状有进一步好转，包括计算障碍在内，特别是精神面貌一新，性格恢复开朗。因住地离门诊部较远，患者又是 83 岁高龄，嘱其每周 1 次坚持治疗。又治 1 个疗程（3 个月）而停针。

原按： 本例患者以记忆和计算障碍为主要表现，但发病时间不长，且尽管已80 多岁高龄，但素体健康，情绪一直较乐观，治疗效果明显。风池、天柱两穴，临床发现,对神志疾患有效,要点是用导气手法,促合针感上传。另外对于治疗间隔时间较长的,可采用配合耳穴压丸。耳穴选穴,除缘中(又名脑点)针对局部取穴和神门针对症状取穴外,其余穴位均是按中医本病与心、肝、肾三脏有关的理论选区取。

【编者按】

老年痴呆属于痴呆综合征,为慢性进行性的全面精神功能紊乱,以缓慢出现的智能减退为主要临床特征,包括记忆、思维、理解、判断、计算等功能的和不同程度的人格改变,但没有意识障碍。早期以兴趣和工作效率减退、近事遗忘及人格改变,如不修边幅、自私多疑等。进而出现智能活动全面减退,乃至卧床不起,生活不能自理。老年痴呆主要包括阿尔茨海默病(约占 50%)、血管性痴呆(多发性脑梗死性痴呆,占 15%～20%)和上述两者混合型(占 10%～15%)及其他。目前,针灸主要治疗血管性痴呆。

老年痴呆,中医学亦称为痴呆或呆病、神疑病。针灸治疗本病,在我国古医籍中,首见于唐代的《灸法图残卷》。现代针灸治疗本病的报道,最早见于二十世纪九十年代的初期。

张仁教授的治疗方案主要针对血管性痴呆。整方的主要作用是通调阳气,补益脑髓,益智开窍。在刺法上,百会用傍针刺;四神聪与常规针刺方向相反,是向外平刺,以扩大刺激范围。除此之外,张仁教授认为对患者进行心理疏导也十分重要。

八、冠心病心绞痛

【效方】

1. 组成

主穴:心俞、厥阴俞、内关、足三里。

配穴:郄门、膻中。

2. 操作

先取主穴,效不佳时,改用配穴。令患者取俯卧位,背俞穴用 0.30 mm×50 mm 毫针,取左侧穴,自穴外侧 0.5 寸处,针尖斜向脊柱进针,直至触及椎体,以引发向前胸的放射性针感为佳。以小幅度提插加小捻转手法,以保持较强针感,运针 0.5～1 分钟,取针。再取仰卧位,取双侧内关、足三里,以 0.30 mm×40 mm 毫针针尖略向上刺入,用气至病所手法,激发针感向上传导,如有困难,则以得气为度。郄门针法同内关,膻中用 0.30 mm×25 mm 毫针,以局部胀重为宜。留针 30 分钟。内关、足三里可分别连接电针仪,连续波,强度以患者可耐受为度。发作期间,每日1次,一般每周2~3次。

体会:本方依据临床实践,并结合他人经验而制定的,曾治疗多人,疗效明显,特别对于急性发作者,更为适用。本病病机属于心和心包经脉气血瘀阻,因此在取穴上以取心和心包的背俞穴活血通经,心包经的络穴内关通络止痛,胃经的足三里补后天之本,取其扶正之意,故主穴四穴能标本兼顾。配穴郄门为心包经之郄穴,而膻中属气会,以调心脉之气,两穴均可加强化瘀止痛之功。

本法操作要点在于掌握背俞穴深刺、强刺激不留针,其余穴位激发气至病所多留针。应用气至病所手法对改善症状、消除心绞痛有较好的效果。本病一旦缓解后,可仅取主穴内关和足三里两穴以维持疗效。

【验案】

案. 朱某,女,59岁,退休干部。1997年5月14日初诊。

主诉:胸部闷痛反复发作8年,加重1周。

现病史:患者有高血压史,8年前出现胸部闷痛,持续时间不长,其发作常与心情不佳和劳累有关。近年来,发作日趋频繁,严重时,疼痛可呈压榨性绞痛,向左侧肩背部及左上肢放射,并伴汗出、恐惧等症。经多家医院心电图检查,提示:冠状动脉供血不足,心肌损害。结合病史,诊断为冠心病。最近1周,因儿子婚事,情志不遂,症状加重。每天心区绞痛发作多次,自觉胸闷气急,坐立不安。虽服用中西药物,但仍只能一时缓解,不能控制发作。故要求针刺治疗。

检查:面色㿠白,唇微暗紫,血压150/95 mmHg,舌质暗红,苔白微腻,脉弦细。

治疗:以上上方为主,考虑有高血压,加用百会、大椎治疗,针后即感胸闷气急明显减轻。要求其每周针刺3次。5次后,未见心绞痛发作,胸闷症状不显。改为每周针2次,只取主穴。又治2周,症状消失,血压维持在140/90 mmHg左右。仅取内关、足三里两穴,每周2次,继续治疗1个疗程(10次)。经心电图检查,显示明显改善。改用耳穴:心、耳中、神门、降压沟、肝,以王不留行子贴压,每次一侧穴位,两侧交替,每周换贴1次。又持续治疗8次,患者自动停治。两年后,患者因其他病症来张仁教授处诊治,告知:两年来心绞痛再未发作,血压也颇稳定。

原按:本例患者是较为典型的病例,在来编者处之前,已多次经中西医治疗,但仍难以控制症状。经用上方后,不仅即时效果明显,而且有较好的远期疗效。方中所加百会、大椎两穴是治疗高血压的验穴,均属督脉,具有潜降亢盛之阳的作用,而足三里也有降压的功效。一旦病情稳定,可逐步减去背部穴位,因背俞穴刺激性强不易为患者长期接受。当症状消失后,建议用耳穴贴压,更适宜于患者坚持治疗。因为根据张仁教授的经验,本病最好能在控制症状后,再坚持一段时间治疗,多能获得较好的预后。

【编者按】

冠心病心绞痛是冠状动脉供血不足、心肌急剧的暂时缺血与缺氧所引起的临床综合征。主要症状表现为胸闷痛,甚则胸痛彻背,背痛彻胸,气短,喘息不得卧为主症的一种疾病。轻者仅感胸闷如窒,呼吸欠畅。

冠心病心绞痛属中医胸痹、厥心痛、真心痛范畴。早在《黄帝内经》中就有记载。针灸治疗该病引起关注是在 1958 年 9 月 27 日《健康报》报道之后。

张仁教授处方共 6 个穴位,其中 4 个与心包相关。厥阴俞和膻中属俞募配穴,有研究显示心包的俞募穴相配在改善冠心病患者心肌缺血症状方面要优于心的俞募穴相配。内关为手厥阴心包经的络穴,又为八脉交会穴之一,郄门为手心包经的郄穴,研究提示两穴合用能明显增强心肌收缩力,使冠状动脉扩张,血流量增加,提高心输出量,从而改善患者心功能。这些都从一个方面验证了手厥阴心包经在治疗该病方面的重要性。传统医学认为心包为心之宫城,代心受邪,亦能代心行令。在操作上,张仁教授十分强调"气至病所",背部穴,要求针感向前胸心脏部位放散;手部穴,要求针感向肩部乃至胸部传导。为此,他曾总结了一套"气至病所"手法。

九、梅尼埃病

【效方】

1. 组成

主穴:百会、风池、听会。

配穴:内关、丰隆。

2. 操作

急性发作时,主配穴均取,缓解期仅用主穴。用 0.30 mm×40 mm 毫针,先针风池,双眼正视,针尖向同侧瞳孔方向刺入,进针 1.2 寸左右,用导气手法使针感向头顶、额部放散;继针听会,令患者略张嘴,直刺 1～1.2 寸深,使耳内有明显的胀痛针感,再针配穴,用常规针法至得气。在留针期间,用纯艾条温和灸百会穴,灸前最好先剪去穴区部分头发,反复测试灸距,以患者感温热而不烫为宜,医者手持艾条不动,直至患者感温热渗入脑内,一般需灸 20～25 分钟。以患者症状缓解为度,急性发作期,每日或隔日 1 次,缓解期每周 2 次。

体会:本法总结于 30 多年前,曾治疗多例,其即时效果十分明显,患者如能坚持治疗也有较好的远期效果。本病多为痰湿中阻所致,百会穴为重中之重,取以升清降浊止眩;风池以疏肝清窍,听会以通窍聪耳;配内关以宽胸止呕,丰隆和胃健脾化痰湿。

本法的操作关键在于灸百会。使用温和灸,不可使患者有头皮发烫感,而要求热量能渗入脑内,使有明显的舒适感,且施灸时间宜长,必须等症状明显减轻或消失后才可停灸。目前临床上有人主张用艾炷压灸法治疗本病,与本法有相似之处,但操作似较麻烦。另,温和灸百会,张仁教授原是用于救治重症、晕症患者,因疗效颇佳,受其启发后才总结本法。

【验案】

案. 陈某,男,31 岁,兽医卫生员。1974 年 5 月初诊。

主诉: 眩晕发作 2 小时。

现病史: 患者于多年前,无明显原因出现听力减退,继之突然发作眩晕。发作时,天旋地转,平卧闭眼亦无济于事,且呕吐不止。要 2~3 天诸症始能逐步减轻,但仍身乏力。之后,一旦过度劳累,即可发作。曾到兵团某医院神经科诊治,确诊为梅尼埃病。服用西药未见明显效果显著。此次系因连续多天替羊群打防疫针,过于劳累上午突然晕倒,经临时用掐水沟等法急救苏醒,眩晕大作,不敢睁眼,呕吐多量痰涎。此次发作较以往为重。张仁教授恰好在该连队巡回医疗,即予以诊治。

检查: 患者痛苦病容,双目紧闭,舌淡苔腻,脉滑略数。

治疗: 当即欲按上方取穴,因患者惧针且不敢坐起,仅先取配穴针刺,再灸百会,灸至 10 分钟左右,患者自述眩晕明显减轻,已可睁眼,周围景物不再旋转。至 20 分钟,头脑霍然清醒,诸症全部消失。由于体会到针灸的神奇效果,患者第 2 天,自动要求按全方取穴针刺激,每日 1 次,共治 10 余次。直至张仁教授巡回医疗结束回医院。之后曾多次随访,未见复发。

原按: 本例是编者在新疆生产建设兵团工作时遇到的一个病例,其疗效之好,颇出乎意外,至今记忆犹新。之后虽治疗多例,但均无此例取效快,预后好。回想原因,可能与发作时即时治疗有关。张仁教授在治疗血管神经性头痛时,也碰到期过类似的情况。因此选择针刺激性的时机确实十分重要。

【编者按】

梅尼埃病又称内耳眩晕病,是以内耳膜迷路积水的一种内耳疾病,本病以突发性眩晕、耳鸣、耳聋或眼球震颤为主要临床表现,眩晕有明显的发作期和间歇期。目前病因尚未定论。发病多数为中年人,无明显性别差异,首次发作在 50 岁以前的患者约占 65%,大多数是单耳发病。

本病在祖国医学中属"眩晕"范畴。眩晕之病证名虽始见于《三因极一病证方论》,但在《黄帝内经》中早有记载。现代针灸治疗本病,较早的报道见于二十世纪六十年代初。

张仁教授处方中主穴选用了百会、风池、听会。百会是督脉之要穴,位于巅顶,为诸阳之会。《灵枢·海论》指出"脑为髓海,其输上在于其盖,下在风府","盖"即头顶百会穴。温热刺激百会有补益脑髓的作用。有人单用艾炷灸百会治疗梅尼埃病,即有佳效。"诸风掉眩,皆属于肝",肝胆相为表里,足少阳胆经的风池穴有祛风止眩的功效。足少阳胆经入耳中,梅尼埃病的病位在耳,听会和风池有很强的近治作用。三个穴位的配合,穴少效专。痰浊甚者加用内关、丰隆以宽胸祛痰。对于"无虚不作眩""无痰不作眩"虚实夹杂的梅尼埃病本方确有针对性。

十、射精不能症

【效方】

1. 取穴

主穴:秩边、肾俞、关元、曲骨。

配穴:横骨、蠡沟。

2. 操作

开始治疗时,主穴配穴均取,待症状改善后可仅用主穴。先以 0.30 mm×40 mm毫针针肾俞,得气后施以烧山火手法 2 分钟,出针;继针秩边,以 0.30 mm×100 mm毫针略向下向内斜刺,缓慢进针,使针感放射至小腹或会阴,轻捣 10 余下,增强得气感后出针。继针曲骨、横骨,宜使针感放射至阴茎头部;蠡沟穴,针芒向上,使针感向上放散。腹部及下肢穴,留针 20 分钟,隔 5~10 分钟行针 1 次。

体会:性交不射精在临床上并不少见,多与精神因素有关。不少患者主诉有腰疲乏力,畏寒怠惰等症。本方以补肾壮阳为主。取肾俞以温壮肾阳,秩边为膀胱经穴,肾与膀胱互为表里,横骨属肾经经穴,故此两穴有加强壮阳之功。关元为足三阴与任脉,为历代强壮要穴。曲骨为任脉与足厥肝经之会,蠡沟则为肝经络穴,肝肾同源,此两穴对调节生殖功能有效。因此上穴合用而能起到标本兼治的作用。在操作上,关键要掌握秩边与曲骨之针感,前者务使至小腹或会阴,后者务必达阴茎,否则,可影响效果。其中秩边穴针刺时,要反复探索深度与方向,因为秩边穴可以出现三种不同针感:一为局部酸胀,一为向足部放射的酸麻感,一为向会阴或小腹放散的针感,一定要仔细辨别和选择。另外各穴刺激宜轻,不可猛捣重插,以免影响疗效。蠡沟的感传针感较难引发,不必强求,以得气为宜。对针感较差或病程较长的,可加用脉冲电刺激,连接曲骨和一侧横骨,连续波,频率 2 赫兹左右,强度以患者可耐受为宜。另外,向患者多宣传性知识,帮助其树立信心,也殊属重要。

【验案】

案. 叶某,男,35 岁,店员。1987 年 9 月 4 日初诊。

主诉: 性交不射精 5 年。

现病史: 患者结婚 5 年,每逢性交,阴茎可勃起,但不射精。手淫则可射精,平时每月遗精 1～2 次。曾去多所医院检查,外生殖器及精液均属正常。服用多种中、西药物并接受过性心理咨询,均未获效,今日就诊张仁教授所在科室。患者平素身体健康,唯性格内向,郁郁寡欢,情绪低沉,睡眠亦差,畏寒,腰酸。

检查: 面色㿠白,精神沉郁,舌淡胖边有齿痕,脉略细。

治疗: 按效方取穴,因年轻而又素体健康,去关元。操作方法同上。每周针 3 次。嘱其治疗期间禁房事。针至 5 次后自觉性欲旺盛,遂仅针肾俞、秩边和曲骨 3 穴。针至第 9 次,患者告性交已能射精。再针 1 次后,停针。次年 10 月,其爱人顺产 1 女婴。

原按: 本例患者系友人介绍至张仁教授处诊治。来求治时,心理压力颇重,爱人已准备离婚。为了取得较好效果,张仁教授通过和患者爱人接触,并对其做工作,使他们共同建立起信心。在此基础上治疗,往往能得到较好的配合。结合患者脉舌,应归于肾阳不足。但该患者畏针,在取效的基础上,尽量减少取穴,最后只用三穴而获效。

【编者按】

射精不能症是指男性在性交时阴茎虽能勃起,但不能排出精液的一种病症。它是由于射精中枢被过分抑制,致使正常刺激亦不能引起其兴奋而射精。多数是精神因素引起,特别是对性知识的缺乏。亦有器质性原因,诸如泌尿生殖系统解剖上的病变或畸形,使用影响交感神经功能的药物等。目前,现代西医学对射精不能症,特别对功能性射精不能症除心理治疗外,尚无理想方法。

射精不能症属于中医学中阳强的范畴。针灸治疗本病症,早见于《备急千金要方》。现代,针灸治疗射精不能症,较早报道于二十世纪七十年代末。

张仁教授该处方讲究:① 臀部及腹部穴位要深刺和获取"气至病所"针感。秩边选用 0.30 mm×(100～120)mm 毫针略向下向内斜刺,使针感放射至小腹或会阴,关元、曲骨深刺针感要达阴茎;② 要求有强烈针感,但手法要轻柔缓慢,切忌猛捣重插;③ 取穴有次第,先取肾俞,继则秩边,均不留针,再则腹部和下肢穴位并留针;④ 夫妻双方心理疏导,建立信心,配合治疗。

十一、慢性荨麻疹

【效方】

1. 组成

主穴：大椎透身柱，至阳透神道、膈俞、神阙。

配穴：风池、曲池、血海、委中、三阴交。

2. 操作

主穴均取，配穴每次取2～3个。先令患者取伏卧位，以0.30 mm×75 mm毫针，先从大椎穴平刺向下透向身柱穴，再从至阳穴向上透神道穴。取0.30 mm×50 mm毫针，膈俞穴针尖向脊柱方向进针，刺入1.5寸左右。留针20分钟。起针后，对症情重、病程长者，膈俞穴用皮肤症或三棱针重叩后加罐，吸拔出血10～20 mL。再取俯卧位，神阙穴，用大号罐吸拔，至局部皮肤出现紫红色为宜（一般留罐10～15分钟）；委中穴用三棱针刺血；其余穴位按常规针法，得气后留针20分钟。每周2～3次。

体会：本法根据他人和张仁教授经验所总结，主要用于顽固性慢性荨麻疹。荨麻疹一病，进入慢性期，多为血分之热，稽留日久，病久入络，久病必瘀，故先取大椎透身柱、神道透至阳两对透穴，因四穴均位于督脉，督主一身之阳，采用透刺之法，意在清诸阳之瘀热；又取血会膈俞、血郄、委中以活血化瘀，为加重活血化瘀之功，一般可在膈俞刺络拔罐，委中行刺血之法。神阙穴拔罐，为近年来临床多用于本病的验穴；本病病机，系因血分有热，外受风邪之侵袭所致，故取风池以疏风，曲池、血海以清血中之热，三阴交调三阴之虚实。

操作上，要熟练掌握透刺之法，进针要快，送针要缓，方向要准。刺络拔罐，其出血量因人而异，不必强求一律，另外，对效果不显者，可在血海穴拔罐。值得一提的是，大椎透刺之法，编者发现对多种顽固性皮肤病有效。

【验案】

案. Pet Lee，男，39岁，饭店侍者。1993年3月18日初诊。

主诉：全身风团反复发作12年。

现病史：患者于12年前，无特殊原因，皮肤表面出现红色大小不等之风团疹块。先自双腿开始，继而泛发全身，此起彼伏，无一天休止，瘙痒剧烈，寝食不宁。遇风、劳累或进食海腥之品则可加重。曾在荷兰多所医院及中国香港等地用中西药物及针灸治疗，除面部症情减轻外，余未见效果。因痛苦不堪，请张仁教授以针灸试治。

检查：体态较胖，自胸背腰腹及上下肢，均见大小不等之红白相间风团疹块，大如杯口，小若黄豆，凸出皮表，尤以双下肢为密集。通身遍布褐色抓痕。舌淡、苔略黄腻、脉缓。

治疗：先取穴血海、曲池、神阙、三阴交、风池。神阙穴用拔罐法，留罐10分钟。余穴用泻法。每周针治2次。以上法治疗7次后，风团疹块明显减少，瘙痒亦轻。但于第8次来诊，自述因前2天工作过忙，病症又复发如旧，乃加用下穴：膈俞，大椎透身柱，至阳透神道、委中。膈俞穴针后加罐。委中穴用三棱针点刺后拔罐。本组穴和第一组交替使用，仍为每周治疗2次。共经24次治疗，除大腿根部偶有黄豆大丘疹发作外，其他部位已不再出现。

原按：荨麻疹一般认为多因血分有热，外受风邪之侵袭所致。故首取风池以疏风，曲池、血海以清血中之热，三阴交调三阴之虚实。神阙拔罐近年多有报道。但虽获效果，并不巩固。原因在本病患者已有12年病史，病久入络，久病必瘀，故加用血会膈俞、血郄、委中以活血化瘀；又督主一身之阳，以大椎透身柱、至阳透神道两对透穴，意在清诸阳之瘀热，因此能够获效。

【编者按】

荨麻疹是一种变态反应性皮肤病，为真皮局限性、暂时性水肿。其临床表现为皮肤突然发生浮肿性风团损害，呈淡红色或白色，大小不一，皮损的发生和消退均甚迅速，伴有瘙痒或烧灼感。部分患者可有发热、恶心呕吐以及腹痛等全身症状。本病多为急性。慢性的可反复发作数月乃至数年的。

中医学称之为瘾疹，首见于《素问·四时刺逆从论》。针灸治疗本病证，早在《备急千金要方》中即有记载。针灸治疗本病的现代报道，出现于二十世纪五十年代初期。

张仁教授特别在治疗慢性荨麻疹上积累了丰富的经验。表现在取穴上以背部督脉穴和背俞穴为主，而传统治疗本病的穴位则为配穴；在操作上，则以芒针长距离透刺与拔罐相结合，而拔罐又是刺络拔罐与一般留罐相结合，一般针刺与刺血相结合，总之形式多样。我们在临床上观察多例，多数患者往往治疗一两次后，即出现明显效果。对于迁延不愈顽固重症者，张仁教授往往选择大椎、膈俞、血海交替刺络拔罐；而为巩固疗效，除了委中放血外，他还常用耳尖穴放血。

十二、痤疮

【效方】

1. 组成

主穴：大椎、合谷。

配穴：额部取阳白；颊部取四白；颏部取承浆；月经不调取三阴交。

2. 操作

主穴均取，配穴据发病部位而选取。主穴选 0.30 mm×40 mm 毫针，大椎针尖向上斜刺 1.2 寸左右，得气后，反复施提插泻法 1 分钟；合谷略斜向腕部进针 1～1.2 寸，施同样手法；阳白向下平刺，四白和承浆用鸡爪刺法，留针 20 分钟。去针后，在大椎穴用三棱针点刺十数下或皮肤针重叩后，以大号罐吸拔，每次出血 10～15 mL。每周 2 次。

体会：本法为张仁教授在临床中反复探索所得。据清代《医宗金鉴·外科要诀》中提到本病症："由经血热而成"，故取诸阳之会大椎，以通阳清热；加手阳明大肠经之原合谷，取其"面口合谷收"之意，因痤疮多属于面部；配穴均为局部取穴，目的在于疏通局部气血。

在本法中，大椎穴针后刺络拔罐最为关键。对于病程短、症状轻的患者，往往只需用此法即可。

另外，治疗期间要求患者注意个人卫生，用温水洗脸，禁止捏挤、搔抓患部，忌食肥甘、辛辣、海鲜，不得饮酒，多食新鲜蔬菜和水果，保持大便通畅。注意休息，保持充足的睡眠。经过对复发患者调查发现，多数是由于过食辛辣厚腻、乱用护肤品、睡眠不足等引起的。因此这些因素也应引起重视。

【验案】

案. 沈某，女，26 岁，公司职员。2007 年 11 月 12 日初诊。

主诉：额部及肩背部丘疹反复发作 1 年余，加重 3 个月。

现病史：患者于 1 年多前，面部出现散在性红色丘疹，初因量少而不甚在意。之后，数量不断增多，不仅红肿疼痛，且出现脓疱等。近半年来，逐渐密集于额部，此起彼伏，日益加重。因影响容貌，痛苦不堪。曾经多家医院确诊为痤疮，各种方法治疗，均未能遏制病情发展。在万般无奈的情况下，来张仁教授处一试针灸。查整个前额布满大小不等的丘疹、脓疱和愈后的暗红色瘢痕。舌红，脉略细。

治疗：取合谷、阳白、印堂、三阴交、风池，用泻法，留针 20 分钟。每周 2 次。治疗 2 周未见明显效果。正在张仁教授束手、患者失望之时，有一医者介绍艾条雀啄灸双天枢法，以热引热。用后，果有好转，但数次后，又故态复萌。受此启发觉得大椎清热作用最为明显，于是改用针大椎，并行刺络拔罐。1 周后复诊时，额部丘疹竟退去大半。患者一改首次对刺络拔罐的畏惧心理，主动要求应用此法。经 3 次治疗，困扰一年多之久的痤疮（包括额部和肩背部）竟霍然若失。为了防止再发作,又针 3 次。并嘱注意饮食清淡和适当使用化妆品,随访至今未发。

原按: 本例是张仁教授首例使用上述效方的病例,也是通过这一病例才形成本效方。后因本例患者的介绍和后来治愈病例的辗转介绍,曾用此法治愈痤疮患者 10 多例。临床发现,大椎部位的出血量与症状轻重有一定关系,而且随着病情的减轻,出血量往往会逐渐减少。

【编者按】

寻常痤疮是一种累及毛囊、皮脂腺的慢性炎症性疾病。其临床表现为:好发于颜面及胸背部,可形成黑头粉刺、丘疹、脓疱、结节、囊肿等损害。多发于青年男女。痤疮为多因素性疾病,其发病机理至今尚未阐述清楚。现代西医学目前尚无理想的治疗方法,一般以药物内服外用为主。

寻常痤疮在中医学中相当于"肺风粉刺""面疮"等。针灸治疗肺风粉刺,在古医籍中未见有明确记载。现代报道,较早见于二十世纪六十年代。

张仁教授所总结的处方有很好的重复性。不久前,我们在门诊中也遇到过一例女性患者,其下巴密密麻麻长满绿豆至黄豆大小不等的紫褐色痤疮,已数年,久治不愈,十分痛苦。应用大椎刺络拔罐及地仓、承浆、合谷针刺后,症状明显好转,每周 1 次,不到 1 个疗程(7 次),基本获愈。我们还发现,大椎出血量,与疗效也有一定关系,一般说,出血量较大者,疗效较明显。

十三、斑秃

【效方】

1. 组成

主穴:阿是穴(脱发区)、上风池(风池穴上 0.5 寸)、印堂、安眠。

配穴:三阴交、太溪。

2. 操作

主穴均取,配穴每次取 1 穴。阿是穴视面积大小,以 0.25 mm×25 mm 毫针 2~4 根,由脱发区边缘向中心平刺,使针尖相接,有胀痛感即可;上风池和安眠穴以 0.25 mm×40 mm 毫针向同侧目内眦进针,用徐进徐出之导气法,促使酸胀针感向头顶部传导;印堂向上平刺至有胀痛感。配穴按常规针法,至有得气感。留针 20 分钟。取针后,以皮肤针用轻至中度叩刺所有脱发区域,叩至局部明显潮红或微出血为度。每周 3 次,10 次为 1 个疗程,疗程间隔 3~5 天。

体会: 上方组穴以近取、中取为主。阿是穴,一般仅选一处,以发病最早或面积最大的脱发区为宜,意在疏调局部气血;上风池为治疗脱发的验穴,该穴虽为经外穴,但位于胆经线上,胆经则迂回曲折于头顶部,亦可促进气血之通畅条达;因本病多与情志有关,故取安眠、印堂以宁心安神,且两穴又位于头面部,亦有通经活血之作用。三阴交属脾经而为足三阴经所交,可促进气血之健运,滋养毛发;太溪为肾经原穴,发为骨之余,肾主骨,取之意在生精益发。

张仁教授认为在治疗时,上风池和安眠两穴针感的引出颇为重要,皮肤针叩刺也是获效的关键之一,另外,要多和患者沟通,增强其信心,要求其注意休息,放松心态,并可配合用新鲜老姜汁液涂抹脱发区域,每日2～3次。

本病治疗,对斑秃者针灸效果较好,疗程也较短,但也有少数病例,治疗时间较长,甚至有达半年之久者。对于普秃(指包括头发在内的全身毛发如阴毛、腋毛全部脱落者),效果较差。

【验案】

案. 张某,男,27岁,演员。2007年6月14日初诊。

主诉: 片状脱发1月余。

现病史: 患者为某交响乐团大提琴及钢琴演奏手,平时工作压力较大,1月多前因连续演出,过度劳累。于夜间洗头时发现大把头发脱落,从镜子照见头顶部有一大片脱发区。无自觉不适症状。随即去上海市某三级医院皮肤科就诊,诊断为斑秃。配用外涂内服的西药。用药后,未能控制继续脱发,每天晨起,枕头上总遗下多量脱发,头部脱发区域,不断增多。曾多方就治,效果不显。因考虑到要影响演出形象,患者十分苦闷,经常失眠。患者母亲曾因眼肌痉挛在张仁教授处就治获效,故经询问后,介绍前来求治。

检查: 患者精神沉郁,头部有大小不等的圆形及椭圆形脱发区10多区,最大的有乒乓球大,最小的有拇指大,头皮表面光滑,色泽正常。脉象正常,舌淡边有齿痕。

治疗: 以效方为主,配穴去太溪加足三里、神门。因患者工作较忙,每周治疗2次,开始1周,效果不明显,晨起仍有多量脱发,脱发区域有增多趋势。在要求其增强信心,坚持治疗的同时,告之以要注意劳逸结合,心情舒畅,并教其母亲用皮肤针叩刺之法,令其每日睡前叩刺1次。从第2周起,脱发逐步减少。1个月后,其最大面积的脱发区开始长出纤细的黄白色毳毛。嘱其将此毳毛刮去,不久,开始长出略细于原来头发的黑发,其余脱发部位亦相继长出。前后共治疗两个半月,而获痊愈。

原按: 本例患者为较严重的一例斑秃。在取穴时,考虑到其有失眠及舌质有气血虚弱表现,故改取心经原穴(神门)和胃经合穴(足三里)以加强宁心安眠和生化气血的功能。由于本例症情较重而病程又有一定时日,开始难以取效。此时一定要增强患者信心,坚持治疗,同时加强各种配合措施,不能轻言放弃。

临床还发现,刚开始长发时往往为毫毛,此时要嘱其刮净,可促进新发的生长。

【编者按】

斑秃,又称局限性脱发,为一种突然发生的局限性小片状秃发,主要指头部,以青年人多见。头部秃发斑呈圆形、椭圆形,数目不等,大小不一,局部皮肤正常,无自觉症状。

中医学中,斑秃属于油风范畴,俗称鬼剃头。针灸治疗斑秃,直至清代的《医宗金鉴·卷六十三》始有用局部刺络法治疗的记载。此法现代已发展成皮肤针叩刺,是本病主要穴位刺激法之一。

张仁教授组穴是以近取、中取为主,共奏补肾疏肝、健脾安神、疏通气血作用。局部皮肤针叩刺时,对于面积较大的部位,采用先横条再竖条(反之亦可)的网格式的叩刺顺序。

十四、颈椎病

【效方】

1. 组成

主穴:天柱、颈百劳、风池、大椎。

配穴:肩井、颈臂、百会。

2. 操作

一般仅取主穴。如牵涉两肩加取肩井,手指麻木加取颈臂,颈性眩晕加取百会。主穴均取 0.30 mm×40 mm 毫针,天柱穴,针尖略向下斜刺,颈百劳为经外穴,位于颈部,大椎穴直上 2 寸,后正中线旁开 1 寸处,略向脊柱方向直刺,风池穴,互相往对侧刺,均反复缓慢的提插加捻转,使针感集中于颈部,并沿颈部传导。大椎穴以 45°向下斜刺,深达 1.2 寸左右,反复提插探寻,直至有酸胀针感顺督脉向下放散。配穴采用 0.30 mm×25 mm 毫针。肩井穴,用一般先行按压,以压痛明显处进针,针至有明显酸胀感行快速小幅度提插加捻转,注意不可过深,针入约 0.8 寸,过深易发生气胸等意外。颈臂穴为一新穴,位于颈部,锁骨内 1/3 与外 2/3 交界处直上 1 寸处。也可先在穴区按压找到压痛点后,垂直刺入,当刺至出现麻胀感向臂膊及手指放射时,即行留针。百会穴,由前向后平刺,有胀重感。上述均留针 20～30 分钟。去针后,大椎穴以三棱针或皮肤针重叩十余下,以大号罐吸拔 10～15 分钟。每周针 2～3 次(拔罐 1 次)。

体会：上方主穴取颈椎上及其周围不同的 3 条经脉的穴位，系"经脉所过，主治所及"的意思。而本方之关键则在于操作，即一定要求取得满意的针感，否则影响疗效。而大椎穴刺络拔罐也颇能提高效果。曾与单用针刺作过对比观察，发现有明显的差异。特别是局部有胀痛或刺痛的患者。配穴在缓解症状上也有较好的疗效。肩井穴亦可针后加罐。颈臂穴，宜直刺不可向下斜刺，也是易引起气胸的穴位。这两个穴位，张仁教授发现一定有在压痛点进针才能引发满意的针感，取得较好的效果。百会穴主要用于颈性眩晕，如效不显时，可在该穴作十字式交叉刺 2 针。如病程长者，可加用电针，分别连接天柱和肩井，连续波（密波），强度以患者可忍受为度。

另外比较常见的，多在中青年白领中因长期案头引发的颈型颈椎病，一般只要取风池、天柱和大椎（针上加罐）即可。

【验案】

案 1. 史某，女，44 岁，职员。2005 年 6 月 14 日初诊。

主诉：颈项强痛、眩晕、指麻 1 年余，加重 1 周。

现病史：患者从事文秘职业，长期使用电脑及伏案工作。多年前即有颈部牵扯不适的感觉，初不以为意。1 年多前出现颈部强痛，且可放射至右侧头顶、眉头及颞侧，右指时有发麻，转动颈部时则出现头晕。近 1 周来，因连续加班，症状加重，已无法坚持工作。曾在某三级医院经 CT 检查，示 T_4、T_5、T_6 明显增生，颈部生理弯曲消失。诊断为颈椎病。经服用多种中西药物及推拿治疗效果显著不显。

检查：颈项不能活动，动则头晕，大椎及右侧肩井部压痛，局部肌肉明显发硬。舌淡有瘀斑苔薄白，脉细涩。

治疗：上穴均取，运用上述手法，并加右侧太阳及攒竹穴，以 0.30 mm×25 mm 毫针直刺至明显得气。取针后在大椎和肩井行刺络拔罐。方法是以皮肤针，重叩局部数十下，以大号抽吸罐吸拔，留罐 10～15 分钟。针后患者顿觉轻松。每周治疗 2 次，十余次后症状消失。1 年后，症情又有复发，但较前为轻。经用前法治疗 5 次，症状又复消失。嘱其不要伏案过久，注意调摄，随访至今未见复发。

案 2. 施某，女，68 岁。2007 年 6 月 28 日初诊。

主诉：左上肢疼痛、左手麻木无力 3 年。

现病史：患者于 3 年前逐步出现左上肢疼痛，之后手臂不能上举，左手麻木无力。无外伤史。被当地医院诊断为肩关节周围炎，用肩部针灸推拿及服中药等均未见效。此次来沪,在多家医院求治亦未见效。某三级军队医院根据,核磁共振(MRI)提示:$C_3/C_4 \sim C_6/C_7$ 颈椎间盘突出压迫硬膜囊,C_4、C_5 水平脊髓信号改变。结合体征症状,确诊为颈椎病,建议立即手术治疗。患者惧怕手术,来张仁教授处求治。

检查: 颈部无压痛,左上肢上举外展后伸均在 $30° \sim 40°$,功能障碍明显。左上肢反射亢进,霍夫曼征阳性。舌淡紫有瘀斑,苔薄,脉细涩。

治疗: 效方去百会,加肩髃、曲池、合谷。重针颈臂,使针感放射至手指。针后在大椎、肩髃以皮肤针重叩,刺络拔罐。针后即感肢痛明显减轻,手麻尚在。间日 1 次针刺。除大椎外,又分别在天宗、肩井穴刺络拔罐。治疗 5 次,左手已可上举、外展约 150°,后伸 70°左右。疼痛消失,麻木亦明显减轻,加合谷穴,改为每周 2 次。前后共治疗 2 月余,除偶有手麻外,其余症状均消失。2008 年 5 月。陪其丈夫来市区治病,特来张仁教授处,诉情况一直稳定,要求再针几次,以防复发。

原按: 第 1 例是张仁教授治疗的大量的颈椎病中较为典型的 1 例。考虑到患者局部压痛明显,肌肉发硬,加之脉、舌都显示有瘀血存在,因此加用刺络拔罐之法。这类患者,刺络可略重一些,出血量宜多一些。针后一般都会感到轻松。刺络的间隔时间,可据人和症情而定,一般每周 $1 \sim 2$ 次,叩刺部位可略作变动。对较轻的颈型颈椎病一般只需针上加拔罐即可。第 2 例是症状表现特殊的病例,症状只出现于上肢而颈部无异常,在治疗上,除了取效方之穴外,可加用局部穴。颈臂一穴对此类患者,有重要作用,针刺激性前,宜先寻找压痛点,用 $0.30 \text{ mm} \times 40 \text{ mm}$ 毫针深刺,使酸胀之感传至肩背,甚至直达手指。多可见效。

【编者按】

颈椎病,又称颈椎骨性关节病,是指因颈椎间盘退行性病变,继发上、下椎体骨质增生,压迫邻近的神经根、脊髓、交感神经、血管所引起的涉及颈、肩、上肢等部位的一系列症状。临床上分为多种类型。其中,颈型是颈椎病中最轻的一型,以枕颈部痛、颈部活动受限、颈肌僵硬及有明显压痛点为主要特征。神经根型临床颇为常见,表现为颈肩疼痛,并放射至臂部或手指,颈部活动受限,重者可指麻无力及耳鸣头晕等症。椎动脉型,以椎基底动脉供血不全,常伴有头晕、黑矇等症状,且多与颈部旋转有关。这三型为针灸主要治疗对象。本病以中老年男性多见。

本病亦归属于中医的痹证范畴,而与《素问·痹论》所述之"筋痹""骨痹"更为相近。针灸治疗颈项痛,首见于《马王堆古医书·足臂十一脉灸经》。现代以针灸治疗颈椎病,二十世纪五六十年代即有少量论文。

上方是张仁教授多年总结的效方,他将主穴加配穴之肩井称为颈五穴,对临床常见的颈型颈椎病效果十分明显。对病程较长者一般配合刺络拔罐,张仁教授主张,可采取肩井与大椎交替进行,出血量的多少可依据病程长短和病情轻重而定。对初学者来说,肩井与颈臂两穴,不可深刺,以避免引发气胸。如针刺颈臂穴有困难,可改用内关穴。

十五、腕管综合征

【效方】

1. 组成

主穴:内关、大陵、三间。

配穴:上 1、上 2。

2. 操作

主穴均取,如效不显时酌加配穴。内关,以 0.30 mm×40 mm 毫针,针尖略向下,进针至得气后,慢慢探寻,使针感向手指放射,继针大陵,用 0.25 mm×25 mm 毫针,针尖亦略向下,宜出现针感向指尖放散;三间穴,以 0.30 mm×40 mm 毫针进针后向后溪方向透刺,用中等强度作 180°捻转,使掌指有明显增加的酸胀感。配穴按腕踝针刺法。留针 20 分钟。取针后,以皮肤针叩刺大陵至出血,每侧用艾条温和灸 5~10 分钟。每周 2~3 次。

体会:本病多因过劳损及筋脉,加之寒湿侵淫,气血瘀滞所致,故取心包经之络穴内关、原穴大陵,以及手阳明之腧穴三间,其意均在于祛寒化湿,活血逐瘀,通经利气。

在操作上,要重视得气和气至病所。但大陵穴针刺时胀痛较为强烈,要预先向患者说明,另外内关和大陵穴,刺至有胀麻感向下传导取可,不可手法过强甚或乱捣乱刺,以免加重神经的损伤。张仁教授体会,针后皮肤针叩刺加灸对一些较重的本病患者来说,十分重要。在叩刺时,宜用中等强度手法,往往渗血较多,以消毒干棉球吸净后再叩,一般要如此三遍。再用灸法。针灸后,多数患者即有轻松之感。如上法效果不显时,大陵穴可改用穴位注射,药物可用维生素 B$_{12}$ 或甲钴胺注射液(均为 0.5 mg/mL),以 1 mL 一次性注射器吸入。得气缓缓注入,每侧穴 0.5 mL。

【验案】

案. 纪某,男,31 岁,公司职员。2001 年 6 月初诊。

主诉:双手麻痛 1 年余。

现病史：患者 1 年前在美国工作时，因每天长时间使用电脑，开始觉双手发胀，继而逐出现手指麻木刺痛，并以夜间为剧，时可痛醒，劳累后症状加重，以至不敢使用电脑。经当地医院用肌电图测试等检查，确诊为腕管综合征。用药物治疗未见效果，建议手术治疗。患者考虑其治疗费用需数万美元，加之术后难以保证痊愈，拒绝手术。在当时已无法胜任工作的情况下，选择辞职回国治疗。回国后，在上海市某三级医院神经科也诊断为本病，保守治疗效果亦不显。无奈之下，经辗转相托，来张仁教授处针灸治疗。

检查：双手局部未见异常，按压大陵穴区时出现明显疼痛，并有触电样刺痛向拇、食、中、无名指放射，舌淡红边有瘀斑，脉略涩。

治疗：以上方治疗，主配穴均取。每周 2 次。首次针后，即感两手轻松异常。为了增强刺激量，从第 3 次治疗开始，加用电针，连接内关、三间，连续波，强度以患者感舒适为度。10 次后，症状已明显改善，叩击键盘可持续 1 小时左右。嘱其不可劳累。20 次后，基本痊愈。他在菲利普驻华公司找到一份工作。因工作较忙，改为每周 1 次，将电针改为大陵穴穴位注射维生素 B_{12} 之法。又治 5 次而获愈。随访 3 年未见复发。

原按：本例为一位留美归国人员，开始抱着怀疑态度来针刺。结果疗效大出其意料。在治疗时，考虑到其症状较重而又病程颇长，故采取主配穴均用，且加用电针、穴位注射之法。须要强调的是，一是要求坚持有规律治疗，该患者十分准时，从不缺席，在治疗期间也遵照医嘱，不使双手劳累；二是各法有机结合，依据不同阶段采用不同方法，如电针改为穴位注射等。

【编者按】

腕管综合征是正中神经在腕管内被压而表现出的一组症状与体征。其临床主要表现为拇指、食指、中指、无名指桡侧麻木、疼痛，以中指为甚。有时可迫使拇指外展，对掌无力，其余手指的感觉功能正常。夜间或清晨症状最重，适当抖动手腕症状可以缓解。多以重复性手部运动特别是抓握性手部运动者多见，近年由于电脑的普及，鼠标、键盘的使用，成了本病的又一个重要的新的病因，使本病的发病率明显提高。

中医学中，本病归属痹症范畴，认为主要由于外伤劳损所致。在我国古医籍中虽无本病名的记载，但在针灸治疗的病症中，腕管综合征，较为类似。现代针灸治疗腕管综合征，虽然最早的临床文献见于 1995 年，但实际上早在 1974 年出版的由上海中医学院（现上海中医药大学）编著的《针灸学》一书中，就已有关于本病治疗的介绍。

张仁教授所提供的针灸处方，在组方上有经穴和腕踝针穴相结合的特点，在操作上主张针刺与穴位注射相结合。张仁教授告诉我们，腕管综合征针灸取效的关键在于大陵穴的操作。该穴针刺时痛感较强，且易引发触电样麻感，如手法不当，可遗留麻刺感而多日不退。故患者不易接受。因此操作时，宜先对穴位进行按压，快速针尖破皮，缓缓送针，微微提插至出现温和的麻感向手心或手指方向放散，即可留针，切不可乱捣猛插。穴位注射以用甲钴胺注射液为佳，维生素B_{12}刺激性较大，尽量避免。另外，我们发现，如能在上方基础上加用艾条悬灸大陵穴，效果更佳。

十六、腰椎间盘突出症

【效方】

1. 组成

主穴：阿是穴1、阿是穴2。

配穴：秩边、殷门、昆仑。

2. 操作

一般以腰痛为主者，仅取主穴，如向下肢放射明显者，加取配穴，均为患侧。主穴阿是穴1系指病变椎体的夹脊穴，阿是穴2系与病变椎体相应的背俞穴，均取此椎体的上、下两穴，共四个穴点。分别选用0.30 mm×(40～75)mm毫针。阿是穴1略向椎体方向深刺1.2寸，阿是穴2成45°斜向椎体深刺入2～2.2寸，以出现有局部明显的酸胀感或向下传导的麻电感为宜；配穴，直刺，至出现同样针感。得气后，均用轻度提捣手法运针0.5～1分钟。留针30～45分钟。阿是穴1和阿是穴2分别连接电针仪，疏密波，强度以患者可耐受为宜。取针后，在腰部四个穴点之间，以三棱针速刺十数下，用大号罐吸拔10～15分钟，出血30 mL左右。急性期隔日1次，缓解期每周2次。刺络拔罐每周1次。

体会：张仁教授最早接触本病是二十世纪八十年代末在荷兰。当时相当多的本病患者因手术后并不能缓解症状而来要求针灸治疗。记得有一位黑人女患者，曾两次手术，结果非但病情没有减轻，反而不能弯腰，取卧位都异常困难。通过十多例患者的治疗，发现针刺对这类手术过的患者效果并不理想，但对未经手术者则有明显的疗效。并逐步总结出本方。本病病机，或因寒湿，或因劳伤，或因外力，致痰湿、血瘀等阻滞膀胱经气，本方取阿是穴1和阿是穴2重在祛痰湿、化瘀血，针后加刺络拔罐，更加强此功能。余穴（包括阿是穴2）为膀胱经之要穴，选以疏调膀胱经经气。本方在国内外应用，多获效。

本方操作的关键在于腰部四针，一要深刺得气，二要针尖二二对应，三要针、电、罐三者结合，才能取得较好的效果。望读者在临床中体会。

【验案】

案. A. Vanludevelde,男,52 岁,职员。1992 年 2 月初诊。

主诉: 右侧腰痛及腿 5 年,加重 1 周。

现病史: 患者 5 年前因车祸伤腰后,出现右侧腰痛,并向右下肢放射。经用药后好转,但一遇劳累或气候变化,即可发作。曾经专科医生检查及拍摄 X 线片确诊为 L_2、L_3 椎间盘髓核脱出症。建议手术治疗。患者因目睹多例类似患者手术预后不理想,因此一直坚持保守治疗。此次因 1 周前钓鱼劳累发作,更较以前为重。不仅右侧腰麻痛异常,且不能久坐久立,走路需人扶行。经介绍请张仁教授治疗。

检查: 痛苦病容,L_2、L_3 椎间盘右侧压痛明显,直腿抬高试验阳性,舌红,苔白微腻,脉沉略紧。

治疗: 取右侧 L_2、L_3 夹脊穴和肾俞、气海俞、大肠俞,再加效方中之配穴,因患者惧针,均用直径为 0.25 mm 之细针,手法亦轻微,得气后,主穴加用电针,因觉疏密波不适改用连续波,频率 4 赫兹,留针 35 分钟。因患者拒绝拔罐,仅用针法。针后,自觉未见症状减轻,反感腰部更为沉重。当时告诉他这是正常反应。患者将信将疑。隔两天后复诊,患者自行开车前来就诊,述第 2 天症状即大为减轻,尤其是右足麻痛消失更为明显。针后加用刺络拔罐。治疗后即觉腰部轻松。之后每周治疗 2 次,在治疗第 8 次时,他特地带来一张照片,是他日前钓起一条半人高之大鱼,并说治疗效果较好。要求其再针两次以巩固疗效,并劝其仍然不可过劳。大半年后,电话随访,未复发。

原按: 这是张仁教授第 2 次赴荷治疗的病例。阿是穴的穴点,一般随脱出髓核的数量而增加,脱出一个髓核各为两个穴点,二个髓核各为三个穴点,依此类推。另外多数病例,针后感觉症状减轻,但也有少数患者反有加重的情况,为也是正常现象。但如果数次不改善,就须考虑取穴或针法是否对路,或者诊断是不是有误。本病容易复发,一定要告诉患者坚持巩固一个时期避免过劳受寒等。

【编者按】

腰椎间盘突出症是腰椎间盘发生退行性变之后,多因外力使纤维环破裂,髓核突出,刺激或压迫神经根、血管或脊髓等组织而引起腰痛并且伴有坐骨神经放射性疼痛等症状为特征的一种病症。多见于男性。本病症患病率高,病程长,是影响人类健康的常见病之一。

中医学称本病为腰脚痛,宋代《针灸资生经》将腰脚痛作为专门症候进行针灸的辨证治疗。现代针灸治疗本病,首见于 1965 年。

张仁教授治疗本病的处方颇有特色：① 主穴的两组阿是穴,一组是病灶相应的夹脊穴,一组是相应的背俞穴。每组穴的数量依据病变情况而定可以是1对,也可以是数对。② 操作上采用长短针刺相结合,背俞穴用长针深刺,方向朝脊柱;夹脊穴短针直刺,两针尖相交于病灶处,使刺激量充分聚焦,起到较好的治疗效果。

十七、膝关节骨关节炎

【效方】

1. 组成

主穴：髌中(内外膝眼连线的中点)、内外膝眼。

配穴：阳陵泉、血海、足三里、梁丘。

2. 操作

主穴中髌中、膝眼,每次任选一穴,两穴交替,余穴均取,配穴酌加1穴。髌中穴针刺时,先令患者正坐,将患膝略前伸约成135°,取0.30 mm×60 mm毫针,与皮表成90°直刺,向委中穴方向缓慢进针至2寸深左右,略加小幅度提插捻转,使关节内有明显酸胀感,留针。内外膝眼用0.30 mm×50 mm毫针,亦与皮表成90°直刺入1.5～2寸,至得气。其余四个配穴,以相同针具分别向膝眼方向进针,用导气之法,使针感尽量放射至膝盖。留针时,髌中或膝眼穴加用温针,方法是：以1寸长之纯艾段,插于针柄上自下方点燃,燃尽更换,一般2～3壮。留针20～30分钟。疼痛明显者,可在血海和梁丘穴加拔罐15分钟,以出现紫黑色瘀斑为度。每周2～3次。

体会：本方为张仁教授的经效方,以对疼痛明显冬季加重者更为适合。髌中为经外穴,但一般专业书籍多不载,为张仁教授所喜用。该穴和膝眼穴均为局部取穴,确可疏膝部经气,起活血散寒的作用而加用温针更可增强此功能。阳陵泉为筋会,足三里、梁丘,属多气多血之足阳明胃经,血海更能活血逐瘀,加之四个配穴又在膝之四周。诸穴合用,可以发挥祛寒活血利膝的协同作用。

针刺时有几点注意：一是针髌中时,针具宜长,坐姿要正确,否则不易进针至满意的部位;二是四围之穴要尽可能使针感向膝盖放散,要达到此点,宜用缓进缓出的导气法,并不断调整针尖的方向;三是对疼痛明显者可增加温针的壮数和拔罐;四是最好在三伏天治疗,也就是冬病夏治伏灸的意思。

【验案】

案. 冯某,女,62岁,退休职工。2005年4月13日初诊。

主诉：双膝疼痛活动不便3年多,加重1周。

现病史：患者自3年前因上下楼锻炼过度，出现双膝部有摩擦音和疼痛，行走不便，上下楼梯时尤甚。经某二级医院拍X线片诊断为双膝关节骨质增生。服用中西药物及理疗后症状缓解，但劳累后或气候变化可加重。2周前，因外出登山扫墓后，双膝又出现疼痛，且行走困难。服用止痛等药物，效果不显。遂来张仁教授处求治。

检查：患者体态较丰，双膝外观略显肿胀。血海穴及膝眼处有压痛明显，尤以血海穴处为甚。舌淡润有瘀斑，苔薄，脉沉细。

治疗：以上方治疗。首次治疗后未见减轻，反觉膝内沉胀感较前更为明显。复诊时，继用上方，取针后，在血海穴以皮肤针重叩出血后以大号罐吸拔，并在双膝眼拔小号罐。留罐10分钟，血海穴处吸出紫血约20 mL。膝眼处瘀斑明显。针后患者，即觉步行转为轻松。继用此法，每周治疗2次（刺络拔罐1次），共治12次后，症状消失。第2年三伏天，她根据编者建议，又来针灸1个疗程。至今未见复发。但X线摄片检查，其骨质增生情况未见改善。

原按：本例患者首次治疗，疗效不明显，考虑可能与病程长，病久必瘀有关，且患者舌质也有瘀象。所以第2次治疗时加用刺络拔罐，果然获效。因此，在具体治疗时，应据症而有所变化。另外，本病患者，在症状消失之后，除了嘱其平时注意保健，如保暖、避免登高锻炼、减重等，有条件者可于每年三伏天针灸1个疗程（3~5次）。值得一提的是，和颈椎病一样，针灸治疗重在消除症状，而难以治疗骨质增生病变。

【编者按】

膝关节骨关节炎是指由于膝关节软骨变性、骨质增生而引起的一种慢性骨关节疾患，又称为膝关节增生性关节炎、退行性关节炎及膝骨关节病等。可单侧发病，也可双侧发病。其特点是初起疼痛为阵发性，后为持续性，劳累及夜间更甚，上下楼梯疼痛明显，膝关节活动受限，甚则跛行。少数患者可出现交锁现象或膝关节积液。关节活动时可有弹响、摩擦音，部分患者关节肿胀，日久可见关节畸形。

本病在中医学中可归属为痹症。在古医籍中，针灸治疗本病多记述为膝痛、膝肿等，首见于《足臂十一脉灸经》。现代针灸治疗本病，首见于1932年，当时名之为鹤膝风。

张仁教授治疗本病，他十分赏用膑中穴，且用长毫针透刺至委中，并配以温针。我们在临床见到不少患者，针后即感轻松。本穴位针刺时，要求患者保持一定体位，即患膝成一定角度，否则不易进针，进针后，更不可随意改变体位，而造成针体变形而引发疼痛、滞针等现象。另外，张仁教授采用主穴温针结合配穴刺络拔罐也是一个特色。

十八、乳房囊性增生病

【效方】

1. 组成

主穴：肩井、天宗、膻中。

配穴：足三里、三阴交。

2. 操作 主穴均取，配穴酌加，均用 0.30 mm×40 mm 毫针。肩井穴，先直刺 0.5～0.8 寸，得气后运针半分钟，再向前方刺入 1 寸左右。天宗穴，先直刺至明显得气后，再向下外方进针至 1.2 寸左右。膻中穴，先向下平刺，再分别向左右平刺，使出现胀重等得气感。配穴用常规针法。留针 20～30 分钟。取针后，主穴均加拔罐 10～15 分钟。每周 2 次。

体会 本法是在张仁教授的导师国医大师郭诚杰教授的经效方的基础上，通过反复实践探索而得。原取穴略多，且屋翳、期门等穴，对初学者定穴、操作有一定困难。故适当作了简化。因本病病机，主要为气滞痰凝。一与肝胆有关，肝脉布于胸胁，肝胆之气郁结，可致乳脉不通；一与脾胃有关，乳房为胃经所过，脾胃运化失常，则可出现痰凝，结于乳部。肩井为胆经之穴，肝胆互为表里，取之以疏肝胆之气，膻中位于两乳之中，取以利胸胁气机，天宗为历代治乳病之要穴，有化气滞消痰核之功。主穴重在治标。足三里、三阴交分别为胃经、脾经之要穴，取之健脾胃、促运化而达到消除乳痰。配穴重在治本。

操作上，除掌握刺法外，注意肩井穴不可深刺，要求向前平刺留针。拔罐法为张仁教授之经验，据二十多年观察，效果较单纯针刺为佳。可能与拔罐能进一步加强理气消痰作用有关。读者不妨一试。

【验案】

案. 汪某，女，32 岁，公司职员。2003 年 5 月 13 日初诊。

主诉：双侧乳房肿块 3 年多，自觉增大及胀痛 3 月余。

现病史：患者于 3 年前，于洗澡时偶然发现双侧乳房上方各有一肿块，无压痛，与周围皮肤不粘连，可以移动。疑为乳房癌。经某三级医院用钼靶、近红外扫描等检查，诊断为乳腺小叶增生病。经用药物治疗，效果不显。但患者因其无明显自觉症状，未再积极求治。3 个月来，出现经前数日出现乳房胀痛明显，经后减轻，生气等情绪变化时胀痛亦较明显等症状。而且发现肿块在不断增大。曾服用中药，效果也不明显。不愿手术，遂要求针灸治疗。

检查：双乳对称，乳头、乳晕及皮色无异常，乳头无溢液。在双乳外上象限及内上象限，分别触及 5 cm×6 cm×2 cm～3 cm×3 cm×2 cm 等大小不等的结节状包块共 3 个。边界尚清，质韧，活动好，与周围组织无粘连。舌质略暗，脉弦。

治疗：以上方治疗。每周 2 次。针 2 次后，乳部胀痛明显减轻，10 次后，症状基本消失，肿块也有缩小趋势。因公事外出停针。返回后，因劳累和办事不顺利，乳痛又作，但较前为轻。继用上方，加肝俞穴。又针 30 多次。症状消失，肿块亦仅存右外上限一处，且明显缩小。停止治疗。约 8 个月后，患者因他病来张仁教授处治疗，告知肿块已全部消失，未再复发。

原按：本例病程较长，症情亦较重，所以治疗时间长达半年之久，中间症状又有反复。而肿块的全部消失，前后要 1 年余的时间。故本病治疗，一般来说，症状轻、肿块小且单一的，效果好，治疗时间短。但对病程长、多发性、肿块较大、症状易反复的患者，取效需一定时间，要求患者能长期坚持；其次，除了针刺，还应对患者进行心理疏导，因本病与情志关系十分密切。

【编者按】

乳房囊性增生病也称乳腺增生病、小叶增生、乳腺结构紊乱等，是一种乳腺导管和小叶在结构上的退行性和进行性病变，属于病理性增生。本病以周期性加重的乳房胀痛和多发性乳房肿块为主要临床特点。本病为妇女最常见的乳房疾病，常发生或加重于月经前期，多发于 30～50 岁。

乳腺增生病，在中医学中称为乳癖，此名首见于《中藏经》。在历代文献中，未能查阅到有关针灸治疗乳癖的明确记载。现代用针灸治疗该病，首见于二十世纪五十年代后期。

其中值得一提的是张仁教授的导师国医大师郭诚杰教授和他的科研团队，通过半个世纪对本病的临床和实验研究，积累了极为宝贵的经验。张仁教授治疗该病的处方是在其导师郭诚杰经效方的基础上适当做了调整，使得操作的难度减低，安全性增加，但同样具有良好的临床效果。

十九、胆石病

【效方】

1. 组成

主穴：肩、胰胆 1、十二指肠、迷根、肝、三焦、神门、胃（均为耳穴）。

配穴：阳陵泉、胆囊穴。

2. 操作

主穴每次取 5～6 穴，可轮用，但肩穴及胰胆穴必取，均以王不留行子贴敷。

即将王不留行子置于 0.7 cm×0.7 cm 的胶布上,贴于上述耳穴,令患者每次饭后 20 分钟按压 1 次,每穴按压 5 分钟,睡前亦按压 1 次,每日共 4 次。每次 1 耳,两耳交替,每周换贴 2 次。配穴于急性发作时加用,可两穴同取,亦可单取 1 穴,均取右侧穴。以 0.30 mm×50 mm 毫针刺入,施捻转加小提插手法之泻法 2 分钟,使有强烈针感。留针至症状缓解。

体会:本方是张仁教授在他人实践的基础上,通过大量临床筛选出来的。选穴组方是按照中西医理论及各穴功能而定,如胰胆、十二指肠、迷根、肝,西医认为均与胆囊相关,三焦、神门,则是依据中医理论中三焦通腑气、神门可定神止痛,而所选肩穴,则为张仁教授经验穴,发现对胆石病患者有良好的镇痛之效。上述耳穴,据对 57 例胆石病患者 B 超下进行耳穴压丸观察,发现确有促使胆囊明显的收缩之作用。急性发作则可加胆经的合穴阳陵泉或胆囊穴,前者为胆经合穴,取合治内腑之意。后者则为近人发现问题的治疗急性胆囊炎的新穴。

本方有一定排石作用,但仅适用于下列患者:① 胆总管结石,其直径在 1 cm 左右,胆管下端无器质性狭窄者;② 肝内胆管多发性结石者;③ 直径小于 1 cm 的胆囊结石,胆囊排出功能较好者。

经张仁教授观察,坚持长期贴压,本方尚有一定的溶石作用。

【验案】

案 1. 林某,男,61 岁,退休教师。1984 年 8 月 16 日初诊。

主诉:急性胁痛反复发作持续 1 年余。

现病史:患者于 1983 年 4 月中旬突发右侧胁腹剧痛,伴呕吐、发烧。急诊住院,经华山医院诊断为胆囊结石病急性发作并发急性胰腺炎。保守治疗后缓解。自此之后,饮食起居稍有不慎,均可诱发类似病证,且需住院治疗始能平复。曾经多处求治中、西医,疗效不显,于今日来张仁教授所在医院的门诊治疗。患者自诉右胁部隐痛不舒,口干苦,大便不爽。既往无其他病史。

检查:B 超显示:胆囊壁毛糙,未见明显增厚,胆囊颈部见数个强光团,最大 1 枚直径 6 mm,均伴声影。胆总管不扩张。舌质淡,苔腻微黄,脉弦。

治疗:取耳穴肩、胰、胆、十二指肠、迷根、肝为主穴,加配穴:日月、丘墟。耳穴均以王不留行子贴敷,即将王不留行子置于 0.7 cm×0.7 cm 的胶布上,贴于上述耳穴,令患者每次饭后 20 分钟按压 1 次,每穴按压 5 分钟,睡前亦按压 1 次,每日共 4 次。每次 1 耳,两耳交替,每周换贴 2 次。日月、丘墟,以 0.30 mm×25 mm 毫针刺入,施捻转加小提插手法之泻法 2 分钟,不留针。亦每周 2 次。体穴仅取右侧。

治疗 3 次后,自述隐痛已消,口干苦亦改善,并从大便中掏出砂石少量。我们将此标本送某研究所作光谱分析,证明为胆结石。至 9 月 23 日,曾发作一次上腹痛,按压耳穴后即行缓解。以 3 个月为 1 个疗程,于 11 月 19 日 B 超复查,未发现结石,停针观察 1 月后,再行 B 超观察,证实结石已排净。

原按:该例患者因胆石病并发胰腺炎,经常反复发作,病情较重,系多发性胆囊结石,最大者直径仅 0.6 cm,属于耳穴压丸之适应证,故以此为主要治法。另外,患者胁痛口干苦,大便不爽,苔腻等症,表明为湿热煎熬,结成砂石,阻滞胁络,使肝胆失于疏泄,故除耳穴外,取胆募日月和胆经原穴丘墟以清利湿热,疏理肝胆,加强耳穴通导之功。

案 2. 王某,男,64 岁,上海人,退休工人。2016 年 7 月 16 日初诊。

主诉:右侧胁肋部胀痛不适 1 月余。

现病史:患者自述有胆囊炎病史 10 余年,当地医院予口服利胆片治疗,服药后自觉好转。然近年来时有发作,每于劳累或饮食不规律后加重。1 个月前,患者因劳累再次出现右胁肋部胀痛,以至不能挺身而立,唯有俯身弯腰方可行动,遂至交通大学附属瑞金医院就诊,查腹部 B 超提示:胆囊在正常范围,胆囊壁毛糙,囊壁厚 2 mm,胆汁透声一般,腔内见几枚强回声,之一直径约 6 mm,其后伴声影。附壁可见一高回声,大小约 8.5 mm×4 mm,后方无声影,改变体位不移动。门诊诊断为"胆囊结石",并予利胆片(每次 6 片,每天 3 次,口服)治疗。服药 1 月患者自觉未见好转,遂停服,并至张仁教授所在的科室求治。刻下,患者情绪焦虑,面色欠华,右侧胁肋部胀痛,胃纳不馨,夜寐一般,二便尚可。

查体:腹软,右上腹压痛,墨菲征(+),无反跳痛,余未见明显阳性体征。舌暗,苔根部稍白腻,脉弦细。

诊断:西医诊断:胆结石。中医诊断:胁痛(肝气郁结证)。治以疏肝理气。

治疗:

体针:主穴:期门、章门、阿是穴(右腹部患者自述胀痛明显处)、胆囊穴。

配穴:天枢、足三里。

耳穴:肩、肝、胰胆、胃、内分泌、神门、支点、耳迷根。

操作:患者取仰卧位,常规消毒后,以 0.25 mm×40 mm 一次性不锈钢毫针针刺,其中期门、章门、天枢均取右侧,针尖向下直刺,深 0.8~1 寸,施捻转泻法;足三里取双侧,直刺 1.0~1.2 寸,施捻转补法;在胆囊穴范围按压患者感明显酸痛处以双针斜刺深 1.0～1.2 寸,取提插泻法,且针尖略向上取逆经为泻。阿是穴直刺 0.8～1 寸,捻转泻法。以上诸穴皆得气后,留针 30 分钟。每周治疗 2次。耳穴王不留行贴压,嘱患者于每顿饭后 20 分钟,每穴按压 5～10 分钟,力度以有胀痛感并出现局部潮红为佳。每次贴压 1 耳,两耳交替。

2016 年 7 月 30 日复诊,患者自觉右侧胁肋部仍有隐隐作痛,遂于原法基础上在起针后于隐痛处拔罐,并留罐 10 分钟。至 2016 年 8 月 3 日复诊时,患者诉胁肋部胀痛明显好转,可挺身行走,胃纳亦转佳。8 月 8 日第 7 次就诊时,胁肋部已无不适,遂以原方行巩固治疗 1 次后停止治疗。后患者 2016 年8 月 23 日至瑞金医院复查 B 超提示:胆囊在正常范围,胆囊壁稍毛糙,囊壁厚2 mm,胆汁透声一般。附壁可见一高回声,大小约 8 mm,后方无声影,改变体位不移动。

原按: 本案中所用处方以局部配合远道取穴。期门穴为肝之募穴,是肝经之气汇聚之处,通过针刺该穴,可由经络传导直接疏导肝气。章门穴属足厥阴肝经,又为脾之募穴,八会穴之脏会,聚集并调节五脏精微,故取之以调理五脏,理气散结。胆囊穴是近代新发现的经外穴,对胆囊疾病有特异性的治疗作用,针刺胆囊穴可以增强胆囊收缩,并使胆总管出现规律性收缩,蠕动明显增强,且有良好的阵痛作用。阿是穴疏导局部气机,增强镇痛效果。另"六腑以通为用",故配天枢以增理气之功。加下合穴足三里既可调理脾胃以增患者食欲,又可通降腑气以消胀痛。局部加拔火罐以增强疏通气血止痛之效。

【编者按】

胆石症是目前临床上的常见病及多发病,在普通人群中的发病率为 1%～10%,且有逐年上升的趋势。目前本病的西医治疗仍以手术为主,外科手术不仅为患者机体带来较大损害,且有较高的并发症的发生率,尤其是对老年、肥胖或伴有多个脏器功能损害的患者有更大的危险性。

本病祖国医学属于"胁痛"范畴。古代,针刺治疗胆道疾病在《针灸甲乙经》即有记载。现代于 1959 年首次报道针刺治疗本病。

张仁教授治疗本病的主要特点是以耳穴为主穴。早在 20 多年前张仁教授曾以耳穴压丸为主进行了较大样本的临床研究。通过观察大量临床病例并结合B 超,发现耳穴对胆系舒缩功能的影响,不仅能有效的消除胆石病症状、控制其发作,而且还具有良好的排石和一定的溶石作用。他以《耳穴压丸对胆系排石及舒缩功能的影响——附 57 例临床分析》一文,将他的成果发表在《中医杂志》上,并在此基础上总结了上述 8 个耳穴。耳穴按压治疗不仅有效、安全,而且操作简便,患者可带回家中随时随刻按压刺激,起到持续的治疗作用。

二十、子宫内膜异位症

【效方】

1. 组方

主穴：阿是穴（尾骶部）、次髎、地机、气海。

配穴：血海、三阴交。

2. 操作

一般仅取主穴。先取伏卧位，针次髎，以 0.30 mm×50 mm 毫针，深刺至针感向会阴部放散，继取仰卧位针地机、气海，得气后用泻法，气海与地机（一侧）加用电针，连续波，频率 4 赫兹，强度以患者可耐受为度。留针 30 分钟。去针后，复取伏卧位，以三棱针或皮肤针重叩刺阿是穴或次髎，以大号罐吸拔 12～15 分钟，出血 20～30 mL。每周 2 次，3 个月为 1 个疗程。

体会：本方以活血利气逐瘀为主。次髎，为膀胱经穴，八髎之一，是理下焦之要穴，加任脉之气海，利气而行血；地机，为脾经之郄穴，可理血活血而止痛。血海、三阴交均属脾经，取之亦重在加强统血行血之功。阿是穴刺血，意在逐瘀止痛。

操作上以刺血拔罐、针刺、电针相结合。其中刺血拔罐是重要的一部分，出血量一般宜多，当然也应因人、因病情而异。

【验案】

案. 姚某，女，43 岁，银行职员。2003 年 7 月 12 日初诊。

主诉：行经腹痛 10 余年，加重 4 年余。

现病史：患者有痛经史，以往症状较轻，近 4 年来不断加重。开始时，疼痛以下腹部为主，逐渐转移到腰骶部，且常放射至肛门和会阴部。疼痛呈阵发性，发作时十分剧烈难以忍受。经上海市某妇科医院用 B 超及腹腔镜检查，确诊为子宫内膜异位症。曾用中西药物治疗，效果不显著，患者惧怕手术治疗，经同事介绍，前来张仁教授处试用针灸。

检查：面色偏暗，舌质紫有瘀斑，脉沉细。

治疗：取次髎、气海、三阴交、血海。先俯卧位针次髎，得气不留针；继取仰卧位，针其余穴位，得气后接通电针仪，连续波，频率 6 赫兹，30 分钟。针后，自觉症状减轻，发作次数减少。但治疗 4 次后，又有复发之势。在第 5 次针刺时，在治疗过程中，腹痛突然发作，且异常剧烈，无法继续留针。当时询及，正值经期，经行量少色暗有块。结合舌象，表明血瘀明显，考虑到疼痛又以腰骶部为主，故当即去针,令患者再作俯卧位,在阿是穴(尾骶部)以皮肤针重叩出血,以大号罐吸拔。约3分钟之后,腹痛竟霍然消失,患者如释重负,笑逐颜开。之后,即以本法为主进行治疗。每周2次,不计疗程,共治疗半年左右,症状完全消失,内膜移位囊肿明显缩小。

原按:此为张仁教授首次治疗的子宫内膜异位症患者。当时组方的意图是,根据本病气滞血瘀的病机,以利气活血止痛为法。结果只能一时起效。后从舌质、经量及病程久,考虑到应着重祛瘀,于是加用刺络拔罐之法,竟获良效,为始料所未及。本效方即以当时治疗的处方为基础。之后,以本方治疗多例,均取得良好的效果。无独有偶,最近亦报道有医者单用次髎穴刺络拔罐治愈本病的案例(《中国针灸》2008年第1期)。以上内容均表明中医学的传统理论确能较好地指导临床实践。

【编者按】

子宫内膜异位症(简称内异症),是指子宫内膜组织在子宫腔以外的部位出现、生长、浸润、周期性出血,或引发疼痛、不孕、结节包块等。其临床主要表现为疼痛(包括痛经、慢性盆腔痛、性交痛等)、不孕、月经异常、盆腔包块等。其虽为良性病变,但具有类似恶性肿瘤远处转移和种植生长能力。内膜异位最常见的种植部位是盆腔脏器和腹膜,其中以侵犯卵巢者最为常见,也可出现在身体其他部位。

子宫内膜异位症属于中医"血瘕"范畴。针灸治疗首见于《素问·骨空论》篇。

张仁教授处方的活血行气祛瘀力量强,对"不通则痛"者效果最为理想。

已有的实践表明,针灸在本病症缓解症状、调经助孕、改善痛经症状等方面疗效突出。因此,本病可列入新的针灸病谱。

二十一、子宫下垂

【效方】

1. 组成

主穴:子宫、秩边。

配穴:关元、气海、三阴交。

2. 操作

主穴均取,配穴酌加。先针秩边,以与皮肤成80°向内向下进针,缓缓送针至3～4寸,当患者觉下腹部或会阴有针感后,术者拇指向前、食指向后,缓慢而有力地捻转3～5次,此时患者多有子宫上提之感。然后出针,令患者取仰卧位,再针子宫穴,用 0.30 mm×(60～75)mm 毫针,向曲骨方向作 30°斜刺,进针 2.2～2.8 寸,亦用上法施捻转法,使患者有子宫上提感。继刺余穴,得气后施补法 1 分钟。通以电针,断续波,频率 1 赫兹,以见腹部肌肉收缩为度,电针 20 分钟。每周针治 2 次。

体会: 子宫脱垂多因气虚下陷,收摄无权;或冲任不固,无力系胞所致。故取三阴交、气海以健脾益气;关元为足三阴与任脉之会,且系冲脉之源,更能调补气血,固益冲任。从理论上看,本方应当以此三个穴位为主穴。但就张仁教授实践而言,上述三个穴位重在治本,而本病症则应标本兼治。在早期,治标更为重要。因此将子宫、秩边列为主穴,目的就在于此。子宫,为经外穴,首见于唐代《备急千金要方》,当时即用于治疗子宫下垂;秩边,为张仁教授治疗中度以上子宫脱垂常用之验穴,配合子宫穴,常可收脱垂宫体即时上升之效。

在操作上,采取手法和电针同用。手法的关键在于,患者应有即时的子宫上提感。施用捻转手法时,要缓慢柔和,不可粗暴。如未能获得上提针感,亦不宜强求。加用电针,有助于提高和巩固效果。一旦子宫上提后,着重用配穴治疗采用补法为主。另外,患者在治疗期间及痊愈后,还应注意调摄。

【验案】

案. V. Manon,女,35 岁。1993 年 4 月 8 日初诊。

主诉: 子宫脱垂 3 年半。

现病史: 患者于第 1 次分娩后,即有轻度子宫下垂,在生下第 2 胎后症状加重,自觉有物脱出于阴道,并伴有尿失禁。经妇科检查,诊断为子宫Ⅱ度脱垂、膀胱下垂。近来身体日渐消瘦,困乏无力,畏寒,大便尚正常。

检查: 形体瘦削,妇科检查:子宫Ⅱ度脱垂。舌淡胖边有齿痕、苔白,脉沉缓。

治疗: 用上方治疗。开始以主穴为主,每次取两配穴(一腹部穴加三阴交)。针刺 2 次后,患者自觉症状消失,妇科检查子宫已明显回缩。患者即外出度假半月,结果症状复发。嘱其坚持治疗 10 次,并注意休息。10 次后,经妇检已完全恢复。又巩固针治 5 次,以配穴为主。

原按: 此为张仁教授旅居荷兰期间的一个案例。该患者因子女生育较多所致。当地医院主张手术,因其丈夫在张仁教授处戒烟成功,故动员其前来一试。开始疗效颇佳,自行取消第 3 次预约,导致复发。根据张仁教授经验,针灸治疗往往能迅速取效,但对一些病程较长的患者,有一个巩固过程,而且会有反复。因此,一是要求患者坚持治疗,不可浅尝辄止;二是在组方取穴上,要依据不同阶段有所变化,不可死守成方。

【编者按】

子宫脱垂是指支撑子宫的组织受损伤或薄弱,致使子宫从正常位置沿阴道下降,子宫颈外口坐骨棘水平以下甚至子宫全部脱出阴道口外的一种生殖器伴邻近器官变位的综合征。根据其脱垂的程度分为三度。子宫脱垂患者平时就会有腰酸背痛,严重时还会拖累膀胱及直肠,而会有频尿、小便解不干净或大便不顺畅之感。

子宫脱垂在中医学中称为"阴挺""阴茄""阴疝"等。针灸治疗阴挺,首见于《针灸甲乙经》。现代用针灸治疗子宫脱垂的早期资料见于二十世纪五十年代后期。

张仁教授治疗该病的特点是:一是中取、近取为主,包括腰臀及下腹部穴;二是深刺,秩边进针3～4寸,子宫进针2.2～2.8寸,要注意进针角度;三是强调针感,秩边和子宫穴行手法时子宫有上提感效佳,但手法必须轻柔,此针感如未引出亦不得强求。

张仁教授指出,针灸治疗本病,主要对象是Ⅰ度和Ⅱ度脱垂的患者。应该注意的是,子宫脱垂并发感染者,应先控制感染,然后进行针刺。而对有严重腹水、门静脉高压,下腹部患恶性肿瘤者则不宜针刺。

二十二、小儿脑病后遗症

【效方】

1. 组成

主穴:运动区、额区[距前额发际上 2 cm 处,两侧大脑外侧裂的表面标志(分别自左右外眼角向后 3.5 cm 再向上 1.5 cm 处)之间的区域]、四神聪、百会、强间、脑户、风池、大椎。

配穴:上廉泉、曲池、内关、合谷、阳陵泉、足三里、三阴交。

2. 操作

主穴为主,配穴据症而加。以 0.30 mm×(25～40)mm 毫针,运动区按头皮针常规刺法;额区,取 5 根针,成扇形分开排刺,从前向后平刺,进针约 0.8 寸;四神聪,针尖向百会方向刺;百会、强间、脑户三穴风池,循督脉向后,浅针卧刺,进针 1 寸。上述头穴针刺时,均要求刺至帽状肌腱下后再进针至所需之深度。风池向鼻尖方向刺;大椎略向下斜刺。配穴,语言不利加上廉泉,针尖刺向舌根方向,反复提插数次去针;其余穴位按常规针法。运动区接电针仪,用连续波,频率4～5 赫兹,强度以患儿可耐受为度。留针时间。头部穴(包括头穴电针)1～1.5

小时,肢体穴位 20～30 分钟。每周 2～3 次。

体会:本方为张仁教授长期临床试验的积累。头穴中,运动区和额区分别为焦顺发和林学俭所发现,对改善由于中枢性病变所致的肢体功能障碍有显效;经外穴四神聪,是治疗脑部多种病症的验穴;百会、强间、脑户为方幼安先生总结之"头三针",专用于治疗各类脑病;风池为足少阳与阳维之会,有醒脑利窍之功;大椎,为手足三阳与督脉之会,能升阳健脑;上廉泉,经外穴,专用于语言障碍;其余穴位,均用以恢复肢体功能。

在操作上,关键在于头部穴位久留针,一般电针可持续 1～1.5 小时,一般针刺可留针 2～5 小时。

【验案】

案. 姜某,男,6 岁。1976 年 5 月 16 日初诊。

主诉:(家人代诉)自幼不能站立,说话不清至今。

现病史:患儿出生时因难产,发生苍白窒息,经吸氧抢救后脱险,半岁时曾高烧惊厥过 1 次。随着年龄增长,逐步发现双腿不能站立,构言不清。曾经新疆医学院附院诊断为脑缺氧后遗症。用中、西医药物治疗多年无效,特就诊于张仁教授所在科室。

检查:患儿智力正常,构音不清,舌系带正常,双腿外观基本正常,扶着可站立半小时以上,独自站立仅 10 秒钟左右,扶行呈剪刀步态。患儿面色萎黄,身体瘦削,精神尚可,舌淡苔薄,脉略细。

治疗:取头针运动区(上 1/5)、足运感区。配加上廉泉、风池、阳陵泉、足三里、三阴交。头针刺激区通脉冲电,频率 240 次/分,强度以患儿耐受为度,通电15 分钟。余穴以捻转加小提插补法,每穴刺激 1 分钟。每日 1 次。

针刺 5 次,无效。第 6 次开始,电针头针刺激区持续 1 小时,余穴刺法同上,第 10 诊时患儿即可独自站立 10 余分钟。针刺 15 次,患儿可站立半小时,并能步行 1 米左右。之后,隔日 1 次,不计疗程,嘱家长配合功能锻炼,治疗 3 月,可独自步行 500 米左右不摔倒。但构言不清改善不明显。

原按:该例患儿因属脑缺氧后遗症,系中枢神经损伤,故以头针为主;但面色萎黄,肌肉瘦削,证乃脾胃虚弱,取足阳明之合足三里,足三阴之会三阴交以补脾健胃;加上廉泉增音,风池健脑,阳陵泉壮筋。先针 5 次,因效不显,后将头针电刺激从 15 分钟延长至 1 个多小时,产生意想不到之疗效,这表明对该类患儿应加长刺激时间。在以后实践中,屡试不爽。这对临床具有一定的指导意义。

中医治疗痿证有"独取阳明"之说,而事实上,除采用阳明经穴外,也须用其他阳经乃至阴经穴,且根据现代医学知识以针刺头穴为主。因此,张仁教授觉得在临证中应当遵古而不拘泥于古。

【编者按】

小儿脑病,包括各类脑炎、严重的脑膜脑炎及脑发育不全、精神迟滞等病症。由于预防或治疗不及时,多可出现后遗症状。这些症状在临床上可表现为以下几类:智力障碍:又称精神发育迟滞。肢体瘫痪:可分中枢性瘫痪(即单肢或多肢痉挛性瘫痪)和锥体外系性瘫痪。临床以出现无目的、不自主的动作为特征,包括共济失调、步态不稳、快慢变轮换动作差等三种。其他神经、精神改变:诸如失语或口齿不清,视觉或听觉丧失或减退,吞咽困难,出现抽搐或癫痫样发作等症状。

小儿脑病后遗症在中医学中无同类病名。一般归属于"手足拘挛""痿症""耳聋""目盲""痴呆""五迟五软"等范畴。针灸治疗本病症,《素问·痿论》中对热病瘫痪期的一些肢体运动障碍等证,提出了"治痿者独取阳明"的治则。虽然"痿症"所指范围较广,但也应包括小儿脑病的瘫痪症状在内。现代关于小儿脑病后遗症针灸的治疗,早见于二十世纪五六十年代。

张仁教授治疗本病已有40多年经验。首先,从所定的效方就充分体现他善于博采众长、熔为一炉的特点:针对脑病复杂难治,主穴中的头穴就组合了焦氏(焦顺发)、林氏林学俭头皮针穴,方氏头三针及经外穴四神聪四种穴区,以充分发挥各种穴位的主治作用。其次,根据小儿不易配合而又要达到足够的刺激量的难题,张仁教授特别强调,体穴宜强刺激短留针;而头穴应当深留针,长留针。深留针:即将针深刺至帽状肌腱再透至所需深度;长留针:可留4~5小时,以维持疗效。

二十三、遗尿

【效方】

1. 组成

主穴:秩边、水道、中极、三阴交。

配穴:夜尿穴(小指指端横纹中点)。

2. 操作

主穴秩边每次必取,水道、中极可交替取用也可同取,视症情而定。配穴可酌加。秩边穴,取(0.25~0.30)mm×(75~100)mm毫针,两针同进,针尖略向内而与皮肤呈85°,缓缓进针至酸胀感传至会阴部,以雀啄法略运针半分钟左右取针;继针水道、中极,针尖略向下,缓慢提插探寻,使针感亦向生殖器放射。用小幅度提插结合捻转的平补平泻法运针 1 分钟，三阴交直刺用同样手法。夜尿穴，以 0.25 mm×13 mm 毫针直刺 0.1~0.2 寸。均留针 15~20 分钟。留针期间运针 1~2 次。每周 2~3 次。

体会：此为长期总结的一个效方。关键在于秩边穴的刺法。该穴用针，可依据患儿的高矮胖瘦决定针具的长短。对针法熟练者，可左右手持针同进，一般也可分别进针。针刺时一定要掌好针尖的方向，如出现针感向下肢放射，应当略提针再偏向内侧进针；如只有局部针感，表明针刺深度不够，宜继续进针。只有出现向会阴或小腹部的针感后，疗效才会满意。腹部穴也要求出现向生殖器放散的针感。对疗效不佳，或针感不够满意者，可加用电针，用连续波（疏波）或疏密波。本法对病程短、症情轻者多在 5 次内见效；反之，治疗时间要长一些。但一般要求再巩固一段时期。配合治疗也十分重要，如晚餐少喝汤，刚开始治疗时，夜间定时叫醒排尿等。

本方不仅能治疗功能性遗尿，而且对骶椎隐裂所致的排尿障碍和女性尿道综合征也有较好的效果。前者用本方即可，编者曾治疗多例少年患者，多能根除；后者可加次髎，以 0.30 mm×50 mm 毫针深刺，也要求出现向会阴部放射的针感，本穴针刺操作对初学者有一定难度，要求反复实践。

【验案】

案. 朱某，女，26 岁，公司职员。2003 年 7 月 11 日初诊。

主诉：自幼夜间遗尿至今 20 余年。

现病史：患者自幼经常在睡眠中小便不能自行控制，每夜或隔夜 1 次。曾服中西药物无明显效果。也用针灸治疗过，开始尚能控制，但后来又出现反复。经多方检查，未能查见任何器质性病变。目前每周发作 1~2 次，如工作一紧张，遗尿次数即增加。患者因患此病而不敢恋爱结婚，而且因工作需要经常到外地出差，精神压力十分沉重。患者已失去治疗信心。此次因其母因腰腿痛在张仁教授处治疗获效，坚劝其来试治。

检查：患者精神沉郁，面色㿠白，腰部有压痛，舌淡略暗边有齿痕，脉细。

治疗：取秩边、肾俞、关元、气海、水道。取 0.30 mm×100 mm 毫针，分别从左右秩边按效方所述法缓缓进针，患者即感一强烈的酸胀之气直窜会阴部及小腹，因患者惧痛，故略运针不留针；继以 0.25 mm×40 mm 毫针针肾俞，至局部酸胀后，以捻转加小幅度提插补法行针 0.1 寸，取针，嘱患者取仰卧位，以肾俞同样针具针其余穴位，使各穴针感均向生殖器放射后，行同样手法，各半分钟。以双侧水道为 1 对；关元、气海为 1 对，接通 G6805 型电针仪，连续波，60 次/分。

留针 20 分钟。每周 2 次,经 8 次治疗,未见遗尿。因公事出差停治 1 周,亦未见发作。继续针刺 10 次,获得痊愈,追踪至今未复发。

原按:遗尿多为小儿,但张仁教授也治疗过多例成人患者,同样有效。本例患者,因病程相当之长,且有面色㿠白、舌质淡边有齿痕、脉细等症,为肾气不足之表现,肾气虚则膀胱开合失司;所以,取穴上增加肾俞、关元、气海,手法采用补法,意在培补肾气,而使膀胱开合有序。保留原方水道穴,目的在于加强通调水道之功。用电针,是考虑到患者病程较长之故,以增强刺激量。结果效果明显。不久前,患者因腰肌劳损来张仁教授处求治,诉本病 4 年多来一直未发,只是偶尔在睡梦中会出现遗尿的感觉,但从未能实际发生。并已于 2005 年结婚,生活美满。

【编者按】

遗尿,俗称尿床,系指 3 周岁以上小儿,睡眠中小便自遗,至醒后方觉的一种疾病。重者可每夜 1～2 次或更多,其特点是膀胱一次排空。

在中医学中,在《素问·宣明五气》篇就有关对遗尿症的论述,而明确提出与本病症相类似的尿床,为《诸病源候论》。针灸治疗遗尿,虽在《黄帝内经》中即有记载,但以夜间遗尿为特征的针灸穴方,则首见于《备急千金要方》。现代针灸治疗遗尿症,在二十世纪五十年代初,就有人作了临床观察。

张仁教授治疗小儿遗尿有 3 个特点:① 取穴上采取臀部穴、腹部穴和手部的手针穴相结合,即中取为主,结合近取,配合远取,这也是张仁教授处方组穴的一贯风格和特色。② 针刺上,强调气至病所,即无论臀部穴还是下腹部穴,均要求针感达到会阴部。③ 进行心理治疗,鼓励安慰患儿,提高其信心。

二十四、耳聋耳鸣

【效方】

1. 组成

主穴:① 完骨、下关;② 听会、翳风。

配穴:晕听区、会宗、中渚。

2. 操作

主穴每次 1 组,配穴每次取 1 穴,两穴轮用。主穴取患侧穴位,配穴双侧同取。第一组主穴刺法:完骨穴,嘱患者正坐,头略向前倾,选用 0.30 mm× 60 mm 毫针。进针时,针体与颈部呈 60°夹角,向同侧目外眦进针,进针速度宜慢,如遇阻力,可略退针再变换方向刺入,深达 2～2.2 寸,至患者自觉耳内有麻、胀、痒、热感或耳内有鸣响感、豁然开朗的通气感为得气,如没这一针感,可反复探寻。直到有满意针感为止。用平补平泻快速捻转加小提插法0.5～1分钟，至针感强烈后留针。下关穴，令患者闭嘴，摸得凹陷处后，以0.30 mm×50 mm毫针针尖向后耳屏方向成25°～45°斜刺入，进针1.5～1.8寸，以局部和耳道内有明显胀痛感为度，亦用上述手法半分钟。第二组主穴，均用0.25 mm×(40～50)mm毫针。听会穴，令患者略张嘴，快速进皮，略停顿，针尖略向后斜，继续快速直刺进针，深度1.2～1.4寸，以耳道内有明显胀痛感为度。翳风穴，用左手稍提起耳垂，右手执针斜向内上进针1.5～1.8寸深，使耳内发胀，如有风行为度。配穴以0.30 mm×40 mm毫针，晕听区针入帽状肌腱后平刺入1.2寸；余穴，针尖略向肘部方向刺入，得气为度。留针期间，两个主穴为1对，分别接通电针仪，连续波，频率2赫兹，强度以患者可耐受为度。通电30分钟。每周治疗2～3次。

体会：本方是张仁教授根据辽宁针灸家王乐善教授应用完骨穴治抗生素中毒性耳聋的经验结合张仁教授的实践总结而成。本病的病因，多因六淫外袭、药邪毒害、情志失畅等致经气不宣，气血瘀滞，耳道被阻，清宫受蒙，而失聪明。完骨、下关虽分别为足少阳胆经与足阳明胃经经穴，但通过气至病所手法，使针感直达耳内，而起通经利气、发蒙振聩之效。会宗、中渚分别为手三焦经之郄穴与输穴，该经之一支入耳，故取之以通耳窍。一般病程短者、症状重时，多取会宗或两穴均用。

本方的关键在主穴的操作。初针者，宜反复探寻，动作要轻，如遇阻力，可略变换方向。如难以达到满意针感，也不必强求，逐步在实践中熟练。

【验案】

案1. 李某，男，53岁，公司职员。2004年11月8日初诊。

主诉：两耳失聪3周。

现病史：该患者1年来时有耳鸣，伴腰酸乏力。最近，因工作劳累，复又发怒，症状加重。上月闻爆竹声后，出现左耳闷，听力下降，次日两耳听力基本丧失。到五官科就诊，听力计纯音测听检查，双耳平均听阈均在80分贝左右。双耳鼓膜无异常，拟诊"神经性耳聋"，给予药物治疗。但至今耳聋不减，故转来求助于针灸法。

检查：烦躁焦虑，两耳听力基本消失。舌质红，舌苔薄，脉弦紧。

治疗：按上法效方操作，每周3次。第一次针后，耳闷减轻，隐约有听力。第三次针后，左耳已能听到较大声音。10次后，双耳听力明显恢复，听力计纯音测听检查，双耳平均听阈分别提高20分贝，但偶有耳鸣、头晕。改为每周2次，又治疗20次后,听力基本恢复(因患者不愿意再作听力测听检查,缺乏具体数据),耳鸣、头晕未再作。

原按: 本例治疗较为及时,针感亦十分明显,可能是取效较快较明显的原因。感音性耳聋,情况较为复杂,经编者长期观察,效方不仅对类似本例的患者有效,对不同原因所致者也有一定效果,关键在有一定基础听力和及时治疗;但对全聋者或病程过长者,疗效差。

案2. 季某,女,51岁。2003年4月28日初诊。

主诉: 两耳鸣响2年余。

病史: 2年前起,耳鸣偶发,逐渐频繁,每遇劳累加重。今双耳蝉鸣不息,入夜尤甚,心烦难寐。平素时有头晕目眩,易健忘,腰酸。由于鸣响,妨碍听力。前往五官科检查,诊断为神经性耳鸣,服用中西药治疗,疗效不显,转来针灸治疗。

检查: 一般状态良好,形体偏瘦。舌质红,苔薄黄,脉细数。

治疗: 以上方治疗,主配穴均取。首次针刺,当针听会出现强烈胀痛后,患者即感耳鸣减轻,但取针不久即恢复原状。针刺4次后,白天耳鸣明显减少,但夜晚因入睡难,耳鸣仍不断,故除原方外,加印堂穴与百会穴,并作为1对,接电针仪,另加针神门穴。当晚,睡眠好,耳鸣减轻。继续针治10次后,听力恢复,耳鸣基本消失,其他兼症亦减轻。共治疗20次,耳鸣及其他症状均消失。随访2年,耳鸣未见复发。

原按: 耳鸣指患者自觉耳内有鸣响之症,分虚实两证。实证多因邪气壅实,虚症多因脏腑虚损,以肾虚多见。两证均以效方治疗。本例为肾虚所致的虚症耳鸣。取听会、翳风,以疏调局部经气,通利耳窍;风池是利五官七窍之要穴,编者多用以头面五官之病;太溪是肾之原,以滋肾水、益肾气。

在操作上,主穴是关键,也就是必须使针感进入耳内。一般而言,如果首次针刺,当针感进入耳内后,患者即感耳鸣减轻,往往效果较好。

【编者按】

耳聋是指听力减退或听觉丧失的一种病症。多是由于先天性或后天性原因引起的耳蜗、听神经和听中枢的病变,使传入内耳的声波不能感受而致。从总体上耳聋可分为感音性耳聋、传导性耳聋和精神性耳聋三大类。耳鸣,指人们在没有任何外界刺激条件下所产生的异常声音感觉。如感觉耳内有蝉鸣声、嗡嗡声、嘶嘶声等单调或混杂的响声。其中感音性耳鸣常伴有听力损失。耳鸣的严重程度及发生率与听力损失有明显关系。感音性听力损失越重,越易产生耳鸣。针灸多用于治疗感音性耳聋、耳鸣。

本病归属于中医耳聋、耳鸣范畴。针灸治疗耳聋,在《足臂十一脉灸经》中即已有记载。近现代用针灸治疗耳聋耳鸣,早在 1927 年就有文章发表。

张仁教授治疗耳聋、耳鸣在操作上强调两点:① 完骨穴的长针透刺,获得满意的针感是关键,对初学者来说有一定难度,要反复学习掌握;② 耳部穴如听会等,针刺时痛胀感较强,因此取穴准,针刺速度快十分重要,要求破皮后,一针到位,耳内立即有强烈的胀痛感。张仁教授根据其长期观察,还发现,凡是首次针刺即感到听力略有增加或耳鸣稍觉减轻者,其疗效往往较好。

二十五、过敏性鼻炎

【效方】

1. 组成

主穴:迎香或鼻通(鼻骨下凹陷中,鼻唇沟上端尽处)、印堂、风池。

配穴:曲池、血海。

2. 操作

主穴必取,其中迎香、鼻通,每次取 1 穴,两穴交替;配穴用于过敏体质明显者。主配穴均用 0.30 mm×(25~40)mm 毫针。迎香或鼻通穴,针尖朝向印堂方向沿皮斜透刺,进针 0.8~1.2 寸,至鼻腔有明显的发胀感为宜。印堂穴,以提捏法进针,先直刺入 0.2 寸,得气后针尖向下,沿皮下慢慢进入约 1 寸,用捻转结合提插,使针感到达鼻准头,内及鼻腔。风池向鼻尖方向进针,进针 1.2~1.5寸。配穴,针尖略向上直刺,直刺至得气。每穴施捻转加小幅度提插平补平泻之法,继而风池与迎香(或鼻通)为 1 对,接通电针仪,连续波,强度以患者可耐受为宜,持续 30 分钟。在针至 20 分钟时,大椎针上加拔一大号罐。每周 2~3 次,10次为 1 个疗程。

体会:本方曾用于数十例过敏性鼻炎,均有明显效果,特别是青少年患者。过敏性鼻炎相当中医的鼻鼽,多因肺经虚寒所致。迎香穴是阳明大肠经穴,肺与大肠相表里,又位于鼻旁,有通鼻窍、散风寒,是治鼻病的要穴;鼻通,是近代发现的治鼻病的经外验穴;印堂,虽属经外穴,实际位于督脉之上,督脉通过鼻部,取此有"经脉所过,主治所及"之意。风池,重在祛风而利五官;大椎为诸阳之会,重在温经散寒;曲池为手阳明之合,大肠与肺脏为表里,取之也可温补肺气;血海为脾经穴,取之健脾补肺敛气,含益土培金之意。

除组方外,本病取效的另一关键在操作,张仁教授体会,首先,迎香、鼻通、印堂三个穴位必须使针感到达鼻部。其次,要求针刺、脉冲电和针罐三结合。

【验案】

案. 袁某,女,23 岁,大学生。2003 年 11 月 17 日初诊。

主诉: 鼻痒、鼻塞、流清涕反复发作 4 年。

现病史: 自来沪读大学以来,每于季节变换或受凉即觉鼻痒,而连续喷嚏,阵阵发作,晨起尤剧,随即流清涕,鼻腔堵塞,发作频次逐渐增多。耳鼻喉专科检查示鼻黏膜苍白、水肿、鼻窍内有清涕。确诊为过敏性鼻炎。虽经诊治,服用多种药物,但效果欠佳。今入秋以来,喷嚏频作,鼻窍奇痒,兼有头昏沉重、鼻塞、溢清涕,全身倦怠。因持续发病,影响休息学习,特来求治。

检查: 一般情况可,气短音低,面白,舌淡苔白边有齿痕,脉细弱。

治疗: 按上法主、配穴均取。针后患者即觉鼻腔通畅,头重缓解。每周 3 次,经 1 个疗程的治疗,症状明显减轻,又 1 个疗程的巩固治疗,除偶尔喷嚏外,诸症消失,告愈。2 个月后,因受寒,喷嚏阵作,担心再次复发,次日赶来就诊要求针治,予以针刺大椎、迎香、风池后,喷嚏减少,鼻炎未见发作。此后阶段性针刺大椎、迎香,以预防治疗,每周 1 次,又复针 5 次。随访 3 年,未再复发。

原按: 本例患者因病程较长,症状明显,所以初诊时,主、配穴均取,症状控制后,则以主穴为主。张仁教授经验,对于一些病程长或不易根除的病症,当基本控制之后,不可就此放手,而应该有一段较长时间的巩固过程。就如本案例,一是取穴减少,后来只取两穴;二是针刺间隔时间延长,从隔日 1 次逐步改为每周 1 次。根据长期观察,张仁教授所治的多种急、慢病症,在症情稳定之后,每周 1 次,犹如药物的维持量,作为巩固疗效、预防复发是完全可行的。这样做也有助于患者长期坚持。供读者参考。

【编者按】

过敏性鼻炎是一种吸入外界过敏性抗原而引起的疾病,又称变态反应性鼻炎,属免疫性疾病。以发作性鼻痒、鼻塞、喷嚏、流涕及鼻黏膜水肿、苍白、鼻甲肿大等为其临床表现,主要特征为发病鼻痒、连续打喷嚏、流大量清水样鼻涕,有时尚伴有眼结膜、上腭部甚至外耳道部的奇痒。本病的发病可呈季节性(又称花粉病或枯草热)或常年性。

中医学中本病称为鼻鼽。针灸治疗鼻鼽,在我国古代医籍中,首见于《黄帝内经》,如《素问·水热论》:"冬取井荥,春不鼽衄"。现代针灸治疗过敏性鼻炎的报道,首见于 1957 年。

张仁教授告诉我们,过敏性鼻炎是鼻部疾病中,针灸最为适应的病症之一。

其关键点在于鼻周三穴[印堂(一穴)、迎香(左右二穴)]的操作,三穴刺入后,针尖均指向鼻部,宜反复提插,徐入徐出,至针感向鼻腔放散为宜。对症情较顽固,疗效不够满意者,可以大号罐在大椎穴吸拔10~12分钟。

(徐　红　皋凌子)

第十章 陈业孟篇

第一节 医话集锦

一、关于脑血管性痴呆

老年痴呆患者日益增多,最常见的是阿尔茨海默病,另一种是脑血管性痴呆,两类约占老年痴呆的 $80\% \sim 90\%$。临证发现多梗死性的血管性痴呆是针刺有效适应证。

中医文献无此病名,对本病的描述散见于"健忘""癫症"等。《灵枢·海论》"脑为髓之海……髓海不足,则脑转耳鸣,胫酸眩冒,目无所见,懈怠安卧。"明代金正希称:"人之记性,皆在脑中……老人健忘者,脑渐空也。"王清任也认为高年无记性者,"脑髓渐空"。王清任在《医林改错》谈到中风不遂内有四十种气亏之证,"或曰:元气既亏之后,未得半身不遂以前,有虚证可查乎?……有平素聪明忽然无记性者,有忽然说话少头无尾语无伦次者……皆元气渐亏之证",这里虽然描述的是中风先兆症状,但也认识到脑血管病会出现智力减退的症状。根据中医理论可分析脑血管性痴呆病机为肝肾阴虚,或肾气亏虚,肾精不足,髓海空虚,加之血瘀阻窍,脑失所养。

中医最早"痴呆"记载见于明代《景岳全书》,清代陈士铎《石室秘录》称其为"呆病"。针灸治疗此症也有许多文献资料,如《玉龙经》"神门独治痴呆病,转手骨开得穴真"、《神应经》"呆痴:神门、少商、涌泉、心俞",《针灸大成》记载"健忘失记,心俞、通里、少冲、列缺、神门、少海"。

按照中医理论,督脉上颠入脑,脑为髓海,髓又赖肾原之滋养,故选择督脉穴位可望通督醒脑,如百会、强间、脑户、大椎、哑门、水沟等,而百会、强间、脑户联合应用是方幼安教授治疗智力减退的经验穴。心主神明,还可选择心经、心包经的穴位以宁神益智,如神门、通里、大陵。另选肝俞、肾俞以补益肝肾,选风池、三阴交以活血化瘀。

研究表明多梗死性的血管性痴呆某些功能障碍是可逆的。针刺治疗脑血管病的疗效亦得到肯定,机理研究表明针刺对中风患者脑血流改善有明显作用,能扩张脑血管、改善脑血管弹性、增加脑血流量。脑血循环的改善可通过加速脑血管阻力降低,同时又增加脑血流量,增加血氧和葡萄糖供给,使脑梗死所致脑组织损伤程度减轻。这些无疑为针刺治疗多梗死性的血管性痴呆提供了可行性。

针刺督脉经在头部某些特定腧穴能改变大脑皮层功能,而醋谷胺能通过血脑屏障,改善脑组织代谢和脑的功能,维持其良好的应激性能。在针刺同时结合该注射液进行穴位注射,以期改善脑血流循环,使梗死脑组织损伤程度减轻,并提高大脑皮层功能,对未梗死脑组织起一定保护作用。

【编者按】

陈业孟教授曾对 21 例多梗死性的血管性痴呆患者进行临床针刺结合醋谷胺穴位注射治疗 3 个月,并采用"长谷川痴呆修改量表"与"社会活动功能量表"观察治疗前后变化,发现治疗前后智力与社会功能活动均有很大进步,有统计学显著性差异。症状改善的疗效依次为:身体失调、眩晕、耳鸣、头痛、记忆力下降、工作有效率下降、性情改变、自主力丧失、警觉性降低和注意力不集中。

表明治疗后患者尽管尚未恢复到正常老年人水平,但确有很大进步,增加了这些患者的生活自理能力。因此,针刺不失为有效疗法之一。

二、关于挥鞭样损伤

挥鞭样损伤主要涉及颈部不同经筋,可根据其主症,以及按循"筋结点"的方法进行辨经分型。按循探查对挥鞭样损伤患者非常重要,也即"以痛为输"。杨上善注解《太素》时称:"言筋,但以筋之所痛之处,即为孔穴,不必要依诸输也。以筋为阴阳气之所资,中无有空,不得通于阴阳之气上下往来,然邪入膜袭筋为病,不能移输,遂以病居痛处为输,故曰筋者无阴无阳无左无右以候痛也。"在辨经的基础上,对患者的颈部不同经筋进行按循,发现"筋结点"压痛,然后采用按揉手法或针刺拔罐,收效明显。或可结合远端取穴(腕部)并配合患者颈部自主活动,使颈部活动幅度在短时间内明显增加,疗效显著。

"燔针劫刺,以知为数,以痛为输"是《灵枢》对于经筋病症("热而筋纵不收"除外)的治疗原则,这些方法也适用于挥鞭样损伤的治疗。"燔针"是指火针,对于挥鞭样损伤的急性期患者现多运用温针或针刺结合远红外穴位照射(发生车祸 24 小时之内者除外);"劫刺"乃劫夺之势,刺之即去,无迎随出入之法,陈业孟教授在临床上针对"阳性反应物"或"筋结"处即采用"闪刺"疗法;"以痛为输"者,即上述按循探查的方法来发现"阳性反应物"或"筋结"。

由于挥鞭样损伤以 C_4 与 C_5 连接处为枢纽,故针刺选穴也以 C_4、C_5 夹脊穴,以及上下节段的夹脊穴为主穴,并根据各经(三阳经为主)损伤情况而选取颈部相应穴位,随症加减时既考虑中医经络因素,也分析受损肌肉相应的解剖关系选取局部穴位;同时根据挥鞭样损伤的常见症状如头痛、手臂麻木、眩晕、耳鸣等,而相应选取适当穴位;挥鞭样损伤后患者往往出现焦虑、恐惧等精神、心理症状,因此在选穴时应兼顾身心两方面。临床上挥鞭样损伤患者常伴有颞颌关节功能紊乱症状,从经筋经过的肌肉群来看,六阳经经筋均循行于面部,都经过咬肌部位,可知颈部经筋与颞颌关节区域的密切关系。

挥鞭样损伤往往缠绵日久,故在临床中需结合脏腑气血津液辨证,并采用对应的治疗方法。两者相互为用,各得其彰。治疗兼顾局部与整体,既要注重缓解局部疼痛,同时要考虑全身体制状况,适当选穴补泻调节,两者相辅相成、相得益彰。选穴时,宜局部就近取穴(包括非传统非穴位的"筋结点"、阿是穴),结合循经远端取穴。针灸针宜细,可用 0.25 mm 或 0.22 mm 毫针,手法宜轻,以捻转为主。

患者接受治疗时体位与治疗床的设置也很重要,陈业孟教授主张患者采用座位或侧卧位。如需要患者俯卧的话,治疗床应有一孔洞,俯卧时患者头面部对准此孔,以便呼吸,同时额部填置毛巾与小枕头,让颈部充分暴露并且放松,否则治疗结束后患者颈部更加疼痛或僵硬;也有治疗床配有放置脸部的支架,总之要调节到患者完全舒适为止。

【编者按】

挥鞭样损伤又称挥鞭伤,是陈业孟教授关注的针灸病种之一。一般指为由后方或侧方撞击颈部所造成的骨或软组织损伤,是交通事故中较常见的一种颈部损伤。颈椎在脊椎椎骨中体积最小,但活动度大,上端又连着重量和体积相对大的头颅,受到外力冲击时,颈椎内包裹的脊髓容易受到牵张挤压受伤。在针灸治疗中,本病症属于新的病谱。陈业孟教授从中医针灸的传统的经筋理论为基础,比较详细和系统地介绍了他在取穴组方和针刺治疗的经验,很有特色,且有较大的实用价值。

第二节　验案撷英

案 1. 偏头痛

G. S. 女士,36 岁,白人,已婚,办公室职员。2008 年 11 月 8 日就诊。

主诉: 偏头痛 1 天。

现病史：患者有偏头痛病史 10 多年，在 2004 年因脑膜瘤而手术切除，但偏头痛并未改善，平时经常服用阿司匹林、布洛芬等，有时还用环丙沙星，效果均不理想。昨日始偏头痛又作，右眼突然视觉闪烁，不能睁眼、恶心呕吐，继之颞侧头痛剧烈难忍，呈锥刺状，昨晚去医院急诊，经对症处理后头痛稍有缓解，于深夜回家。

检查：患者就诊时仍不能睁右眼，头痛甚剧、乏力、视觉模拟，疼痛指数为 8。右侧足临泣穴明显压痛，稍按压患者即尖叫。舌淡紫，苔白厚，舌边有齿痕，脉沉细。

诊断：偏头痛。证属血瘀阻络。

治疗：针刺（活血祛瘀、安神止痛）。

处方：主穴：足临泣、印堂、后太阳。

　　　　配穴：神庭、本神、神门、气海、关元、血海、三阴交、太冲。

操作：除印堂、神庭外，均取双侧。先刺右侧足临泣，行捻转泻法，患者头痛难忍，但数分钟后头痛明显缓解，足临泣部位也不如初始敏感，继续留针。同时针刺上述穴位，30 分钟后起针，头痛减轻，视觉模拟疼痛指数为 3。隔日复诊时，疼痛已完全消失。

【编者按】

这是一例典型偏头痛病例。陈业孟教授受其业师方幼安教授的影响，他也注重压痛点的寻找。他在长期实践中，发现该类患者发作期往往足临泣穴明显压痛，该穴下针有针起痛减之效。因此他以该穴作为主穴。"后太阳"乃方幼安教授所首创，位置为丝竹空向后移至鬓发际，临诊应用频繁，配合印堂对于患者头痛、精神不振、性情抑郁者有良效。因当然此类患者病情顽固，除用主穴止痛外，他认为还需注意辨证，加用配穴而进一步治其本。

案 2. 挥鞭样损伤（一）

H. S. 女士，29 岁。2011 年 7 月 2 日就诊。

主诉：颈痛 3 天。

现病史：患者 3 天前驾车行驶时被后尾车撞击，顿时颈部疼痛活动不利，但疼痛尚能忍受，未去医院急诊。现仍感到颈部活动受限、僵硬，伴有眩晕、失眠。疼痛视觉模拟指数（VAS）为 7，颈椎功能障碍量表自查为 14 分，属于轻度功能障碍。

检查：颈椎屈伸均受限（30°～40°），其余活动正常。患者具有全部太阳、少阴经筋症状，C₃～C₆ 棘突、右侧完骨、枕骨下缘、C₃～C₆ 横突等"筋结点"均有轻～中度压痛,舌红、苔薄白,脉沉。

诊断: 挥鞭样损伤相关疾患急性期Ⅱ级,太阳、少阴经证。

治疗: 针刺。

处方: 主穴:后溪、阿是穴(检查所发现的"筋结点")。

配穴:大椎、天柱、风池、C_4～C_6夹脊、肩外俞、曲垣、神门、大钟。

操作: 主穴为主,酌加配穴。首次先针刺后溪,嘱患者进行颈部主动屈伸活动,幅度由小而大、逐步增加,3分钟后起针;然后在各"筋结点"(右侧完骨、枕骨下缘,C_3～C_6横突处)进行"闪刺",不留针,此时患者颈部屈伸范围已经明显增加。再选用上述大椎等穴,施以捻转泻法,留针20分钟,颈部加用远红外线(TDP神灯)照射。每周治疗2次,经3次治疗后"筋结点"压痛消失,疼痛视觉模拟指数(VAS)降为3,颈部活动显著增加,共治7次,症状全部消失。

【编者按】

挥鞭样损伤为颈部损伤,典型的颈痛表现为颈后区的钝痛,颈部活动可使疼痛程度进一步加剧,疼痛可向头、肩、臂或肩胛间区放射;多数患者还可出现颈部肌肉痉挛和颈椎活动受限。陈业孟教授传承方幼安教授临证常用的循按之法,通过此法以发现经络"阳性点",并在此"阳性点"上施术采用不同针刺治疗,往往见奇效。他尝用经筋理论来分析之。陈业孟教授近年来对经筋理论又做了深入研究,并以车祸后颈部挥鞭样损伤为例,进行辨经分型,获得良效。进一步发扬了方氏针灸。

值得一提的是,随着我国汽车的日益普及,本病的发病率有不断增长的趋势。但目前针灸临床资料不多,陈业孟教授的工作无疑为本病的治疗提供了有价值的借鉴。

案3. 挥鞭样损伤(二)
H. G.先生,44岁。2011年8月2日就诊。

主诉: 颈部疼痛2月余。

现病史: 患者于该年5月16日在驾车时发生侧面撞击,当时仅出现轻微颈痛伴有头痛与眩晕,未去医院,既往无颈椎病史。虽多次接受整脊疗法(chiropractic)与按摩治疗,但2个月来颈痛仍未解。自我模拟疼痛评分为3分、颈椎功能障碍量表自评低于4分,为无障碍等级。

检查: 颈椎关节活动度除左旋略有减弱外(65°)均正常。患者也仅有颈部掣引疼痛、颈部不可左右视等经筋症状,左侧天鼎、肩髃、巨骨、扶突等"筋结点"中度压痛,舌红苔薄白有齿痕,脉沉。

诊断：挥鞭样损伤相关疾患第Ⅱ级（亚急性期），阳明经证。

治疗：针刺。

处方：主穴：左侧 C_4～C_6 夹脊、天鼎。

配穴：肩髃、巨骨、扶突、曲池、合谷。

操作：其中天鼎穴采用多针围刺法，其余穴位进针得气后捻转，留针 20 分钟，并加用远红外线（TDP 神灯）照射，每周 2 次。连续就诊 4 次，颈痛缓解、颈椎关节活动度恢复正常。

【编者按】

本方治疗的也是挥鞭样损伤，因症情不同，陈业孟教授在取穴组方上也作了调整。其中，最具特色的一点是他在方幼安教授临证应用天鼎穴治疗颈肩部疼痛与活动障碍经验的基础上，进一步发展针法，即根据经筋理论采用多针围刺方法，收到更好的效果。

（陈业孟　张　仁）

附 方氏针灸传承谱系

溯源： 黄石屏(1850—1917 年)，名黄灿，号石屏，祖籍清江(今江西省樟树市)。创武术金针流派。著《针灸诠述》一书。三位传人——黄岁松、魏廷兰和方慎盒。

第一代： 方慎盒(1893—1962 年)，名塘，安徽合肥人，我国近代著名针灸学家。著《金针秘传》《风症指南》。

第二代： 方幼安(1925—2004 年)，系方慎盒先生的长子，上海著名针灸学家。曾任华山医院针灸科主任、上海医科大学(现复旦大学上海医学院)教授、中国针灸学会理事、上海针灸学会副理事长、全国中医学会上海分会常务理事。1941～1944 年随父学习针灸，后就读于上海光华大学文学院。他在针灸治疗难治性病症特别是在治疗脑中风、小儿脑病及针灸戒烟等方面有独特的临床经验。1991 年应邀赴阿根廷行医，除弘扬针灸文化外，还曾为出访该国的我国领导人进行多次保健医疗。他在总结针灸学术、促进针灸与国际交流均有重要的贡献。2004 年病逝，他生前决定遗体捐赠给上海医科大学做医学研究。

第三代： 张仁(1945 年—)，主任医师，曾任上海市中医文献馆馆长、上海市针灸学会会长，现任中国针灸学会副会长、上海市非物质文化遗产评审专家，他不仅跟师方幼安教授 5 年之久，还与方幼安教授合作出版学术专著《针灸防治中风》《针灸防治小儿脑病》(1987 年、1988 年)。目前他是上海近代中医流派临床传承中心方氏针灸流派的代表性传承人。

陈业孟(1962 年—)，原为华山医院医师，1985 年毕业后跟师方幼安教授，1990 年协助方幼安教授整理出版学术专著《针灸有效病证》。1995 年他赴美国行医，先任纽约中医学院任教务长，现为院长。

方兴(1951 年—)，系方幼安先生之子，为第三代嫡系传人。"文革"期间跟其父学习中医和针灸，1991 年整理出版《方幼安针灸临证论文选》。二十世纪八十年代末方兴离开祖国到阿根廷，开始行医生涯，为当地患者解除病痛。

第四代： 主要传承人为上海市中医文献馆张仁工作室成员，其中王海丽副主任医师、吴九伟副主任医师、张进主治医师均为上海市中医文献馆研究人员，刘坚为上海市第一人民医院分院副主任医师,徐红为上海中医药大学附属龙华医院副主任医师,宗蕾为上海中医药大学附属岳阳中西医结合医院主任医师,皋凌子为上海市虹口区凉城街道社区服务中心主治医师。

跋

　　审校完全部书稿，掩卷沉思，心潮难平。近年来，从提升城市精神出发，有关海派文化的研究不断升温，但有关海派中医的研究文章鲜见。

　　对于海派的定义有两种说法：一种认为是植根于中华传统文化基础上，融汇吴越文化等中国其他地域文化的精华，吸纳并消化一些外国的主要是西方的文化因素，创立了新的富有自己独特个性的地域文化，而这个地域主要是指开放较早而受西方文化影响最大的上海，上海有个"海"字。另一种则认为这个"海"指大海，因此又称"海文化"或"大海文化"，不单指上海，如秦皇岛，也提出"百余年来的秦皇岛城市文化呈现出丰富性、开放性和包容性的文化特征，具有了海派文化的雏形"。不过，学术界多倾向于前一种说法。但两者对海派文化的主要概念，如中华文化为主体，吸纳西方文化，是一种城市精神，属于地域文化等，在认识上还是比较一致的。

　　在迄今发表的大量有关海派文化的文章中，提到属于该范畴的有：海派文艺、海派建筑、海派饮食、海派服饰、海派习俗、海派技艺等。但对海派中医一说，还有争议，其实，海派中医不仅仅是海派文化的精粹之一，还是其标志性的组成部分。

　　其主要的依据有两点：首先在于其成长时间同步，一般认为，海派文化的主要成长时期在1843～1949年间。特别是二十世纪三四十年代。海派中医也沿着同一历史轨迹。它的主要的发展时期恰好也在二十世纪二十至四十年代，尤值一提的是在1949年之后：海派文化处于转折期，由于中西医结合政策的出台，海派中医更显示出一枝独秀的局面。其次，海派中医具有海派文化的基本特征：开放性（向全国开放、向全球开放）、兼容性（大量吸收近现代东西方的优秀文化）、多元性（近现代上海各家中医流派纷呈）、创新性（针刺麻醉、舌象仪、脉象仪）、主体性（以传统文化为主体，应用嫁接、移植、扬弃等法，万变不离其宗）。

　　鉴于海派中医特征鲜明、延续时间长、与人类健康关系密切、影响力大。如何以史为鉴，继承创新，促进中医现代化和国际化已成为现代中医工作者责无旁贷的重任。我觉得可归纳为以下几条：

（1）继承创新发展模式：海派中医处在不断发展之中，研究海派中医的历史发展过程，了解其演变规律，可以使之与时俱进，持续发展。如近年来，在研究其人才培养模式的基础上，发现学校教学和师承教育结合是一种较好的模式，上海已探索了多种形式与途径，取得良好的效果。

（2）根基是传统文化：海派文化的最根本的特征是主体化，万变不离其宗，传统文化始终是其根基，海派中医同样如此：近年来，中医界无论在临床、教学、科研上都出现了明显的西化倾向，研究海派中医就是为了严格区分两者不同。

（3）促进中医现代化：2010年，世界卫生组织通过的"北京宣言"对传统医学下的定义是：在维护健康，以及预防、诊断、改善或治疗身心疾病方面使用的以不同文化固有的可解释或不可解释的理论、信仰和经验为基础的知识、技能和实验的总和。实现东、西方两种对维护人类健康的认知力量的汇聚，已成为现代医学向更高境界提升的必然趋势。也就是说，中西医都存在着现代化的问题。中西医学，在优势互补、相互促进上，海派中医所积累的大量宝贵的经验和教训，具有重要的启示作用。

（4）促进中医国际化：海派文化产生于我国被动开放的十九世纪中叶，是东西方文化激烈冲撞所产生的一种并能为东、西方两种不同文化背景者所接受的特殊文化产物。处于主动开放的今天，中医学也正在从当年的被动应对进入到主动出击的新阶段，面向全球，有164个国家在应用针灸。海派中医当年能在五洋杂处的十里洋场大展身手，其中奥秘，将对中医走向国际化提供很好的借鉴。

有鉴于此，我们希望通过本书的出版，为深入研究和弘扬海派中医针灸尽绵薄之力。

张　仁